SKIPPERS
NOTFALL HANDBUCH

Erste Hilfe auf See

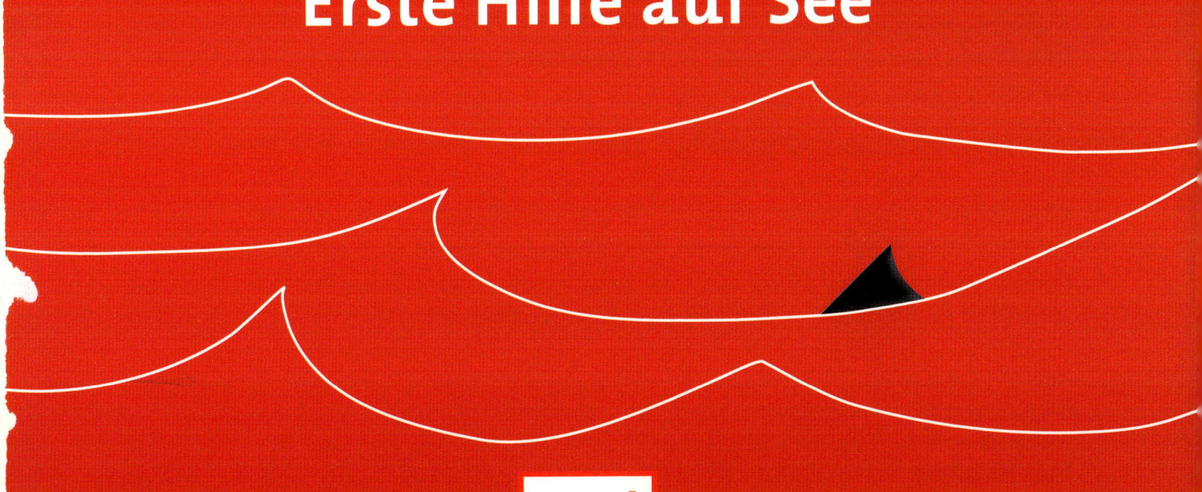

pietsch

Übersetzung aus dem Englischen: Melanie Köpp

ISBN 978-3-613-50893-4

Ein Unternehmen der Paul Pietsch Verlage GmbH & Co. KG
1. deutschsprachige Auflage 2019
Diese Ausgabe basiert auf: Skipper's Medical Emergency Handbook - First Aid At Sea, Copyright © Quarto Publishing plc, 2008, 2018

Sie finden uns im Internet unter www.pietsch-verlag.de

Lektorat: Ulrike Ruh
Einbandgestaltung: Kornelia Erlewein
Satz: tebitron GmbH, 70839 Gerlingen
Druck und Bindung: Graspo CZ, 76302 Zlín
Printed in Czech Republic

SKIPPERS
NOTFALL HANDBUCH

ERSTE HILFE AUF SEE

INHALT

INHALT FORTSETZUNG

EINLEITUNG

Bei medizinischen Notfällen ist ein entlegener Ozean gleichbedeutend mit der absoluten Wildnis. Dabei wagen sich immer mehr Yachten dorthin, ob einhand gesteuert oder zu zweit, mit vollständiger Crew oder auch mit Kindern an Bord. Ganz gleich, ob Sie Regatta-, Fahrtensegler oder beruflich auf See sind, ein hohes Maß an Selbständigkeit ist gerade bei medizinischen Notfällen lebenswichtig. Daher muss ein Schiff, das sich über die Reichweite eines Helikopters hinauswagt, auf alle medizinischen Eventualitäten vorbereitet sein.

Dieses Notfallhandbuch ist ein Nachschlagewerk für unterwegs, das Ihnen sagt, was zu tun ist, wenn Sie sich um einen kranken oder verletzten Segler kümmern müssen. Für einen Sanitäter an Bord mit etwas Erfahrung bietet es eine Erinnerungsstütze zur Vergewisserung, dass die korrekten Maßnahmen getroffen wurden.

Das Buch konzentriert sich auf Verletzungen und Krankheiten, die auf See am häufigsten auftreten. Dazu liefert es grundlegende Schritt-für-Schritt-Handlungsanweisungen mit einfachen, leicht verständlichen Schaubildern und hilft so, die richtige Diagnose zu stellen und die geeignete Behandlung durchzuführen. Es unterstützt dabei, die Schwere eines medizinischen Problems richtig einzuschätzen und bietet Rat, ob der Verletzte an Bord behandelt, an Land gebracht oder evakuiert werden sollte.

Das Handbuch vermittelt zudem die Botschaft, dass die Antizipation von medizinischen Notfällen spätere Probleme abwenden kann, nicht umsonst heißt es: »Ein Gramm Prävention ist so viel wert wie ein Pfund Behandlung.« Insbesondere das Kapitel über Vorbereitung und Planung sollte vor dem Auslaufen unbedingt gelesen werden. Denn es enthält wichtige Informationen, die verinnerlicht werden sollten, bevor man an Bord geht.

Wenn man es vermeiden kann, über Bord zu gehen, den Baum gegen den Kopf zu bekommen oder unter Deck zu fallen, sind ernsthafte Probleme glücklicherweise selten zu erwarten. Allerdings können Crewmitglieder durch das Boot verletzt werden. Schlechtes Wetter kann das Auftreten medizinischer Probleme begünstigen und lässt Verletzungen und Krankheiten oft schwerer erscheinen, als sie tatsächlich sind. Zweifellos ist es immer komplizierter, Verletzte an Bord zu behandeln, wenn die Crew seekrank ist und das Boot wild schaukelt.

Die Crew vertraut dem Skipper oder dem Sanitäter an Bord. Sie erwartet, dass der Sanitäter ihnen aus ihrer Notlage heraushilft und so lange für ihre Sicherheit sorgt, bis sie sich entweder erholt haben oder nötigenfalls professionelle Hilfe geholt werden kann.

Dieses Vertrauen ist jedoch nicht immer gerechtfertigt. Daher ist es wichtig, dass Kapitän und Sanitäter eine angemessene medizinische Ausbildung und Zertifizierung haben – dies ist ebenso wichtig wie ihre seemännische Qualifikation.

Wenn die Gischt in die Plicht schwappt, die Wellen sich an Deck brechen, Schiffsbewegungen unberechenbar sind und für Übelkeit sorgen, es zu Brüchen kommt und die Ausrüstung versagt, ist die Crew stark gefordert. Und genau zu diesem absolut ungünstigen Moment zieht man sich die meisten Verletzungen zu. Genau jetzt brauchen Sie Ihr Notfallhandbuch als einen unverzichtbaren Bestandteil Ihrer Bordbibliothek. Bei einem Unfall ist es von unschätzbarem Wert, ganz gleich, wo sich die Yacht befindet, insbesondere dann, wenn die Kommunikation mit dem Land schwierig ist.

Denken Sie daran: bei schwierigen medizinischen Problemen ist ärztlicher Rat das Allerwichtigste. Nur ein gesundes Schiff ist ein glückliches Schiff. Das oberste Ziel der Sanitäter an Bord ist daher, Leben zu retten und zu erhalten.

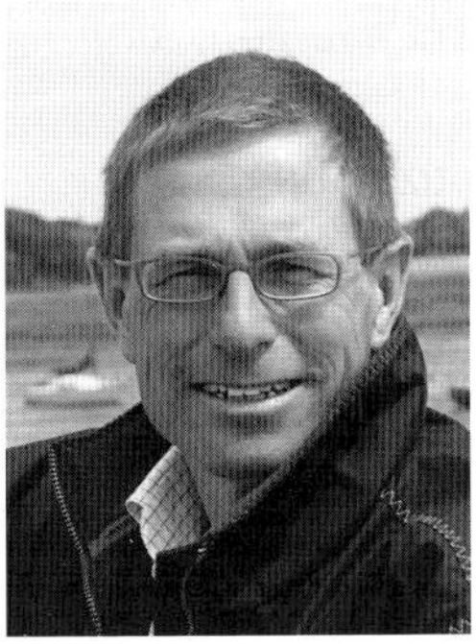

Spike Briggs

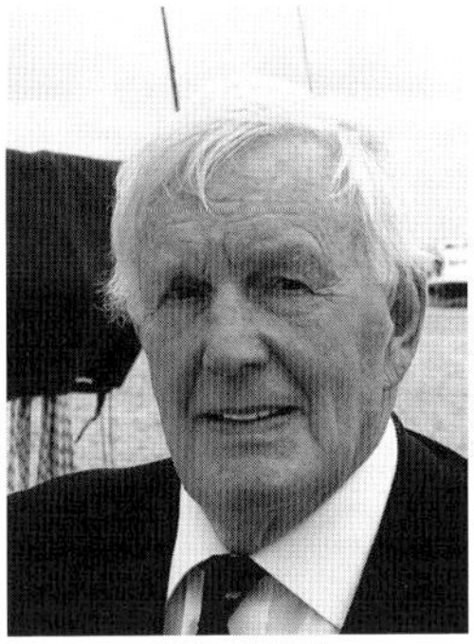

Campbell Mackenzie

WIE BENUTZE ICH DIESES BUCH?

Dieses Buch umfasst fünf Kapitel mit verschiedenen Schwerpunkten. Vor dem Auslaufen sollten Sie das Kapitel »Vorbereitungen« mit Informationen über die Ausrüstung des Schiffs und die Vorbereitung des Sanitäters und der Crew lesen. Auf See wählen Sie das benötigte Kapitel aus: »Notfallversorgung: Leben retten und erhalten«; »Traumata und Unfälle« oder »Krankheiten & Symptome«. Alle drei Kapitel enthalten Verweise auf das letzte Kapitel »Notfallmedizinische Maßnahmen«, wo Sie schrittweise Anleitungen zur Bewertung der Vitalzeichen, Versorgung kleinerer Wunden, Stabilisierung von Verletzungen und der Durchführung von Notfallmaßnahmen finden.

Die Kapitel über Notfälle, Traumata und Krankheiten sind ähnlich strukturiert: Zu jedem Eintrag finden Sie ein Flussdiagramm mit einer Zusammenfassung der Diagnosekriterien und Behandlung. Zusätzlich wird erklärt, worauf Sie bei Ihrer Untersuchung besonders achten sollten. Es gibt Hinweise zur Prävention und es werden die Besonderheiten bestimmter Verletzungen und Behandlungen beschrieben.

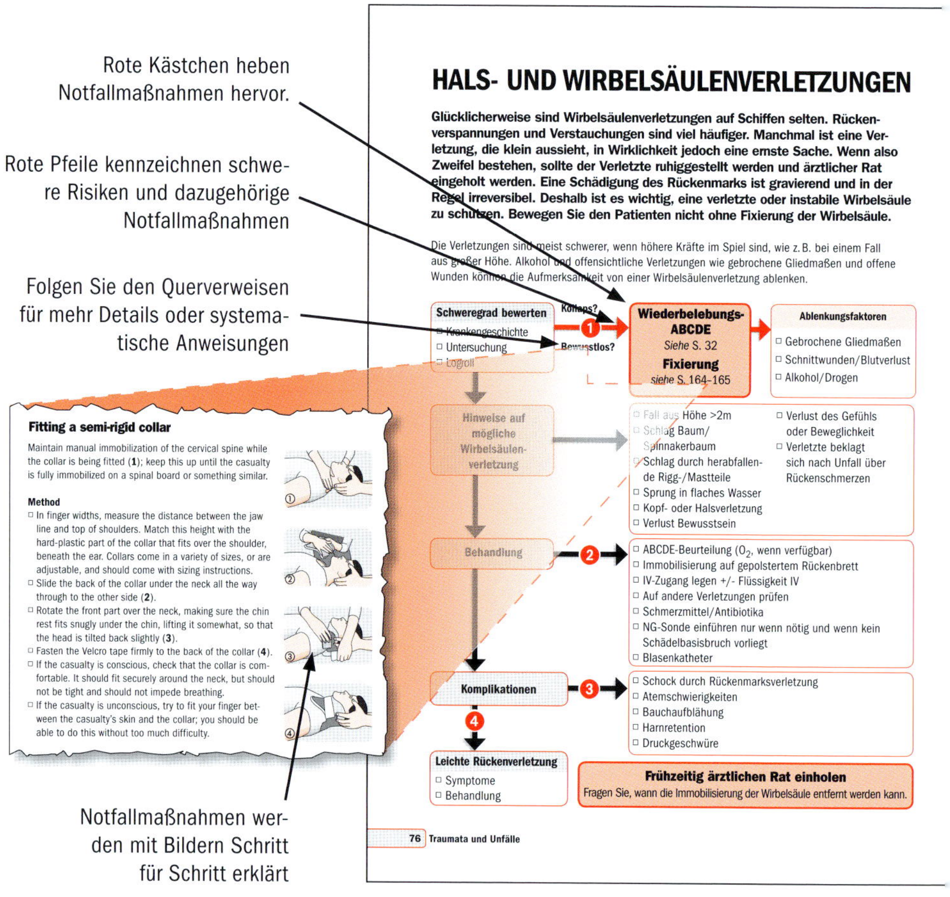

VERWENDETE ABKÜRZUNGEN & SYMBOLE

ABC	Atemwege, Atmung, Kreislauf (Airway, Breathing, Circulation)	S. 30
ABCDE	Annäherung, Bewusstsein, Atemwege, Atmung, Kreislauf, Bewegungseinschränkung, Umgebung (Approach, Assess, Airway, Breathing, Circulation, Disability, Environment)	S. 32
AED	Automatisierter externer Defibrillator	S. 161
AVPU	AVPU-Schema zur Einstufung des Bewusstseinszustands: Ansprechbar, reagiert auf Stimme, reagiert auf Schmerz, keine Reaktion (Alert, Voice, Pain, Unresponsive)	S. 168
BLS	Grundlegende lebenserhaltene Maßnahmen (Basic Life Support)	S. 30
bpm	Schläge pro Minute (Beats per minute)	
EPIRB	Notfunkbake (Emergency Position-Indicating Radio Beacon)	
GCS	Glasgow Koma Schema	S. 169
IM (injections)	Intramuskuläre Injektion (Spritze in den Muskel)	
IV (fluids)	Intravenöse Gabe von Flüssigkeit (in die Vene)	
NG (tube)	Nasogastrale Sonde (Magensonde durch die Nase)	
NSAIDs	Nichtsteroidale entzündungshemmende Medikamente (Nonsteroidal Anti-inflammatory Drugs)	
<	kleiner als	
>	größer als	

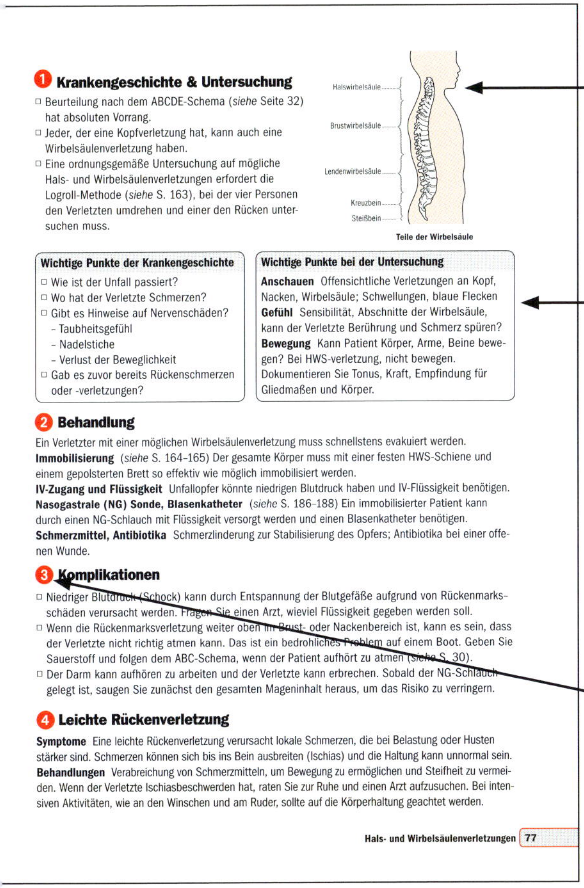

1 Krankengeschichte & Untersuchung

- Beurteilung nach dem ABCDE-Schema (*siehe* Seite 32) hat absoluten Vorrang.
- Jeder, der eine Kopfverletzung hat, kann auch eine Wirbelsäulenverletzung haben.
- Eine ordnungsgemäße Untersuchung auf mögliche Hals- und Wirbelsäulenverletzungen erfordert die Logroll-Methode (*siehe* S. 163), bei der vier Personen den Verletzten umdrehen und einer den Rücken untersuchen muss.

Teile der Wirbelsäule

Wichtige Punkte der Krankengeschichte
- Wie ist der Unfall passiert?
- Wo hat der Verletzte Schmerzen?
- Gibt es Hinweise auf Nervenschäden?
  - Taubheitsgefühl
  - Nadelstiche
  - Verlust der Beweglichkeit
- Gab es zuvor bereits Rückenschmerzen oder -verletzungen?

Wichtige Punkte bei der Untersuchung
Anschauen Offensichtliche Verletzungen an Kopf, Nacken, Wirbelsäule; Schwellungen, blaue Flecken
Gefühl Sensibilität, Abschnitte der Wirbelsäule, kann der Verletzte Berührung und Schmerz spüren?
Bewegung Kann Patient Körper, Arme, Beine bewegen? Bei HWS-verletzung, nicht bewegen. Dokumentieren Sie Tonus, Kraft, Empfindung für Gliedmaßen und Körper.

2 Behandlung

Ein Verletzter mit einer möglichen Wirbelsäulenverletzung muss schnellstens evakuiert werden.
Immobilisierung (*siehe* S. 164–165) Der gesamte Körper muss mit einer festen HWS-Schiene und einem gepolsterten Brett so effektiv wie möglich immobilisiert werden.
IV-Zugang und Flüssigkeit Unfallopfer könnte niedrigen Blutdruck haben und IV-Flüssigkeit benötigen.
Nasogastrale (NG) Sonde, Blasenkatheter (*siehe* S. 186–188) Ein immobilisierter Patient kann durch einen NG-Schlauch mit Flüssigkeit versorgt werden und einen Blasenkatheter benötigen.
Schmerzmittel, Antibiotika Schmerzlinderung zur Stabilisierung des Opfers; Antibiotika bei einer offenen Wunde.

3 Komplikationen

- Niedriger Blutdruck (Schock) kann durch Entspannung der Blutgefäße aufgrund von Rückenmarksschäden verursacht werden. Fragen Sie einen Arzt, wieviel Flüssigkeit gegeben werden soll.
- Wenn die Rückenmarksverletzung weiter oben im Brust- oder Nackenbereich ist, kann es sein, dass der Verletzte nicht richtig atmen kann. Das ist ein bedrohliches Problem auf einem Boot. Geben Sie Sauerstoff und folgen dem ABC-Schema, wenn der Patient aufhört zu atmen (*siehe* S. 30).
- Der Darm kann aufhören zu arbeiten und der Verletzte kann erbrechen. Sobald der NG-Schlauch gelegt ist, saugen Sie zunächst den gesamten Mageninhalt heraus, um das Risiko zu verringern.

4 Leichte Rückenverletzung

Symptome Eine leichte Rückenverletzung verursacht lokale Schmerzen, die bei Belastung oder Husten stärker sind. Schmerzen können sich bis ins Bein ausbreiten (Ischias) und die Haltung kann unnormal sein.
Behandlungen Verabreichung von Schmerzmitteln, um Bewegung zu ermöglichen und Steifheit zu vermeiden. Wenn der Verletzte Ischiasbeschwerden hat, raten Sie zur Ruhe und einen Arzt aufzusuchen. Bei intensiven Aktivitäten, wie an den Winschen und am Ruder, sollte auf die Körperhaltung geachtet werden.

Hals- und Wirbelsäulenverletzungen 77

Anatomische Abbildungen bieten einen Überblick über die wichtigsten Körperteile, damit Sie der medizinischen Unterstützung an Land exakt berichten können.

Kurzbeschreibungen erklären, was Sie vom Verunfallten wissen müssen und worauf Sie bei einer Untersuchung achten sollten.

Ein Nummernsystem hilft Ihnen, schnell mehr Einzelheiten zu Themen wie z. B. Komplikationen, spezifische Verletzungen oder Störungen, sowie Anzeichen schwerer Erkrankungen zu finden.

Vorbereitung

- **Erste Überlegungen bei der Planung der Reise**
- **Aufgaben vor dem Auslaufen**
- **Notfallmaßnahmen an Bord & Aufgaben der Crew**
- **Notfallkoffer: Was wird gebraucht?**
- **Wie stelle ich den Notfallkoffer zusammen?**
- **Aufnehmen der Krankengeschichte beim Crewmitglied**
- **Untersuchung des Crewmitglieds**

ERSTE ÜBERLEGUNGEN BEI DER PLANUNG DER REISE

Eine Reise zu planen erfordert Zeit, Wissen, Erfahrung und Sorgfalt. Wenn es in einem der Bereiche Probleme gibt, suchen Sie sich fachkundige Hilfe. Die Planung medizinischer Ressourcen und der Land-Unterstützung ist ein wichtiger Teil dieses Prozesses. Wenn das schlimmste Ereignis eintritt, ist die Planung unwiderruflich beendet und es muss mit dem Handeln begonnen werden.
Ohne gründliche Planung könnte Ihr Handeln unangemessen sein und eine Gefahr für Leib und Leben bedeuten.

Es gibt eine Reihe von Rahmenbedingungen, die sich auf die medizinische Planung einer Reise auswirken, sei es eine Regatta an einem kalten Wintertag, eine Kreuzfahrt durch die Karibik oder eine Erkundungsreise in die Polargebiete.

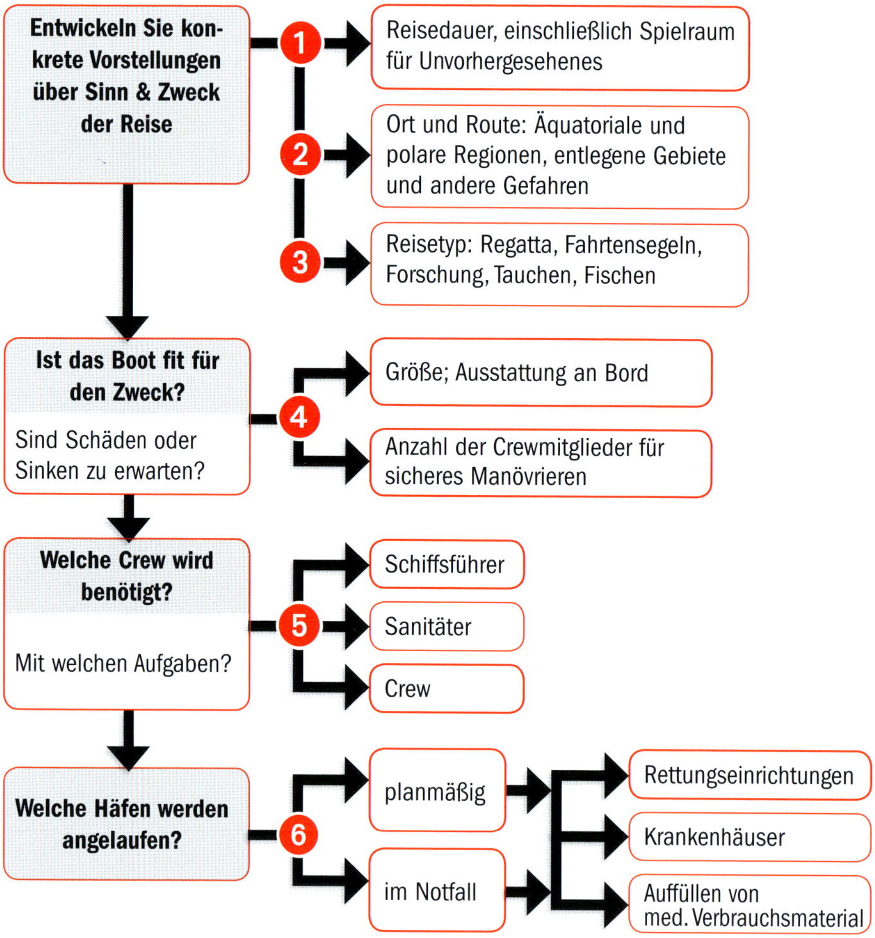

❶ Reisedauer

Die Reisedauer bestimmt, welche Art und Menge an medizinischem Hilfs- und Verbrauchsmaterial benötigt werden. Je länger die Reise, desto komplizierter die medizinischen Bedingungen für eine eventuell notwendige Behandlung. Für längere Reisen muss die Crew grundsätzlich fitter sein und darf weniger medizinische Probleme haben. Eine umfassendere medizinische Versorgung ist notwendig. Für Ereignisse und Unfälle, die die Reise erheblich verlängern können, müssen Vorkehrungen getroffen werden.

❷ Ort und Route

Medizinische Hilfs- und Rettungseinrichtungen werden seltener, je weiter sich die Route von bewohntem Land und der Hubschrauber-Reichweite der Küstenwache entfernt. In manchen Seegebieten (Nordatlantik) sind viele Handelsschiffe unterwegs, die medizinische Hilfe leisten könnten. In anderen Gebieten, wie der Antarktis, kann Hilfe wochenlang unterwegs sein. Routen durch polare und äquatoriale Regionen bringen klimabedingt besondere medizinische Risiken mit sich. Manche Anlaufhäfen, z.B. in Malariagebieten, stellen besondere Risiken dar.

❸ Reisetyp

Bei Regatten besteht ein erhöhtes Verletzungsrisiko, da das Boot so schnell wird, dass es außer Kontrolle geraten kann. Fahrtensegeln ist meist weniger verletzungsträchtig, dafür ist die Crew wahrscheinlich älter und hat eine medizinische Vorgeschichte. Tauchen bietet besondere Risiken, wie Barotrauma, Dekompressionskrankheit und Blutgasprobleme.

❹ Das Boot

Das Boot sollte unbedingt für die Reise geeignet sein. Es gibt leider viele Berichte über verletzte Besatzungen und gesunkene Schiffe. Aus ärztlicher Sicht ist es wichtig, wie eine verletzte Person unter Deck gebracht oder mit einem Helikopter evakuiert werden kann, wo »medizinische Behandlungen« sicher durchgeführt werden können und wo die medizinische Ausrüstung verstaut werden kann, damit sie im Notfall schnell greifbar ist. Größere Boote haben meist ausreichend Platz für medizinische Behandlungen und das Gewicht der Ausrüstung ist kein Problem.

❺ Die Crew

Extreme und einsame Routen sowie lange Strecken und extreme Klimazonen, erfordern eine geeignete Crew und eine umfassende medizinische Ausbildung des Skippers und des Sanitäters. Eine unterbesetzte Crew arbeitet härter, ist schneller müde und es treten mehr Verletzungen und Krankheiten auf. Eine medizinische Voruntersuchung der Crew kann notwendig sein. Ein geeigneter Sanitäter muss benannt werden, der den Kapitän bei medizinischen Problemen an Bord unterstützt. Kapitän und Sanitäter müssen über alle medizinischen Probleme informiert sein, sollte einer von beiden sich verletzen.

❻ Der Anlaufhafen

Es muss bekannt sein, welche Häfen planmäßig, als Zwischenstopp oder im Notfall angelaufen werden und welche Notfalleinrichtungen und medizinische Versorgungsmöglichkeiten dort vorhanden sind.

AUFGABEN VOR DEM AUSLAUFEN?

Viele Aufgaben müssen vor der Abreise erledigt werden. Ausrüstung und Verpflegung müssen beschafft, Sicherheitsmaßnahmen durchgeführt, Karten und Wetterfaxe überprüft werden. Auch die Gesundheit und das Wohlergehen der Crew sind wichtig. Dieser Bereich kommt während der Planung häufig zu kurz. Eine gute Planung entscheidet über das Gelingen oder das Scheitern einer Reise. Die Crew sollte sich darauf verlassen können, dass sie im Krankheitsfall an Bord bestmöglich versorgt ist.

Wenn Sie das vorherige Kapitel (Erste Überlegungen) aufmerksam lesen, erfahren Sie, welche Aufgaben vor der Abreise erledigt werden müssen. Sie müssen jetzt Antworten auf Ihre Fragen finden und Experten um Rat fragen, nicht erst dann, wenn Sie Angst um Ihr Leben oder das Ihrer Crewmitglieder haben.

Auswahl der Crew

Segeln in entlegenen Gebieten ist nicht länger das Privileg von jungen und fitten Seglern. Doch sollte die Crew vor der Reise im Prinzip körperlich fit sein, wobei ein besonderes Augenmerk auf Herz-Kreislauf und die Kraft in Armen und Beinen gelegt werden sollte. Beides nimmt ab, wenn die Crew längere Zeit an Bord ist. Es lohnt sich, die Crew rechtzeitig in Sachen Wohlbefinden, Hygiene, gesunder Ernährung und körperlicher Fitness zu beraten.

Es ist relativ riskant, Crewmitglieder mitzunehmen, die auf orale Medikamente für lebensbedrohliche Erkrankungen wie nach Organtransplantationen, Epilepsie und Herzerkrankungen angewiesen sind. Insulin einnehmende Diabetiker und schwere Asthmatiker bedeuten auf See ein höheres Risiko. Bei Reisen außerhalb der Hubschrauberreichweite sollten für Crewmitglieder mit diesen Erkrankungen strenge Ausschlusskriterien angewendet werden.

Voruntersuchungen können in Form eines Fragebogens zur Selbstauskunft (*siehe* S. 198–99) mit/ohne Bestätigung durch den Hausarzt erfolgen, oder durch eine formelle körperliche Untersuchung. Dies mag lästig sein, vermeidet aber eventuelle schwerwiegende Komplikationen, die das gesamte Boot gefährden können.

Wahl des Sanitäters

Idealerweise sollte die Person hochmotiviert sein. Es ist von Vorteil, wenn er/sie einen gewissen medizinischen, zahn- oder tiermedizinischen Hintergrund oder bereits Erfahrungen in der Ersten Hilfe hat. Ärzte, Sanitäter, Krankenschwestern, Feuerwehrleute und Polizisten sind sehr geeignete Kandidaten.

Menschen aus diesen Arbeitsbereichen schätzen die Bedeutung von Mitgefühl, Vertraulichkeit, Kommunikation und Dokumentation hoch ein. Sobald eine geeignete Person gefunden ist, sollte ihr die Verantwortung für die medizinische Vorsorge der Crew und die medizinische Ausstattung übertragen werden.

Der Sanitäter und der Kapitän sollten geschult werden. Wichtig ist ein Training hinsichtlich spezieller Problematiken auf See, wie z.B. ein längerer Aufenthalt im Wasser, Ertrinken und Unterkühlung.

Impfungen

Die gesamte Crew muss ein Impfprogramm für alle Regionen durchlaufen, die im Laufe der Reise besucht werden könnten. Informationen zu den Anforderungen sind beim Hausarzt und bei einer Reihe von Online-Quellen leicht zu erhalten (*siehe* S. 204 mit einer Liste der Impfanforderungen für verschiedene Gebiete der Welt).

Notfallkoffer

Der Inhalt des Notfallkoffers kann für ein krankes oder verletztes Crewmitglied lebenswichtig sein. **Bitte beachten Sie, dass in Deutschland viele der Medikamente rezeptpflichtig sind. In der Frachtschifffahrt dürfen die meisten davon nur nach funkärztlicher Beratung der Medico Cuxhafen eingesetzt werden, Kontaktdaten siehe S. 219. Dies gilt auch für Medikamente, die der behandelten Person nicht persönlich verschrieben worden sind.** Eine Beschreibung verschiedener funktionstüchtiger Notfallkoffer, ihres Aufbaus, Inhalts, ihr praktischer Aufstellort und der Wartung, finden Sie auf den Seiten 20–23; Beispiele finden Sie auf den Seiten 205–207.

Kommunikation und ärztliche Hilfe

Bei allen medizinischen Notfällen ist es ratsam, frühzeitig ärztlichen Rat einzuholen (telemedizinische Hilfe). Das ist nur möglich, wenn die vorhandenen Kommunikationsgeräte funktionieren und man weiß, wo Hilfe zu bekommen ist. Für kurze Reichweiten kann ein UKW-Funkgerät oder das Mobil-Telefon ausreichen! Für größere Entfernungen kann ein Satelliten-System mit Email- oder Voice-Funktion genutzt werden oder das Nachrichtensystem über Inmarsat-C™. Bei Telemedizinischer Unterstützung müssen Videodateien übertragen/empfangen und interpretiert werden.

Unterstützung bei medizinischen Notfällen wird durch die SEENOTLEITUNG (MRCC) BREMEN u. a. Organisationen ermöglicht. Wer an größeren Expeditionen teilnimmt, kann sein eigenes medizinisches Unterstützungsteam an Land organisieren, was auf die spezifischen Anforderungen der Crew zugeschnitten wird.

Anlaufhäfen

Die Einrichtungen in allen Anlaufhäfen, ob planmäßig oder Notfallhafen, sollten bekannt sein. Vielleicht sind keine Notfallrettungseinrichtungen vorhanden und die örtlichen Krankenhäuser haben eventuell verschiedene Ausrichtungen. Die Crew sollte über besondere Risiken eines Anlaufhafens informiert sein. Ein aktuelles Hafenhandbuch ist unverzichtbar. Natürlich ist auch das Internet eine gute Informationsquelle.

Das Auffüllen von medizinischem Verbrauchsmaterial kann auch sprachlich ein Problem werden. Die meisten Medikamente gibt es überall, nur die Verpackung sieht anders aus und die Handelsnamen variieren. Die Generika sollten jedoch weltweit einheitlich sein. Vorsichtshalber kann man das Material von zu Hause aus versenden, es könnten jedoch Einfuhrzölle anfallen.

Versicherung

Die Krankenversicherung sollte nicht nur die Behandlung abdecken, sondern auch die eventuell hohen Bergungs- und Rettungskosten. In manchen Ländern kann es sein, dass der Sanitäter an Bord nicht für die Behandlung der Besatzung versichert ist. Sollte eine Behandlung schiefgehen, kann derjenige sogar angeklagt werden. Viele Versicherungsgesellschaften wollen die medizinischen Daten aller Crewmitglieder haben.

NOTFALLMASSNAHMEN AN BORD & AUFGABEN DER CREW

Auch auf See ist Vorsorge immer besser und einfacher als Nachsorge. Eine gute Planung, die auf einer Risikobewertung basiert, ermöglicht eine wirksame, vorausschauende Behandlung von Notfällen an Bord, indem sie Notwendigkeiten antizipiert und so vor Überraschungen schützt. Proaktiv zu sein ist immer besser, als nur zu reagieren.

Ein Sprichwort sagt: »Kein noch so guter Plan überlebt den ersten Feindkontakt«. Wenn der Kapitän und der Sanitäter an Bord durch einen Unfall ausgeschaltet werden, müssen ihre Aufgaben von anderen, die in Erster Hilfe geschult sind, übernommen werden. Eine starre Prozessplanung sollte daher durch ein einfaches, allgemeines Format ersetzt werden, das die häufigsten medizinischen Notfälle abdeckt und leicht nachvollziehbar ist.

Der Umgang mit medizinischen Notfällen ist ein ständiger Lernprozess. Wie bei Mensch-über-Bord-Übungen sollte die Handhabung von simulierten Unfällen an Bord Teil der Vorbereitung sein. Die Planung hängt von den medizinischen Fähigkeiten der Crew (Sie können das Glück haben und einen Arzt oder andere medizinische Fachleute in Ihrem Team haben) und ihren spezifischen Problemen ab. Jedes neue Crewmitglied sollte eine Einweisung in die notfallmedizinischen Prozesse erhalten, sonst ist im Fall einer Katastrophe kein positiver Ausgang gewährleistet.

Die Ziele des Umgangs mit medizinischen Notfällen auf See sind:

Leben erhalten	Weitere Verletzungen vermeiden	Regeneration fördern	Eine Diagnose stellen und den Verletzten stabil an Land bringen
□ Gute Planung □ Gewissenhafte Vorbereitung □ Vermeidung unnötiger Risiken □ Geeignete, schnelle Wiederbelebung (ABC-Schema)	□ **Ärztlichen Rat holen** □ Risiken identifizieren & angemessen behandeln □ Schutz des Opfers: - Halswirbelsäule - Schock - Unterkühlung	□ Flüssigkeit verabreichen □ Frakturen fixieren □ Schmerzmittel geben □ Warmhalten □ Mut machen □ Vitalzeichen überwachen □ Ständige Überprüfung	□ **Früh ärztlichen Rat holen** □ Vollständige Anamnese & Untersuchung □ Vollständige Aufzeichnungen für Evakuierung bereithalten □ Kenntnis der Rettungsverfahren

Generelles Vorgehen bei medizinischen Notfällen an Bord

Gesamte Crew über medizinischen Notfall informieren

↓

Lokalisierung & Beurteilung des Verletzten → *siehe* S. 32–35

↓

Boot mit zuverlässigem Steuermann stabilisieren & Segelfläche reduzieren

↓

Sofortige Behandlung

- □ Beurteilung nach ABCDE-Schema → *siehe* S. 32–33
- □ Schmerzmittel
- □ Frakturen fixieren → *siehe* S. 189–91

↓

Bergung des Verletzten

- □ An sicherem Ort (Küchentisch, Koje, Kabinenboden)
- □ Vorsicht am Niedergang
- □ Erneut bewerten & Kleidung ausziehen
- □ Weitere Behandlung
- □ Warmhalten

↓

Kommunikation

- □ Unterstützung an Land
- □ Beratung durch Küstenwache
- □ Such- und Rettungskräfte (SAR)

↓

Evakuierung

- □ Kenntnis der Rettungsverfahren
  - Mit dem Boot
  - Mit Hubschrauber → *siehe* S. 214

Aufgaben der Crew

Kapitän Übergeordnete Leitung und Vorausplanung. Versuchen, im Notfall nicht in das Geschehen involviert zu werden, aber über alle Schritte informiert bleiben. Evakuierung oder Anlandung ggfs. im Vorhinein planen.
Steuermann Boot steuern und für stabile und sichere Arbeitsfläche sorgen: Kein Brechen der Wellen an Deck, keine Patenthalse oder plötzliche Manöver.
Sanitäter Verletzten beurteilen und bergen. Vermeiden, selbst verletzt zu werden. Immer frühzeitig ärztlichen Rat einholen. Mit dem Kapitän in Verbindung bleiben und Antwort koordinieren.
Navigator Wissen, wo Sie sich befinden und wo Sie hinfahren. Diese Informationen für die örtlichen Rettungsdienste bereithalten.
Wachführer Bei Bedarf alle Mann an Deck rufen und die Wachhabenden ggfs. das Opfer betreuen lassen.
Restliche Crew Bereithalten für die Behandlung des Verletzten, das Segeln des Bootes und die Vorbereitung der Evakuierung.

NOTFALLKOFFER: WAS WIRD GEBRAUCHT?

Welchen Notfallkoffer man benötigt, hängt von mehreren Faktoren ab. Am wichtigsten sind die Vorgaben der örtlichen Behörden, an die sich alle Boote halten müssen, die sich in den Hoheitsgewässern aufhalten. In der Regel kann der Inhalt des Koffers je nach Bootsgröße und -typ unter ärztlicher Anleitung variiert werden. Kleinere Yachten müssen z. B. keine Leichensäcke und Tragen mitführen. Die Richtlinien sind in der Regel umso umfassender, je weiter man sich vom Land entfernt. Sie sind am umfangreichsten, wenn das Schiff weiter als die Reichweite von Hubschraubern fährt (Kategorien: Küste, Hochsee und Ozean). Beispiele für die Zusammenstellung gibt es auf S. 206–207.

Der Sanitäter an Bord muss an der Bestückung des Notfallkoffers mitwirken, damit er weiß, was drin ist und wie es angewendet wird. Es macht keinen Sinn, einen Defibrillator mit an Bord zu nehmen, wenn niemand weiß, wie man ihn benutzt. Bei der Auswahl des Inhalts und der Mengen muss Folgendes beachtet werden:

- Dauer der Reise
- Anzahl der Crewmitglieder
- Art der Reise
  - Regatten sind natürlich gefährlicher als Fahrtensegeln
- Geplante Route
  - Je abgelegener das Gebiet, desto größer muss die Unabhängigkeit sein.
- Medizinisches Fachwissen an Bord
  - Mit einem Arzt an Bord macht anspruchsvolleres Zubehör Sinn.
- Medizinische Vorgeschichte der Crew
  - Ältere Crewmitglieder könnten mehr medizinische Probleme haben.
  - Besonderer Fokus auf Herzkrankheiten, Asthma, Epilepsie, Diabetes, Allergien
- Nachschubmöglichkeiten in den Anlaufhäfen
  - Die Handelsnamen sind in manchen Ländern anders, aber die Generika sind meist zu erkennen.

Medikamente und medizinische Geräte sind teuer und bei manchen Artikeln läuft das Verfallsdatum regelmäßig ab. Eine gründliche Überprüfung sollte die Einsatzbereitschaft des Verbandskastens sicherstellen. Alle medizinischen Handbücher, Schautafeln und Aufzeichnungen müssen im Notfallkoffer liegen. Die sichere und leicht zugängliche Lagerung des Kastens/Koffers ist ebenso wichtig. Auch muss er trocken gelagert werden. Nehmen sie ihn von Bord, wenn er nicht gebraucht wird. Standardmäßig ausgerüstete Kästen/Koffer und unter ärztlicher Führung angepasste Modelle findet man bei vielen Lieferanten.

Prinzipien hinter einem effektiven Notfallkoffer

Entspricht den Bedürfnissen der Crew & den örtlichen Vorschriften

↓

Spiegelt die Art der Reise wider

↓

Gliederung nach Behandlungsart und Körpersystem

↓

Aufbau nach praktischen Gesichtspunkten

↓

Nutzerfreundlich

↓

Layoutplan für schnellen Zugriff

↓

Kompakte, stabile & leichte Behälter

↓

Wasserfeste & luftdichte Behälter

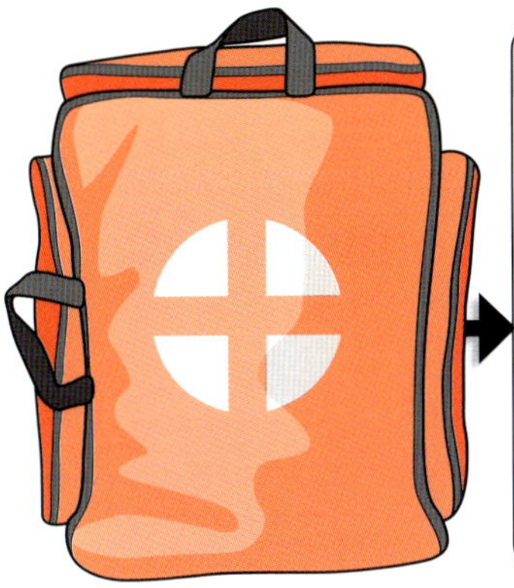

Separate Aufbewahrungstasche

Eine separate Tasche kann Gegenstände enthalten, die nicht in das »Körpersystem«-Schema passen (*siehe* S. 23).

Sie könnte enthalten:
- □ IV-Flüssigkeit (wenn mitgeführt)
- □ Notfall- und Wiederbelebungsmedikamente
- □ Defibrillator/Atemwegsausrüstung
- □ Hardware

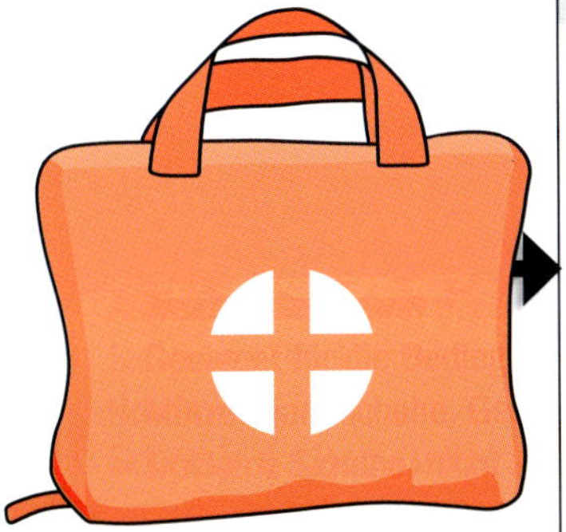

Grundausstattung Erste-Hilfe-Tasche

Die Grundausstattung der Erste-Hilfe-Tasche enthält Dinge, die jedes Crewmitglied benutzen kann.

Sie könnte enthalten:
- □ Schmerzmittel und Medikamente gegen Erkältung, Grippe & Seekrankheit
- □ Selbstklebende Verbände, einfache Verbände
- □ Sonnenschutz

WIE STELLE ICH DEN NOTFALLKOFFER ZUSAMMEN?

Ein Notfallkoffer könnte viele Hundert verschiedene Dinge enthalten. Diese richtig auszuwählen, ist aber kein unlösbares Problem. Die Unterteilung des Koffers in verschiedene Segmente ist praktisch.

Eine gute, systematische Zusammenstellung eines Koffers besteht darin, jedes Körpersystem (wie Herz, Darm und Haut) durchzugehen, über die häufigsten Probleme an Bord nachzudenken und sicherzustellen, dass geeignete Medikamente, Verbände und Geräte im Koffer enthalten sind. Alle Medikamente, Geräte, Nadeln usw. sollten für jedes einzelne Körpersystem in transparente verschließbare Beutel oder Boxen mit aufgeklebter Packliste verpackt werden. Getrennte Taschen mit Material, das nicht in diese Aufteilung passt, könnten enthalten: Notfallmedikamente, auch zur Wiederbelebung; alle Geräte; Medikamente für IV- und IM-Injektionen, mit den dazugehörigen Nadeln und Spritzen; ggfs. IV-Flüssigkeiten; ein Defibrillator und Atemwegsgeräte (dies wird nicht für alle Reisen notwendig sein).

Diese Anordnung ist nebenstehend dargestellt, mit Vorschlägen für jedes Segment. Meist passt die Ausrüstung nicht in eine einzige Tasche oder Box, insbesondere, wenn sie umfassender ist. Eine praktische Zusammenstellung des vollständigen Materials besteht in der folgenden Anordnung, die lose darauf basiert, wie oft jedes Teil benötigt wird:

Erste-Hilfe-Tasche (in der Kajüte für die ganze Crew greifbar aufbewahrt)

- □ Einfache Schmerzmittel (wie Paracetamol und Ibuprofen)
- □ Selbstklebende Verbände
- □ Lutschtabletten gegen Halsschmerzen
- □ Sonnenschutzmittel
- □ Medikamente gegen Seekrankheit

Notfall-Tasche (für die Rettungsinsel, wenn das Schiff verlassen wird, auch Ergänzung für Erste-Hilfe-Tasche – Inhaltsliste *siehe* S. 206–207)

- □ Notfallschmerzmittel (oral, intramuskulär, Zäpfchen)
- □ Medikamente gegen Seekrankheit (ein großer Vorrat)
- □ Antibiotika
- □ Salze für die Rehydrierung
- □ Nähset für Wundnähte
- □ Schienen, Bandagen, Verbände

Mittelgroße Notfalltasche (mit häufig gebrauchten Materialien)

- □ Beutel/Boxen nach Körpersystemen
- □ Notfall-Wiederbelebungs-Set
- □ Erste-Hilfe-Ratgeber, medizinische Ratgeber

Große Notfalltasche (mit großer, schwerer Ausrüstung, nicht häufig in Gebrauch)

- □ Große Schienen
- □ IV-Flüssigkeit
- □ Feste HWS-Schiene (Cervikalstütze)
- □ Medikamentenvorrat für Nachschub
- □ Sauerstoffflasche/-konzentrator
- □ Defibrillator

Systematischer Aufbau Notfallkoffer

Erste Hilfe/ Seekrankheit
- □ Zwei Sorten Anti-Seekrankheits-Tabletten
- □ Selbstklebende Verbände
- □ Einfache Schmerzmittel
- □ Sonnenschutz

Behandlung Hautverletzung
- □ Nähset
- □ Hautklammergerät
- □ Hautdesinfektionsmittel
- □ Hautfreundliches Tape
- □ Hautkleber

Schmerzmittel
- □ Schmerzmittel für leichte, moderate & starke Schmerzen
- □ Tabletten, Zäpfchen
- □ Schmerzmittel als Spritze
- □ Lokale Analgetika

Darm
- □ Abführmittel
- □ Anti-Durchfallmittel
- □ Verdauungsbeschwerden
- □ Krampflösende Mittel
- □ Salze zur Rehydrierung

Notfälle/Allergien
- □ Adrenalin
- □ Steroide
- □ Antihistaminika
- □ Beruhigungsmittel
- □ Mittel für Verbrennungen

Trauma/Brüche
- □ Schienen
- □ Gipsverbände
- □ Klebeband
- □ Verbandsmaterial
- □ Bandagen

Ohr, Nase, Mund, Augen
- □ Augentropfen (Schmerzen)
- □ Augenspülung und -klappe
- □ Antibiotische Augen- und Ohrentropfen
- □ Zahnärztliche Ausrüstung

Infektionen

Antibiotika:
- □ Drei Sorten, um Allergien zu vermeiden
- □ Antibiotika oral & Injektionen

AUFNEHMEN DER KRANKENGESCHICHTE BEIM CREWMITGLIED

Wenn Sie herausfinden wollen, was die verletzte/kranke Person hat, müssen Sie zunächst verstehen, was kurz zuvor passiert ist und auch was weiter zurückliegt. An Land und im Krankenhaus ist das bereits keine leichte Aufgabe, erst recht nicht auf See.

Natürlich haben Wiederbelebung und die Behandlung von lebensbedrohlichen Verletzungen zunächst Vorrang vor einer gründlichen Anamnese. Allerdings ist eine gewissenhafte Krankengeschichte nach wie vor unerlässlich. Die beste Vorgehensweise finden Sie im Kapitel »Beurteilung eines kranken/verletzten Crewmitglieds« (*siehe* S. 32–35).

Eine strukturierte Anamnese ist für Mediziner und für Nichtmediziner sinnvoll. Sie minimiert die Gefahr, dass wesentliche Informationen übersehen werden und ist hilfreich bei der Übermittlung von medizinischen Informationen an Land, die logisch und verständlich sein müssen. Vermeiden Sie medizinischen Fachjargon, denn eine falsche Verwendung führt zu Missverständnissen. Die komplette Geschichte sofort zu erhalten, ist meist unmöglich. Das vollständige Bild ergibt sich häufig erst später. Informationen müssen aus allen Quellen zusammengetragen werden, nicht nur vom Verletzten selbst.

- **Daten des Kranken** → Datum, Uhrzeit, Ort, Name, Geburtsdatum, nächster Angehöriger
- **Wichtigste Beschwerde(n)** → Identifizieren der wichtigsten Probleme
- **Details zur Beschwerde** (1) → Wann ging es zuletzt gut? Welche Symptome (Schmerzen)? Wann treten sie auf? etc.
- **Medizinische Vorgeschichte** → Vorherige Operationen; Schwerere Unfälle; Besondere medizinische Beschwerden (hoher Blutdruck, Herzerkrankung, Nierenleiden, Gelbsucht, TBC, Diabetes, Epilepsie, Asthma)
- **Sonstige Medikamente** (2)
- **Allergien** → Medikamente, Nahrungsmittel, Umweltfaktoren; Reaktion (Ausschlag, Kollaps, Verengung Atemwege)
- **Krankheiten in der Familie** → Herzerkrankung, Diabetes, andere schwere Erkrankungen
- **Direkte Fragen nach körperlichen Symptomen** (3)

1 Details zur hauptsächlichen Beschwerde

Beschwerde

Was ist passiert?
Was ist jetzt los?
Wann ist das aufgetreten?
Wissen Sie, was es ist?
Seit wann geht es Ihnen schlecht?
Haben Sie das schon einmal gehabt?
Wie lange hielt das damals an?
Welche Behandlung hatte Erfolg?

Schmerz

Wo ist der Schmerz am schlimmsten?
Spüren Sie ihn auch woanders?
Ist er stechend, dumpf oder beständig?
Wie stark sind die Schmerzen (1–10)?
Wodurch werden sie schlimmer?
Wodurch werden sie besser?

2 Sonstige Medikamente

- Fragen Sie nach Herzmedikamenten, Inhalatoren, Medikamenten gegen Epilepsie, Diabetes und Malaria, oralen Verhütungsmitteln.
- Fragen Sie nach Impfungen, prophylaktischen Medikamenten, Auslandsreisen.
- Fragen Sie nach alternativen Medikamenten, homöopathischen Mitteln, Partydrogen, Alkohol und Zigaretten.

3 Direkte Fragen nach körperlichen Symptomen

Herz- und Kreislauf
Brustschmerzen
Herzklopfen
Kurzatmigkeit
Schwellungen der Knöchel
Beinschmerzen beim Laufen

Mund, Hals und Bauchraum
Schwindel und Erbrechen
Verdauungsstörungen
Bauchschmerzen
Blähungen
Letzter Stuhlgang – Konsistenz?
Beschaffenheit – Farbe, Blut?
Appetit, Gewichtsverlust

Nervensystem
Kopfschmerzen/steifer Nacken
Lichtempfindlichkeit
Sehschärfe
Gehör
Anfälle und Ohnmacht
Schwäche/Taubheit in Extremitäten

Lunge
Kurzatmigkeit
Schmerzen beim Atmen
Husten
Keuchen
Speichel – Menge und Farbe

Nieren, Blase und Genitalien
Schmerzen beim Wasserlassen
Häufiges Absetzen größerer Mengen Urin
Farbe des Urins
Nierenschmerzen
Ausfluss aus den Genitalien
Wann war die letzte Periode?
Gab es Fehlgeburten?

Bewegungsapparat/Haut
Schmerz oder Steifheit bei Bewegung
Muskelschmerzen oder -schwellungen
Gelenkschmerzen oder -schwellungen
Stabilität beim Laufen
Hautkrankheiten/-probleme
Allergische Hautreaktion

UNTERSUCHUNG EINES CREWMITGLIEDS

Eine gründliche Untersuchung ist der zweite Schritt zu einer Diagnose. Untersuchungen an Bord finden unter erschwerten Bedingungen statt, insbesondere wenn das Crewmitglied schwer verletzt und vollständig bekleidet ist. Man sollte wissen, wie man einen verletzten Menschen unter Deck transportiert, bevor man es tun muss.

Die Untersuchung ist eine sensible aber unerlässliche Angelegenheit, wenn das Opfer schwer verletzt/krank ist. Sie kann sich auf den verletzten Bereich konzentrieren, sollte aber den gesamten Körper betreffen (einschließlich der Rückseite), wenn der Verletzte aus großer Höhe gefallen und bewusstlos ist. Abhängig von der Größe der Verletzung muss man eventuell Teile oder den gesamten Körper entkleiden. Dies kann nicht nur unangenehm und schwierig zu bewerkstelligen, sondern auch schädlich sein, da sich das Opfer ohne Kleidung unterkühlen kann.
Die Untersuchung sollte daher so kurz und effektiv wie möglich sein. Bei der Untersuchung müssen Sie **schauen**, **fühlen**, **hören**, **bewegen** und die linke Körperhälfte mit der rechten vergleichen.

Schauen →

- □ Haben Sie genügend Licht, sodass Sie einen vernünftig großen Bereich des Verletzten begutachten können?
- □ Allgemeines Erscheinungsbild: gesund oder krank?
- □ Hautfarbe/-ausschläge
- □ Offensichtliche Verletzung: Fehlstellung
WundenBlut/Flüssigkeit aus
Körperöffnung

Fühlen →

- □ Vermeiden Sie, Schmerzen zu verursachen
- □ Eine bequeme, stabile Position für den Verletzten und Sie selbst
- □ Warme, feste, aber sanfte Hände
- □ Schauen Sie nach: Empfindlichkeiten
Gebrochenen Knochen (vorsichtig)
Puls (*siehe* S. 166–167)

Hören →

- □ Atemgeräusche: laut/leise?
Beim Ein-/Ausatmen?
- □ Stimme: Hat diese sich verändert?
- □ Mit einem Stethoskop

Brustraum: Keine Atemgeräusche
Röcheln beim Ausatmen
Schwere Geräusche (beim Ein- und Ausatmen)

Bauchraum: Gasgeräusche im Darm

Bewegen →

- □ Bitten Sie den Verletzten, seine Extremität zu bewegen
- □ Bewegen Sie dann vorsichtig selbst die Extremität
- □ Prüfen Sie die Beweglichkeit der Gelenke
- □ Ist Bewegung durch Schmerzen/mechanische Blockaden eingeschränkt?

Werte für Vitalzeichen eines Erwachsenen

Vitalzeichen	Normalbereich	Ernsthaft krank
Puls (Schläge/Minute)	50-100	<45 or >130
Systolischer Blutdruck (mmHg)	100-140	<80
Hautdrucktest (Prüfung der Kapillarnachfüllung, *siehe* S. 167)	<2 Sekunden	>4 Sekunden
Atemfrequenz (Atemzüge pro Minute)	10-20	<8 or >25
Temperatur (°C)	36-37,5	<35 or >38,5
Urinausscheidung (ml/Stunde)	40-100	<20

Wenn ein gemessener Werte außerhalb des Normalbereichs liegt oder bei Zweifeln, suchen Sie sich sofort ärztliche Hilfe. Sieht der Patient krank aus, ist er es meist auch.

Untersuchung der Körpersysteme

Man sollte methodisch vorgehen und jedes System nacheinander untersuchen. Es versteht sich von selbst, dass zunächst das Körpersystem untersucht wird, das Probleme bereitet. Die einzige Ausnahme ist hier ein schweres Trauma oder ein Zusammenbruch. In diesen Fällen sollten Sie die Leitfäden für Wiederbelebung und Bewertung von Notfällen strikt befolgen (*siehe* S. 30-35). Ein Leitfaden für die Untersuchung der Körpersysteme mit den wichtigsten Symptomen und Anzeichen finden Sie auf S. 35.

Überwachung

Die Aufzeichnungen sollten bei der ersten Untersuchung beginnen und fortgeführt werden, bis der Patient sich besser fühlt oder evakuiert worden ist. Eine routinemäßige Überwachung sollte stündlich erfolgen. Bei sehr schlechtem Zustand sollten die Kontrollen alle 15 Minuten durchgeführt werden. Ein Beispiel für die Aufzeichnung von Vitalzeichen ist auf S. 200-201 zu finden.

Untersuchungsmethoden

Es gibt viele sehr effektive Untersuchungen, die man relativ einfach an Bord durchführen kann und die entscheidend zur Ermittlung einer Diagnose und der anschließenden Behandlung beitragen. Für manche benötigt man eine spezielle Ausrüstung, die frei verfügbar ist.

- □ Blutzucker
- □ Urinanalyse (Teststreifen)
- □ Schwangerschaftstest
- □ Stuhlgang Farbe/Konsistenz
- □ Speichel Farbe/Menge
- □ Temperatur
- □ Pulsoximetrie
- □ Blutdruck
- □ Peak-Flow (max. Atemgeschwindigkeit)

Aufzeichnungen führen

Es ist äußerst wichtig, Details der Krankengeschichte und der Untersuchung fortlaufend aufzuzeichnen. Daten und Zahlen werden leicht vergessen und die medizinischen Aufzeichnungen könnten für das Ärzteteam an Land extrem wichtig sein. Ein Beispiel eines medizinischen Berichtsbogens ist auf S. 202-203 zu finden.

Notfallversorgung: Leben retten und erhalten

- **Wiederbelebungs-ABC**
- **Beurteilung krankes/verletztes Crewmitglied**
- **Notfallmanagement eines Bewusstlosen**
- **Bewusstlosigkeit**
- **Ersticken**
- **Schock und Blutung**
- **Brustschmerzen**
- **Allergie und Anaphylaxie**
- **Kälteschäden und Unterkühlung**
- **Immersion und Ertrinken**
- **Erkrankung durch Hitzeeinwirkung**
- **Diabetische Notfälle**
- **Verbrennungen**

WIEDERBELEBUNGS-ABC

Wenn ein Crewmitglied das Bewusstsein verliert oder bewusstlos aus dem Wasser gerettet wird, ist eine schnelle Wiederbelebung lebenswichtig. Es zählt jede Sekunde. Die grundlegenden und fortgeschrittenen Maßnahmen zur Lebenserhaltung bzw. Wiederbelebung sollten bekannt sein und vom Sanitäter und Kapitän regelmäßig eingeübt werden – diese Praxis kann Leben retten.

Grundlegende lebenserhaltene Maßnahmen (BLS)

Der grundlegende BLS-Algorithmus ist sehr einfach und bietet einen Rahmen, der Ihnen hilft zu denken, wenn das Undenkbare passiert. Zuerst stabilisieren Sie die HWS, wenn eine Halswirbelverletzung möglich ist (*siehe* S. 164–165). Die unmittelbar lebensbedrohlichen Probleme haben Vorrang. Die Freilegung/Sicherung der **A**temwege ist der erste Schritt vor der **B**eurteilung/Durchführung der Beatmung und der Beurteilung/Sicherung des Kreislaufes (**C**irculation).

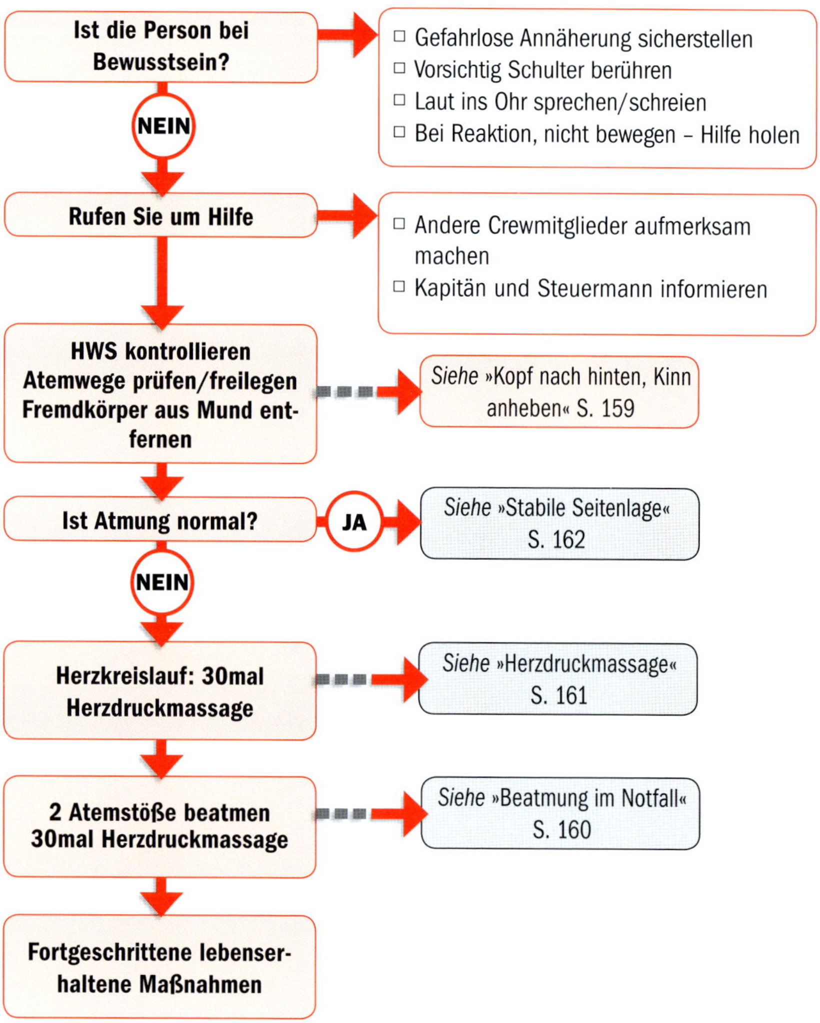

Fortgeschrittene lebenserhaltene Maßnahmen (ALS)

Die fortgeschrittenen lebenserhaltenden Maßnahmen (ALS) sind komplexer, erfordern mehr Kompetenz und setzen voraus, dass ein externer Defibrillator (AED) und Adrenalin (für Wiederbelebung) an Bord sind. Zuerst stabilisieren Sie die HWS, wenn eine Halswirbelverletzung möglich ist (*siehe* S. 164–165).

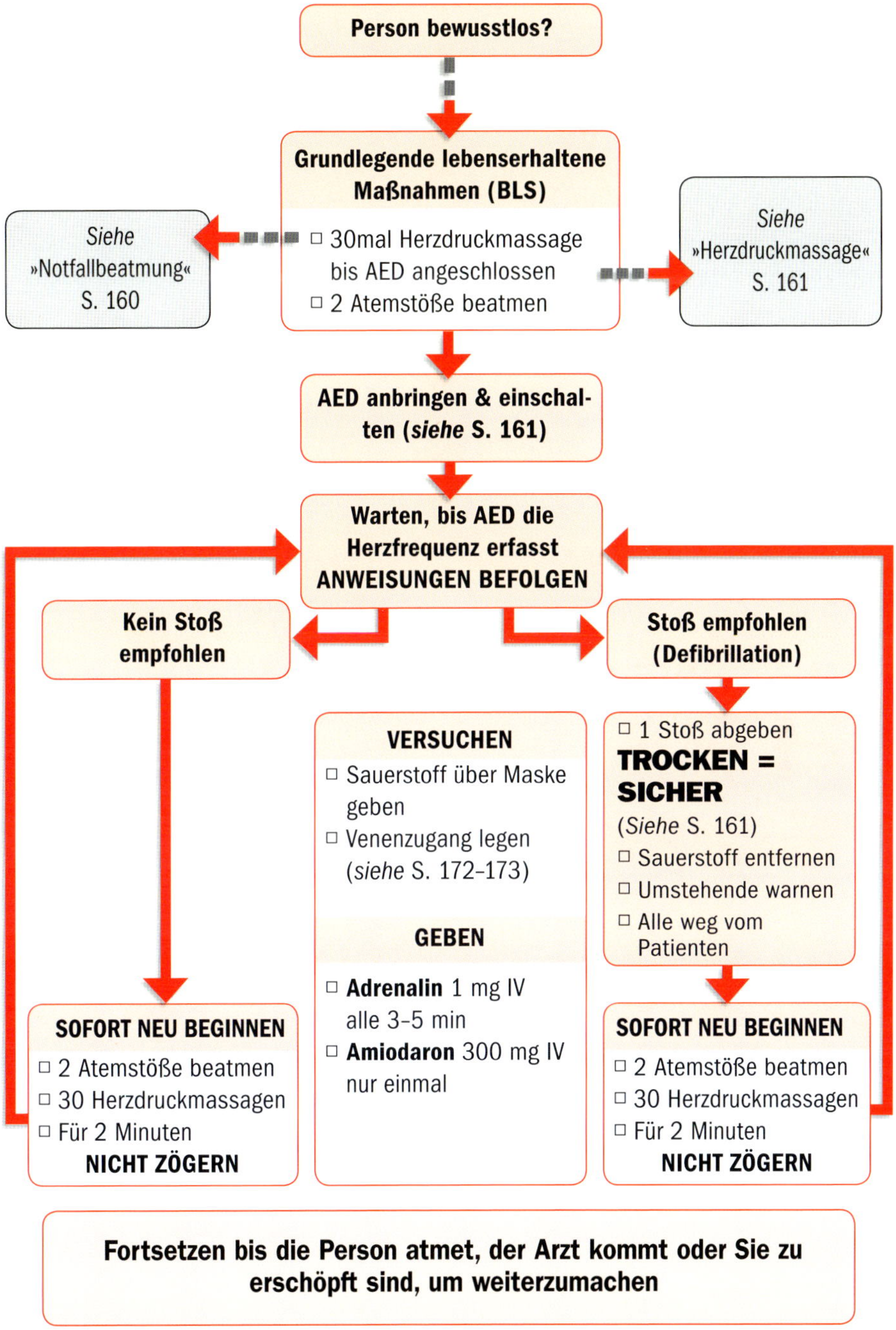

BEURTEILUNG EINES KRANKEN/ VERLETZTEN CREWMITGLIEDS

Bei einem Schwerkranken oder -verletzten mit mehreren Problemen zählt jede Sekunde. Es gilt schnell herauszufinden, welche Maßnahmen zu ergreifen sind und in welcher Reihenfolge.
Primär- und Sekundäruntersuchungen sind ein ausgezeichneter Orientierungsrahmen für die Organisation der Maßnahmen. Wie auch die Wiederbelebung, sollten diese Untersuchungen regelmäßig vom Kapitän und dem Sanitäter eingeübt werden.

Auch hier haben die unmittelbar lebensbedrohlichen Probleme den Vorrang. Jeder Schritt muss vor dem nächsten gründlich abgearbeitet werden. Ein Bewusstloser wird z. B. nicht lange ohne freie Atemwege überleben. Diese müssen also sichergestellt sein, bevor man zur Beatmung schreitet.

DIE PRIMÄRUNTERSUCHUNG

Annäherung	Auf Gefahren achten; Verletzungen vermeiden	1
Bewertung	Ist die Person bewusstlos oder nicht?	2
Atemwege	Sind die Atemwege frei oder blockiert? Besteht für die HWS Gefahr? Im Zweifelsfall bitte schützen.	3
Atmung	Atmet Patient eigenständig? Ist Atmung regelmäßig? Ist der Patient bläulich?	4
Kreislauf	Gibt es einen Puls? Ist der Kreislauf stabil?	5
Einschränkung	Wie ist der Bewusstseinszustand?	6
Umgebung	Schutz vor äußeren Einwirkungen & weiteren Verletzungen	7

1 Annäherung: unbedingt Verletzungen vermeiden

- □ Hindernisse wegräumen
- □ Stromkabel, Gasleitungen etc. meiden
- □ Schutzkleidung tragen
- □ Schiff in stabile Lage bringen

2 Bewertung: Ist die Person bewusstlos oder nicht?

Bewertung	Maßnahme
□ Laut in das Ohr sprechen □ Fest an Schulter anfassen □ Normale Reaktion: Atmung und Kreislauf regelmäßig	□ Normal ansprechbar = bequem lagern & zur Sekundäruntersuchung übergehen □ Nicht ansprechbar = Primäruntersuchung fortsetzen

3 Atemwege und Schutz der HWS

Bewertung	Maßnahme
☐ Bewusstlos? ☐ Verstört? ☐ Brustkorb hebt/senkt sich? ☐ Atemgeräusche? ☐ Angestrengtes Einatmen? ☐ Mund/Gesicht/Hals verletzt?	☐ HWS stabilisieren, wenn Kopf- oder Halswirbelverletzung möglich ist (*siehe* S. 164-165). ☐ Atemwege freilegen: »Kopf zurück/Kinn anheben«-Methode (*siehe* S. 159) ☐ Mund auf Fremdkörper überprüfen ☐ Intubationsset benutzen, wenn vorhanden (*siehe* S. 159-160)

4 Atmung

Bewertung	Maßnahme
☐ Bläuliche/blasse Hautfarbe? ☐ Hebt/senkt sich der Brustkorb? ☐ Schnelle, flache Atmung? ☐ Atemfrequenz messen	☐ Keine Atmung = BLS starten ☐ Atmung vorhanden = Sauerstoff geben ☐ In stabile Seitenlage bringen, falls hilfreich ☐ Pneumothorax behandeln, wenn möglich (*siehe* S. 180)

5 Kreislauf und Kontrolle von Blutungen

Bewertung	Maßnahme
☐ Verwirrt oder ängstlich? ☐ Kaltschweißiges Gesicht, Hände & Füße? ☐ Sichtbare Blutungen? ☐ Puls, Blutdruck und Wiederauffüllung der Kapillare messen	☐ Kein Puls = BLS starten ☐ Flach auf Rücken legen, Beine erhöht lagern ☐ Kontrolle der Blutung (*siehe* S. 70) ☐ Venenzugang legen (*siehe* S. 172-173) ☐ Flüssigkeit IV geben (*siehe* S. 174-175) ☐ Warmhalten

6 Einschränkung des Bewusstseins

Bewertung	Maßnahme
☐ Bewusstseinsgrad: **A** - **A**lert (wach) **V** - **V**oice (reagiert auf Stimme) **P** - **P**ain (reagiert auf Schmerz) **U** - **U**nresponsive (reagiert nicht) ☐ Sind Pupillen gleich und reagieren auf Licht?	☐ Reduzierter Bewußtseinsgrad, aber Atmung: In stabile Seitenlage bringen ☐ Behandlung anderer Probleme fortsetzen ☐ **Häufige Kontrollen** ☐ Warmhalten

7 Umgebung: Person während der Untersuchung schützen

Bewertung	Maßnahme
☐ Zunehmend kühle und fleckige Haut ☐ Zittern ☐ Niedrige Körpertemperatur	☐ Äußere Einwirkungen minimieren ☐ Patient so schnell wie möglich von Deck holen ☐ Immer warm/trocken halten

DIE SEKUNDÄRUNTERSUCHUNG

Die Sekundäruntersuchung ist eine gründliche Untersuchung des Verletzten von Kopf bis Fuß mit einer vollständigen Anamnese. Wichtige medizinische Probleme oder eine Verletzung sollten nicht übersehen werden. Durch eine »**ablenkende Verletzung**«, wie z. B. einen komplizierten (»offenen«) Beinbruch, könnte eine gebrochene Rippen erst Tage später entdeckt werden, also wird der gesamte Körper untersucht.

Die Anamnese umfasst die gesamte Krankengeschichte des Patienten und die genaue Darstellung der Ereignisse, die zum Unfall geführt haben. Es können viele Menschen Informationen beitragen, insbesondere, wenn der Verletzte bewusstlos ist.

Die Sekundäruntersuchung kann erst beginnen, wenn die lebensbedrohlichen Probleme während der Primäruntersuchung gelöst worden sind, was einige Zeit in Anspruch nehmen kann. Die Untersuchung ist eine sensible aber unerlässliche Angelegenheit, insbesondere wenn das Opfer schwer verletzt/krank ist. Sie kann sich auf den verletzten Bereich konzentrieren, sollte aber den gesamten Körper betreffen (einschließlich der Rückseite), wenn der Verletzte aus großer Höhe gefallen und bewusstlos ist. Für die Untersuchung ist notwendig, einen Teil oder den gesamten Körper zu entkleiden.

Die Anamnese

Das Wort **AMPEL** ist eine gute Gedächtnisstütze für alle lebenswichtigen Elemente der Anamnese.

Allergien ▶ Sie sind häufig, besonders bei einigen Antibiotika, und können lebensbedrohlich sein, was die Situation verschlimmern kann.

Medikamente ▶ Was nimmt der Betroffene normalerweise? Einige Medikamente können die Situation verzerren und eigenständige Symptome verursachen.

Probleme ▶ Bestehende Krankheiten, wie Diabetes, können erhebliche Auswirkungen auf das aktuelle Problem haben. Eine Liste eingenommener Medikamente kann auf bereits existierende Krankheiten hinweisen.

Ereignisse ▶ Herauszufinden, was genau wann passiert ist, liefert ein exaktes Bild über die zu erwartenden Verletzungen. Ein Sturz aus der Saling wird schwerere Verletzungen verursachen als ein Sturz in der Plicht. Versuchen Sie herauszufinden:

- □ **Was** ist passiert?
- □ **Wo** ist es passiert?
- □ **Wann** ist es passiert?
- □ **Wie** ist es passiert?
- □ **Warum** ist es passiert? (zur Vorbeugung)

Letzte Mahlzeit ▶ Die Uhrzeit der letzten Mahlzeit liefert einen Hinweis, ob der Magen gefüllt sein könnte, was das Risiko auf Erbrechen erhöht, besonders bei Bewusstlosen.

Die Untersuchung

Unter den Umständen muss diese so gründlich wie möglich erfolgen. Eine vollständige Untersuchung ist mitten in der Nacht oder inmitten eines Sturms nicht möglich. Sie müssen sich jedoch merken, was noch nicht gemacht wurde und was noch zu tun ist. Machen Sie sich ggfs. Notizen.

Die Grundlage für jede Untersuchung ist: **schauen, fühlen, hören, bewegen**. Für einen verstauchten Zeh muss man den Patienten nicht völlig entkleiden. Wenn der Verletzte aber über Bord gegangen ist und bewusstlos gerettet wurde, dann ist dies unerlässlich. Passen Sie die Untersuchung mit gesundem Menschenverstand an die Gegebenheiten an. Bei Zweifeln, sollten Sie gründlicher sein. Denken Sie daran, dass der Körper mehrere Seiten hat. Eine Untersuchung ist nicht komplett, bevor Sie den Verletzten nicht auf die Seite gelagert haben, um Rücken und Wirbelsäule zu untersuchen. Bevor Sie beginnen, suchen Sie nach Notfallarmbändern oder -halsketten und Operationsnarben. Suchen Sie in den Taschen nach Medikamenten.

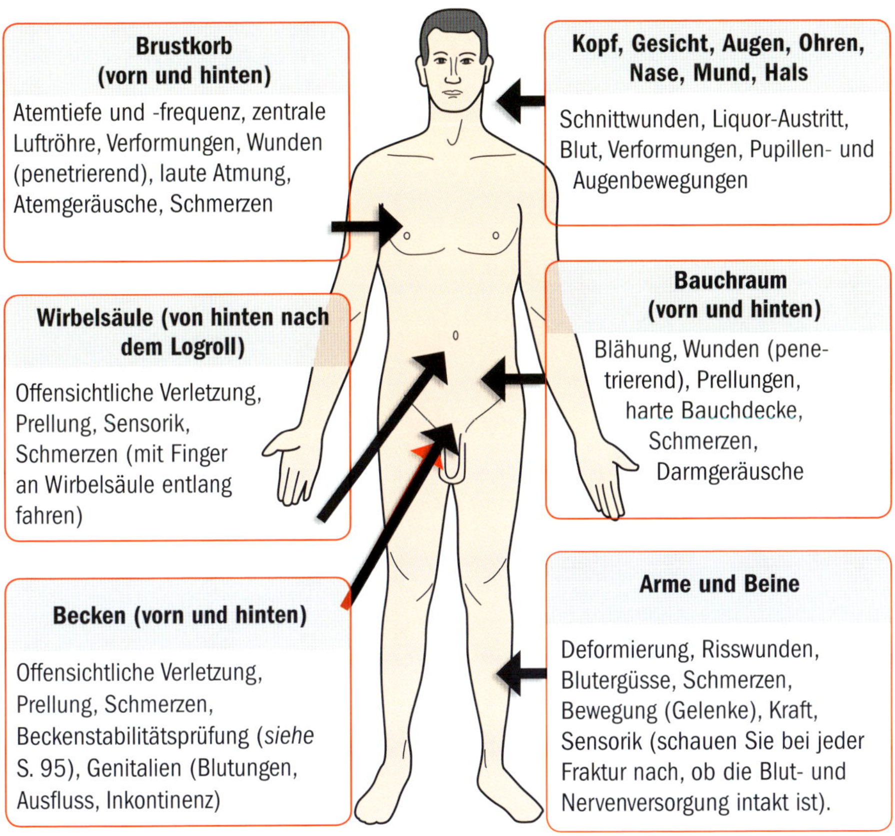

Denken Sie daran: überwachen Sie weiter wegen möglicher Verschlechterungen

NOTFALLMANAGEMENT EINES BEWUSSTLOSEN

Nachdem die Reanimation, die Primär- und die Sekundäruntersuchung abgeschlossen sind, könnte das kranke oder verletzte Opfer immer noch bewusstlos sein. Bei einer entsprechenden Verletzung ist der Grund offensichtlich. Er kann aber auch weiterhin unklar sein, sodass weitere Untersuchungen und Tests notwendig werden, die man an Bord nicht durchführen kann. Unter diesen Umständen gibt es jedoch immer noch viele Maßnahmen, die der Sanitäter, der Kapitän und die Crew durchführen können.

Eine bewusstlose Person ist von den Personen in ihrer Umgebung abhängig. Ziel der gesamten Crew ist, den Verletzten zu betreuen und so schnell wie möglich und im bestmöglichen Zustand an Land zu bringen. Um eine Verschlechterung zu verhindern und die Genesung zu sichern, müssen mehrere Aufgaben erledigt werden.

Freihalten der Atemwege

Ein Bewusstloser kann seine Atemwege nicht freihalten, wenn er auf dem Rücken liegt.

- □ Den Verletzten so schnell wie möglich in die stabile Seitenlage (*siehe* unten) bringen.
- □ Ggfs. Intubationsset benutzen (*siehe* S. 159-160).
- □ Ständige Überwachung der folgenden Punkte:
  - Veränderung der Hautfarbe
  - Geräuschvolle Atmung
  - Bewegung des Brustkorbs
  - Atemfrequenz

Stabile Seitenlage

Der Bewusstlose muss in die stabile Seitenlage (*siehe* S. 162) gebracht werden. So werden die Atemwege frei gehalten und Flüssigkeiten, wie Erbrochenes und Speichel, können aus dem Mund laufen und nicht über die Atemwege in die Lunge geraten.

- □ Mit der »Logroll«-Methode den Patienten in die stabile Seitenlage bringen, wenn das Risiko auf eine Wirbelsäulenverletzung besteht (insbesondere HWS, S. 163).
- □ Verletzte oder gebrochene Arme/Beine müssen eventuell gerade gelagert werden.
- □ Sichere Stelle an Bord suchen, wo der Bewusstlose nicht hin und her rollen wird, wenn sich das Schiff bewegt.

Verletzungen

- □ Alle Brüche müssen möglichst geschient/fixiert werden.
- □ Wenn die Blutungen unter Kontrolle sind, müssen alle Wunden sorgfältig gesäubert und steril verbunden werden.
- □ Bei Verzögerungen der Evakuierung müssen alle Verletzungen alle paar Stunden kontrolliert werden.

Warmhalten

- □ Der Verletzte muss warm und trocken gehalten werden.
- □ Überprüfung der Körpertemperatur mittels Thermometer unter der Achsel.

Schmerzen lindern

- Auch ein Bewusstloser kann immer noch unter Schmerzen leiden, die sogar sehr stark sein können, besonders dann, wenn er bewegt wird.
- Auf Anzeichen für Schmerzen achten (*siehe* S. 111)
- Schmerzmittel vorsichtig einsetzen:
  - Opiate (Morphine) bei Patienten mit Kopfverletzungen vermeiden
  - Falls Opiate eingesetzt werden, muss die Atemfrequenz und -tiefe überwacht werden
- Nicht-sedierende Schmerzmittel verwenden (z. B. Diclofenac-Zäpfchen)
- Möglichst Nervenblocker verwenden (*siehe* S. 185)
- Fixieren des Bruches und Bruchenden möglichst richten (*siehe* S. 192–195)

Druckstellen und -geschwüre

- Wenn ein bewegungsunfähiger Patient mehrere Stunden lang in der gleichen Position bleibt, beginnt er, Druckgeschwüre auf der Haut zu entwickeln. Druckgeschwüre können sich auch unter gepolsterten/aufblasbaren Schienen entwickeln.
- Druckgeschwüre entwickeln sich schneller bei Verletzungen, Unterkühlung, Inkontinenz, Dehydratation oder niedrigem Blutdruck.
- Eventuell muss der Patient alle paar Stunden mit der Logroll-Methode umgelagert werden, wenn andere Verletzungen das erlauben.
- Wenn der Verletzte zum Transport durch den Niedergang auf einem Brett, einer Trage oder ähnlichem fixiert worden ist, sollte er so bald wie möglich davon befreit werden.

Blasenkatheter und Magensonde

- Wenn der Bewusstlose mehrere Stunden an Bord bleiben muss, sollte ein Blasenkatheter gelegt werden (*siehe* S. 187). Eine prall gefüllte Blase ist schmerzhaft.
- Vorsicht ist geboten, wenn Blut aus dem Penis oder der Vagina austritt.
- Eine Magensonde (*siehe* S. 186) ist aus zwei Gründen sehr sinnvoll:
  - Um den Magen zu leeren und Erbrechen zu vermeiden
  - Um Dehydrierung zu vermeiden
- Hat der Patient eine Kopfverletzung, darf keine Sonde durch die Nase gelegt werden. Gehen Sie dann möglichst über den Mund.

Flüssigkeitszufuhr

Es muss unbedingt sichergestellt werden, dass der Bewusstlose ausreichend Flüssigkeit erhält, wobei die richtige Menge schwierig zu beurteilen ist. Als allgemeiner Richtwert gelten 3 l/Tag für eine 70 kg schwere Person. Unter den folgenden Voraussetzungen muss die Menge geändert werden:

- Hoher Blutverlust aufgrund von äußeren/inneren Verletzungen
- Flüssigkeitsverlust durch Schwitzen, in heißem Klima
- Brandwunden (*siehe* S. 60–63)
- Niedriger Blutdruck kann durch die intravenöse Gabe von Flüssigkeit in 250 ml-Schritten erhöht werden.

Es gibt verschiedene Wege, Flüssigkeit zuzuführen und den Flüssigkeitshaushalt zu beurteilen (*siehe* S. 93, 170–171).

Einfache Tests, die an Bord durchzuführen sind

Einige Tests sind leicht an Bord durchzuführen und können nützliche Informationen liefern.

- □ Blutzucker mit Teststreifen (wichtig bei Diabetes)
- □ Urin mit Teststreifen (auf Blut, Zucker, Nieren- oder Blasenschäden)
- □ Schwangerschaftstests
- □ Pulsoximetrie

Überwachung der Vitalzeichen

Mit der Überwachung können Verschlechterungen frühzeitig festgestellt und korrigiert werden. Nutzen Sie hierzu einen Berichtsbogen (*siehe* S. 204–205) und notieren Sie mindestens stündlich die folgenden Werte:

- □ Puls
- □ Blutdruck
- □ Atemfrequenz
- □ Urinabgabemenge (wenn möglich)
- □ Körpertemperatur
- □ Pupillenreaktion
- □ AVPU-Schema: Ansprechbar, reagiert auf Stimme, reagiert auf Schmerz, keine Reaktion (*siehe* S. 168)/Glasgow-Koma-Skala (*siehe* S. 169)

Kommunikation und Evakuation

- □ Holen Sie frühzeitig ärztlichen Rat ein
- □ Effektiv kommunizieren: Bestimmte Informationen haben Priorität
- □ Identifizieren Sie die Person, mit der Sie sprechen
- □ Evakuieren Sie bei erster Gelegenheit
- □ Bagatellisieren Sie die Situation gegenüber dem Landkontakt nicht
- □ Informieren Sie sich, wie der Verletzte evakuiert wird (*siehe* S. 214)
- □ Die Dokumentation (Krankenakte) muss den Patienten begleiten

BEWUSSTLOSIGKEIT

Eine Verminderung des Bewusstseins bis zur Bewusstlosigkeit ist ein dramatisches Ereignis mit vielen möglichen Ursachen, die nicht immer offensichtlich sind. Eine sofortige Behandlung der Atemwege, die Beatmung und der Kreislauf (ABC) haben Priorität. Häufig liegt keine vollständige Bewusstlosigkeit vor.

Patient beurteilen

- ☐ Krankengeschichte
- ☐ Untersuchung

Kollaps? **Bewusstlos?** → **Wiederbelebungs-ABCDE** *siehe* S. 30–33 → **HWS-Verletzung** bei Kopf/Hals-Trauma

Reduzierter Bewusstseinsstatus (1)

Öffnet Augen nicht
Hört nicht auf Kommandos
Unverständliche Sprache

→ **Mögliche Ursachen (*siehe* S. 41–43)**

☐ Ohnmacht	☐ Niedrige Blutsalze	☐ Niedriger Blutdruck
☐ Anfall (Krampf)	☐ Kopfverletzung	☐ Sauerstoffmangel
☐ Alkohol	☐ Niedriger/hoher Blutzucker	☐ Schlaganfall
☐ Vergiftung	☐ Unterkühlung/Überhitzung	☐ Tauchkrankheit
☐ Kohlenmonoxid		☐ Sturz aus gr. Höhe
☐ Infektion/Sepsis		☐ Anaphylaxie

Beurteilung Bewusstseinsstatus

→ **AVPU (*siehe* S. 168)**

- ☐ **A**lert (wach)
- ☐ **V**oice (Stimme)
- ☐ **P**ain (Schmerz)
- ☐ **U**nresponsive (keine Reaktion)

Glasgow-Koma-Skala (*siehe* S. 169)

☐ Augen:	1–4
☐ Stimme:	1–5
☐ Bewegung:	1–6
☐ **Total:**	**3–15**

Sofortige Behandlung (2)

- ☐ Vorsichtig hinlegen, in stabile Seitenlage bringen
- ☐ Sauerstoff über Maske geben, wenn vorhanden
- ☐ Wenn der Anfall länger als 5 Min. dauert, Medikamente geben (*siehe* S. 40)
- ☐ Vitalzeichen kontrollieren
- ☐ **Ärztlichen Rat einholen**

Überwachung fortsetzen

- ☐ Puls
- ☐ Blutdruck
- ☐ Dauer Kapillarauffüllung
- ☐ Atemfrequenz
- ☐ Temperatur
- ☐ Blutzucker
- ☐ Atemgeruch
- ☐ Pupillengröße

Erholungsdauer (3)

Zeitspanne bis zur normalen Reaktion

(*siehe* S. 36: Notfallmanagement eines Bewusstlosen)

- ☐ **Innerhalb weniger Minuten:** meist einfache Ohnmacht
- ☐ **Bis zu 30–60 Minuten (nach einem Anfall):** wahrscheinlich ein epileptischer Anfall
- ☐ **Mehr als 60–90 Minuten:** verschiedene mögliche, meist ernstere Ursachen

Früh ärztlichen Rat holen

1 Beurteilung des Patienten

Eine schnelle Untersuchung kann Informationen für eine mögliche Diagnose liefern.
Halten Sie Ausschau nach:

- ☐ Vitalzeichen (Puls, Blutdruck)
- ☐ Offensichtlicher Anfall
- ☐ Pupillengröße
- ☐ Alkoholgeruch, Ketone (süßer Atem)
- ☐ Lähmung einer Gesichts- oder Körperhälfte
- ☐ Kopfverletzung
- ☐ Verletzungen/Blutungen
- ☐ Rollen der Augen
- ☐ Zungenbisse
- ☐ Harn- oder Stuhlinkontinenz

Wenn Sie die Bewusstseinsstufe bestimmen, erhöhen Sie die Stimulation allmählich, um das Opfer zur Reaktion zu bringen. Fragen Sie zunächst mit lauter Stimme (»Geht es Ihnen gut?«). Kommt keine Antwort, schütteln Sie die Person leicht an der Schulter (achten Sie auf die HWS). Bleibt eine Antwort aus, versuchen Sie einen schmerzhaften Reiz:

- ☐ Rand der Augenhöhle unter der Augenbraue reiben
- ☐ Fest in der Mitte des Brustkorbs reiben
- ☐ Mit einem Stift ins Nagelbett eines Fingers drücken

Probieren Sie den Reiz zunächst an sich selbst aus, damit Sie nicht übertreiben und möglicherweise eine Verletzung provozieren.

2 Behandlung bei länger anhaltendem Anfall

Krampfanfälle oder Serien von Anfällen ohne Wiedererlangung des Bewusstseins, die länger als 5–10 Minuten dauern, sollten wegen des Risikos auf dauerhafte Hirnschäden behandelt werden. Eine Krampf-Episode, die länger als 30 Minuten dauert, wird als epileptischer Zustand bezeichnet und ist ein schwerer Notfall, der zu dauerhaften Hirnschäden oder Tod führen kann.

Erstbehandlungsmaßnahme – ABC & Sauerstoff gefolgt von:

- ☐ Diazepam 10 mg
  - Geben Sie lieber eine Injektion als ein Zäpfchen (schnellere Absorption).
  - Alle 15 Minuten wiederholen, bis zu 40 mg insgesamt

Wichtig: Diazepam wirkt sedierend und reduziert den Bewusstseinsgrad. Die Atmung könnte aussetzen, also ist Vorsicht geboten. Das Gegenmittel Flumazenil sollte nur unter ärztlicher Aufsicht gegeben werden (*siehe* S. 210–213).

3 Wiedererlangung des Bewusstseins

Die Zeitspanne bis das Bewusstsein wiedererlangt wird gibt Aufschluss über die wahrscheinliche Diagnose. Die Richtwerte für diese Zeitspanne dienen jedoch nur der Orientierung und sollten andere Diagnosen nicht ausschließen.

Die Zeitspanne nach einem Anfall (postiktal) ist die Phase, wenn der Patient aufgehört hat zu krampfen, das Bewusstsein jedoch noch nicht wiederlangt hat. Meist dauert es weniger als 30 Minuten, kann aber auch mehrere Stunden dauern. Die postiktale Phase dauert meist länger, je länger und stärker die Krämpfe waren und je mehr Medikamente benötigt wurden, um diese zu beenden.

Gründe für die Bewusstlosigkeit

Ohnmacht

Einfache Ohnmachtsanfälle kommen häufig vor. Sie werden meist vom kurzfristigen Absinken des Blutdrucks verursacht, was zum »Blackout« führt. Zu den auslösenden Faktoren gehören starke Schmerzen, Panikattacken, emotionale/körperliche Schocks (z. B. Anblick von Blut) und übermäßige Hitze. Manchmal kann der bewusstlose Patient zucken, was nicht unbedingt auf eine Epilepsie hindeutet. Mit der stabilen Seitenlage, kann die Blutzufuhr des Gehirns wieder hergestellt und das Bewusstsein innerhalb weniger Minuten wiedererlangt werden. Ist der Patient kollabiert, müssen Sie nach Verletzungen suchen.

Krampfanfälle (mit anschließender Bewusstlosigkeit)

Es gibt viele verschiedene Gründe für solche Anfälle:

- □ Epilepsie
- □ Alkoholentzug
- □ Entzug von Partydrogen
- □ Schlaganfall
- □ Niedrige Blutsalze (Hyponatriämie)
- □ Kopfverletzungen
- □ Niedriger Blutzucker
- □ Infektion
- □ Überhitzung (Fieber bei Kindern)
- □ Tauchkrankheit

Der Krampfanfall kann den gesamten Körper (generalisiert) betreffen oder nur Teile, wie die Augen oder eine einzelne Muskelgruppe.

Diese »partiellen« Krampfanfälle sind schwierig als solche auszumachen, sollten aber wie ein Anfall behandelt werden. Seekrankheit (verringerte Aufnahme der Antiepileptika), Arbeitsstress, schlechte Ernährung und Dehydrierung können zu Anfällen bei Epileptikern führen, die zuvor gut eingestellt waren. Sie bekommen manchmal eine »Aura« (ein Gefühl, dass ein Anfall bevorsteht). Sie müssen vor dem Beginn des Anfalls an einen sicheren Ort gebracht werden. Reanimation hat immer Priorität vor der Behandlung, die den Anfall stoppen sollte, wenn er länger als 5 Minuten andauert. Die Überprüfung der Vitalzeichen, insbesondere des Blutzuckers, ist entscheidend und unterstützt bei der sofortigen Behandlung.

Alkohol

Er ist ein häufiger Grund für Bewusstlosigkeit, aber hoffentlich nicht auf einem Boot. Krampfanfälle können nach außergewöhnlich hohem Alkoholkonsum auftreten oder bei starken Trinkern, wenn sie auf dem Boot auf Entzug kommen. Entzugserscheinungen treten meist nach 2–3 Tagen ohne Alkoholkonsum auf. Eine Vorgeschichte mit starkem Trinken und stark nach Alkohol riechender Atem kann einen Hinweis liefern. Der Betroffene könnte sich erbrechen, wobei das Erbrochene beim Bewusstlosen in die Lunge geraten kann, daher sollte er in die stabile Seitenlage gebracht werden. Länger anhaltende Krampfanfälle sollten behandelt und sorgfältig überwacht werden (*siehe* S. 40).

Vergiftung

Vergiftungen können absichtlich oder unbeabsichtigt auftreten. Jede Vergiftung, die zu einem Bewusstseinsverlust führt, ist lebensbedrohlich. Verschreibungspflichtige Arzneimittel, wie Antidepressiva, Sedativa und Herzmedikamente können eine Bewusstlosigkeit verursachen und auch Krampfanfälle. Sind solche Medikamente an Bord, müssen sie an einem sicheren Ort aufbewahrt werden. Vergiftungen durch Gas sind eine echte Bedrohung an Bord. Stellen Sie sicher, dass Sie beim Betreten der Kabine zur Rettung eines Verletzten nicht selbst in Gefahr geraten (*siehe* S. 154, spezifische Therapien).

Kohlenmonoxid (CO)

Das Einatmen von Kohlenmonoxid ist eine Form der Vergiftung, und insbesondere auf einem Boot mit einem defekten Gaskocher oder Generator möglich. Die Symptome sind in der Regel vage: Übelkeit, Erbrechen, Verwirrung, Brustschmerzen und in schweren Fällen auch Bewusstlosigkeit. Der Verletzte kann eine sehr rote Gesichtsfarbe haben, die oft als »kirschrot« bezeichnet wird. Wenn mehrere Crewmitglieder dieselben Symptome haben, sollte eine Kohlenmonoxid-Vergiftung in Betracht gezogen werden. Der Verletzte sollte sofort aus der Gefahrenzone evakuiert werden und – falls vorhanden – so viel Sauerstoff wie möglich erhalten (*siehe* S. 154).

Infektion

Eine Entzündung der Hirnhaut (Meningitis) oder eine Entzündung des Gehirns selbst (Enzephalitis) kann zu Bewusstlosigkeit führen. Zunehmendes Unwohlsein über mehrere Stunden bis Tage zuvor, eine hohe Temperatur und möglicherweise ein nicht verblassender Ausschlag erhöhen die Wahrscheinlichkeit einer Infektion. Jeglicher Anfall sollte behandelt und hoch dosierte Antibiotika so bald wie möglich intravenös gegeben werden (*siehe* S. 142–143 Behandlung).

Niedrige Blutsalze

Ein niedriger Natriumgehalt im Blut ist eine Erkrankung, die Hyponatriämie genannt wird. Die wahrscheinlichste Ursache ist, dass die Besatzung unter warmen, feuchten Bedingungen und bei hoher Arbeitsbelastung nur Wasser getrunken hat, ohne Salze zu sich zu nehmen. Vorbeugung ist unverzichtbar, wobei auf eine angemessene und geeignete Flüssigkeitszufuhr zu achten ist. Eine sichere Diagnose zu stellen, ist in diesem Fall auf einem Boot unmöglich und würde nur auf Verdacht beruhen. Die einzige mögliche Behandlung an Bord (nach entsprechender Reanimation) ist, dem Patienten rektal Flüssigkeit oder normale Kochsalzlösung IV zu geben (*siehe* S. 170–171).

Kopfverletzung

Eine Kopfverletzung, die eine Bewusstlosigkeit verursacht, kann durchaus mit Verletzungen der Wirbelsäule, einschließlich des Halses, einhergehen. Berücksichtigen Sie dies und schützen Sie die HWS jederzeit. Ein GKS-Index von 13 oder mehr, weist auf eine leichte Verletzung hin, während ein GKS-Index von 8 oder weniger schweren Verletzungen vermuten lässt. Je länger die Bewusstlosigkeit andauert, desto ernster die Verletzung. Eine Bewusstlosigkeit von mehr als 5 Minuten sollte sehr ernst genommen werden. Die Behandlung umfasst die Reanimation und das Notfallmanagement des Bewusstlosen (*siehe* S. 36–38). Jemand, der aufgrund einer Kopfverletzung bewusstlos war, sollte nach dem Ereignis mindestens 24 Stunden engmaschig überwacht werden, weil sich sein Zustand verschlechtern kann (*siehe* S. 74, weitere Behandlung).

Niedriger/hoher Blutzucker

Ein hoher/niedriger Blutzuckerspiegel kann bei Diabetikern auftreten, aber es gibt auch andere Ursachen für diesen Zustand, die zu Krampfanfällen oder Bewusstlosigkeit führen können, insbesondere bei niedrigem Blutzucker. Es ist zwingend erforderlich, dass sie den Blutzuckerspiegel des Betroffenen so schnell wie möglich testen, insbesondere dann, wenn derjenige Diabetiker ist (*siehe* S. 59 weitere Behandlung).

Unterkühlung/Überhitzung
Krampfanfälle/Bewusstlosigkeit treten meist bei Überhitzung und einer Körperkerntemperatur von über 40°C auf, wohingegen Unterkühlung bei Temperaturen unter 32°C eine Bewusstlosigkeit verursacht. Zunächst muss das Bewusstsein wiedererlangt, dann die Effekte der Kälte/Wärme neutralisiert werden (Unterkühlung *siehe* S. 52–53; Überhitzung *siehe* S. 56–57).

Niedriger Blutdruck
Ein systolischer Blutdruck unter 70 kann das Bewusstsein beeinträchtigen. Manche Crewmitglieder sind vielleicht anfälliger für niedrigen Blutdruck als andere, insbesondere diejenigen, die unter hohem Blutdruck oder Diabetes leiden.
Die schnellste Behandlung ist, den Betroffenen auf den Boden zu legen und seine Beine erhöht zu lagern. Die Ursache (wie z. B. Blutverlust) muss sofort mit einem IV-Zugang und Flüssigkeitsgabe behandelt werden. Auch ein Herzinfarkt kann niedrigen Blutdruck (im Extremfall einen Herzstillsand) verursachen. **Holen Sie sofort ärztliche Hilfe**, denn der Zustand kann sich schnell verschlechtern.

Sauerstoffmangel
Der Hauptgrund für Sauerstoffmangel im Gehirn sind blockierte Atemwege und eine unzureichende Atmung (sowie ein unstabiler Kreislauf). Eine Bewusstlosigkeit und Krampfanfälle wegen Sauerstoffmangel sind sehr ernst und verursachen meist bleibende Schäden. Eine sofortige Wiederbelebung muss durchgeführt werden (*siehe* S. 30) und möglichst Sauerstoff über eine Maske gegeben werden. Die Krämpfe sollten behandelt werden, wenn sie länger als 5 Minuten anhalten.

Schlaganfall
Ein Schlaganfall wird durch mangelnden Blutfluss zum Gehirn verursacht. Grund hierfür ist ein Blutgerinnsel oder eine Blutung in das Gehirn selbst. Bewusstlosigkeit kann durch schwere Schlaganfälle oder durch einen kleineren in einem kritischen Bereich des Gehirns provoziert werden. Auch Krämpfe, Lähmungen oder unnormale Bewegungen an einer Körperhälfte sind möglich. Eine sofortige Wiederbelebung ist wichtig. Die Blut- und Sauerstoffversorgung des Gehirns muss wieder hergestellt und Schäden vermieden werden (*siehe* S. 117, weitere Behandlung).

Tauchkrankheit
Wer kurz nach der Rückkehr vom Tauchen bewusstlos wird, hat mit hoher Wahrscheinlichkeit eine Luftembolie (Dekompressionserkrankung) erlitten. Eine sofortige Reanimation ist unerlässlich. Der Patient sollte in die stabile Seitenlage gebracht werden, wenn er/sie atmet und einen Puls hat. Sauerstoff (falls verfügbar) und Flüssigkeit (IV) sollten gegeben werden. Holen Sie sofort ärztliche Hilfe und bereiten die sofortige Evakuierung zu einer Dekompressionskammer vor.

ERSTICKEN

Atembeschwerden durch Ersticken können schnell zum Kollaps führen, wenn die Ursache nicht rechtzeitig erkannt und die Behandlung nicht rechtzeitig begonnen wird. Dies ist ein Notfall und muss auch als solcher behandelt werden.

Patient beurteilen
- Krankengeschichte
- Untersuchung

Kollaps? → **Bewusstlos?** →

Wiederbelebungs-ABCDE
siehe S. 30–33

Erstickungsanfall erkennen →
- Beim Essen passiert
- Plötzlicher Hustenanfall
- Patient fasst sich an den Hals
- Opfer fragen: »Ersticken Sie?«

Schwere der Blockade der Luftwege beurteilen →

Schwer
- Kann nicht sprechen
- Kann nicht husten
- Atmung laut, oder schlimmstenfalls still
- Blässe oder bläuliche Färbung
- Bewusstlosigkeit

Leicht
- Starkes Husten
- Kann sprechen
- Scheint atmen zu können

↓

- Zum Husten auffordern
- Ggfs. Blockade entfernen
- Auf Anzeichen für Verschlechterung achten

Bewusstlos? Keine Atmung?

NEIN

1
- 5 Schläge auf den Rücken
- Erneute Kontrolle

2
- 5 Stöße in den Bauch
- Erneute Kontrolle

- Rückenschläge und Stöße in den Bauch bis zum Erfolg abwechselnd fortführen

- Kein Erfolg = andere Maßnahmen überdenken

JA

3
Sofort BLS beginnen
(siehe S. 30)
- Mit Herzmassage fortfahren, auch wenn Puls da ist
- Aufhören, wenn Bewusstsein wiedererlangt ist
- Erneute regelmäßige Kontrolle

Grundsätzlich weiter beobachten →
- Puls
- Blutdruck
- Atemfrequenz
- Atemvorgang
- Atemgeräusch: Keuchen/Stridor
- Verschlechterung Bewusstsein

AUF VERSCHLECHTERUNG ACHTEN

1 Schläge auf den Rücken geben

Für diese Maßnahme muss das Opfer bei Bewusstsein und in der Lage sein zu stehen. Erklären Sie kurz, was Sie vorhaben, da die Schläge schmerzhaft sein könnten.

- Stellen Sie sich seitlich neben das Opfer, das sich über ihren linken Arm beugen soll, während Sie die Brust stützen. Das Opfer muss sich weit nach vorn lehnen, sodass blockierende Objekte aus dem Mund ausgestoßen werden können.
- Fünf kurze und sehr feste Schläge mit dem Handballen zwischen die Schulterblätter geben.
- Nach jedem Schlag kurz prüfen, ob der Fremdkörper sich gelöst hat, dann Schläge einstellen.

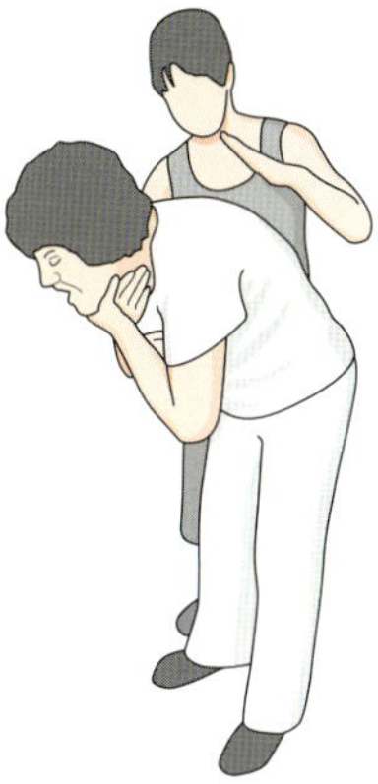

Fünf kurze feste Schläge zwischen die Schulterblätter geben.

2 Stöße auf den Bauch

Für diese Maßnahme muss das Opfer bei Bewusstsein und in der Lage sein zu stehen. Erklären Sie, was Sie vorhaben. Der Druck auf den Bauch kann schmerzhafter sein als die Schläge.

- Stellen Sie sich hinter die Person und beugen sie nach vorn. Legen Sie eine geballte Faust auf den oberen Bauchraum, in die Mitte, genau unter die Rippen. Bedecken Sie die Faust mit Ihrer anderen Hand und halten diese ganz fest.
- Geben Sie bis zu fünf feste Stöße auf/in den Bauch.
- Nach jedem Stoß kurz prüfen, ob der Fremdkörper sich gelöst hat oder herausgekommen ist.

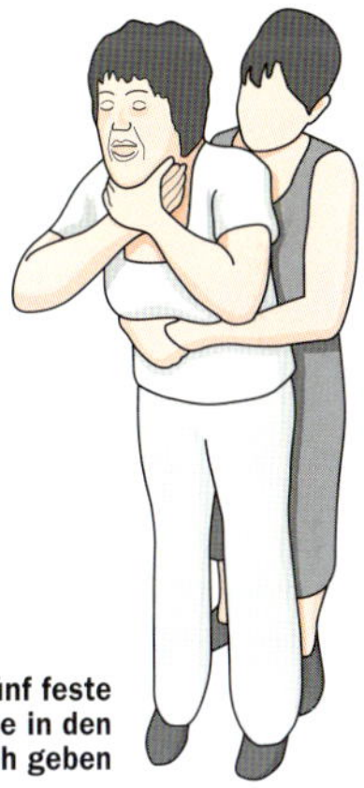

Bis zu fünf feste Stöße in den Bauch geben

3 BLS bei Herzmassage

Wenn das Opfer bewusstlos wird, müssen die grundlegenden lebenserhaltenden Maßnahmen (BLS) durchgeführt werden. Auch wenn der Puls da ist, kann eine Herzmassage sinnvoll sein, weil dadurch der Druck in den Lungen steigt und der Fremdkörper herausgedrückt wird. Setzen Sie die Herzmassage fort bis Folgendes passiert:

- Der Fremdkörper hat sich gelöst
- Ein Puls ist spürbar
- Hilfe eintrifft
- Sie erschöpft sind und nicht weitermachen können

4 Weitere Behandlung

Sobald der Fremdkörper erfolgreich entfernt ist, könnte das Crewmitglied immer noch keuchen und Atemschwierigkeiten haben (*siehe* S. 158–159, weitere unterstützende Behandlung).

SCHOCK UND BLUTUNG

Wenn ein Verletzter blutet und die Blutung nicht gestoppt wird, kann es zu einem Schock kommen, der lebensbedrohlich sein kann. Ein Schock tritt ein, wenn die lebenswichtigen Organe nicht ausreichend mit Blut versorgt werden. Sofortiges Handeln ist wichtig. Innere Blutungen sind schwieriger zu bewerten und zu stoppen. Innere Blutungen entstehen u. a. durch penetrierende Verletzungen der Brust oder des Bauches, Arm- und Beinbrüche, Beckenbrüche und stumpfe Traumata an Brust/Bauch. Auch Magen, Darm und Gebärmutter sind anfällig für innere Blutungen.

Schweregrad bewerten

- ☐ Krankengeschichte
- ☐ Untersuchung

Kollaps? Bewusstlos? → **Wiederbelebungs-ABCDE** *siehe* S. 30–33

Anzeichen für Schock

- ☐ Blass, feucht, kühle Peripherien, gefleckt
- ☐ Erhöhte Herzfrequenz (>120/min)
- ☐ Niedriger Blutdruck (systolisch <100)
- ☐ Erhöhte Atemfrequenz (>25/min)
- ☐ Geringe Urinmenge
- ☐ Lethargie, Bewusstseinstrübung

Arten des Schocks

- ☐ **Hypovolämisch:** Blutverlust, Durchfall & Erbrechen, Verbrennungen, schwere Dehydrierung, DKA, DI
- ☐ **Kardiogen:** MI, Dysrhythmie, Herzinsuffizienz, Kardiomyopathie, Herzklappenerkrankungen
- ☐ **Obstruktiv:** Herztamponade, PE, Spannungspneumothorax
- ☐ **Distributiv:** Anaphylaxie, Sepsis, neurogen

Sofortige Behandlung

- ☐ ABCDE (O_2, wenn verfügbar)
- ☐ Ursache herausfinden
- ☐ Hinlegen, Beine hoch – »Schocklage«
- ☐ Offensichtliche Blutung kontrollieren
- ☐ IV-Zugang für Flüssigkeiten +/- Antibiotika
- ☐ Bei Pneumothorax – Dekompression (*siehe* S. 88)
- ☐ Ggfs. Anaphylaxie behandeln (*siehe* S. 60)
- ☐ Sofort ärztliche Hilfe holen – der Verletzte muss notevakuiert werden.

Überwachung fortsetzen

- ☐ Puls
- ☐ Blutdruck
- ☐ Körpertemperatur
- ☐ Bewusstseinsstatus
- ☐ Atemfrequenz
- ☐ Periphere Durchblutung
- ☐ Urinmenge
- ☐ Oximetrie, wenn vorhanden

AUF VERSCHLECHTERUNG ACHTEN

Früh ärztlichen Rat holen

SOFORTIGE BEHANDLUNG

- □ Wiederbelebungs-ABCDE (*siehe* S. 30–33)
- □ Verletzten hinlegen, Beine hoch
- □ Venösen Zugang legen & Flüssigkeit IV geben (*siehe* S. 172)

Wie stoppt man eine Blutung

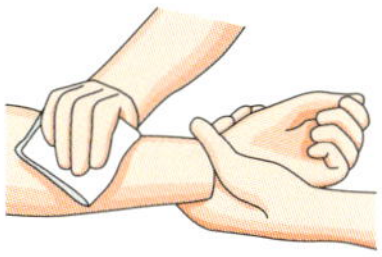

Direkten Druck ausüben.

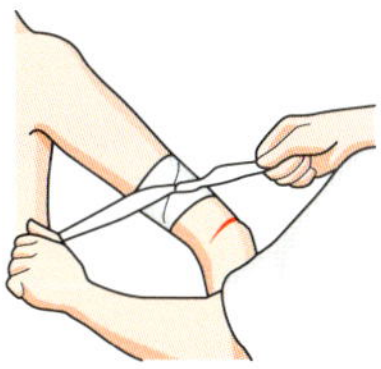

Aderpresse festbinden.

Direkten Druck ausüben

- □ Mit Handschuhen festen Druck auf Wunde ausüben.
- □ Auf beiden Seiten Druck ausüben, wenn Knochen herausragen.
- □ So lange wie möglich weitermachen bis Blutung stoppt.

Aderpresse (Druckverband)

Nur in extremen Umständen einsetzen, da dieses Vorgehen den Blutfluss zu Armen und Beinen gefährlich reduzieren kann.
Eine Aderpresse ist bei größeren Blutungen notwendig, z. B. bei der Abtrennung von Gliedmaßen.

Schienen/Immobilisieren

Die Enden des Bruchs so gut wie möglich in die normale Position bringen. Fest (nicht zu sehr) in dieser Position schienen. Wenn das Becken gebrochen ist, halten Sie es mit einem Gurt oder einer Schlinge zusammen. Den Verletzten so ruhig wie möglich bis zur Evakuierung in einer Koje lagern.

Anheben

Hebt man den verletzten Körperteil an (Bein oder Arm), wird die Blutung aus Venen und Haut vermindert. Allerdings hilft das bei arteriellen Blutungen nicht.

Hämostatischer Verband/Pulver

Auf die Wunde aufbringen, entweder als Mullpackung oder als Pulver. Der Einsatz muss mit direktem Druck auf die Wunde erfolgen.

Tranexamsäure

Entweder IV injeziert oder in Tablettenform. Darf nur vom Arzt gegeben werden.

Jüngere und ältere Verletzte

Jüngere Menschen können einen Blutverlust viel besser kompensieren als ältere, daher sollten letztere eher behandelt werden. Beginnen junge Menschen aber Symptome eines Blutverlustes zu zeigen, sind sie in großen Schwierigkeiten und benötigen sofort Hilfe.

Blutverlust an Brüchen

- □ Oberarmknochen, bis zu 500 ml
- □ Oberschenkelknochen, über 1 000 ml pro Bein
- □ Becken, 2 000 ml oder mehr

Medikamente, die Einfluss auf Blutverlust haben

- □ Blutverdünner wie Aspirin und Warfarin werden häufig zur Behandlung von Herzproblemen eingesetzt. Sie verschlimmern Blutungen und sollten abgesetzt werden.
- □ Betablocker wie Atenolol verlangsamen die Herzfrequenz und können eine erhöhte Herzfrequenz infolge von Blutverlust verdecken.
- □ Medikamente gegen Seekrankheit können manchmal Schläfrigkeit verursachen und bei Blutverlust den Bewusstseinszustand reduzieren.

BRUSTSCHMERZEN

Das Herz ist im Wesentlichen ein Muskel. Seine Funktion ist abhängig von einer ausreichenden Blutzufuhr. Ist diese reduziert, kann das Schmerzen verursachen (Angina). Sinkt die Versorgung noch weiter, kann das einen Herzinfarkt verursachen (Myokardinfarkt), der meist sehr schmerzhaft ist.

Patient beurteilen

- □ Krankengeschichte
- □ Untersuchung

Kollaps? Bewusstlos? → **Wiederbelebungs-ABCDE** *siehe* S. 30–33

Anzeichen für Herzinfarkt (Myokardinfarkt)

- □ Auftreten von zentralen, quälenden Brustschmerzen
- □ Schmerzen im linken/rechten Arm, bis Hals/Kiefer
- □ Blässe & Schwitzen
- □ Kurzatmigkeit, Schwäche
- □ Ähnlicher Schmerz, wie bei vorherigem Infarkt/Angina
- □ Vorahnung von drohendem Unheil

Sofortige Behandlung

- □ ABCDE & O_2, wenn verfügbar ❶
- □ Morphium 10 mg IV- **ODER** IM-Injektion ❷
- □ Nitroglyzerinspray unter die Zunge ❸
- □ Aspirin 300 mg oral ❹
- □ Holen Sie sofort ärztliche Hilfe
- □ Organisieren Sie eine Not-Evakuierung

Überwachung fortsetzen

- □ Puls
- □ Blutdruck
- □ Atemfrequenz
- □ Bewusstseinsstatus
- □ Sauerstoffsättigung wenn Oximeter vorhanden
- □ Körpertemperatur
- □ Stärke der Schmerzen

AUF VERSCHLECHTERUNG ACHTEN

Andere Gründe für Herzschmerzen

Verdauungsbeschwerden (*siehe* S. 135)

- □ Reflux-Vorgeschichte
- □ Indigestion-Vorgeschichte
- □ Schmerzreaktion auf Antazidum

Brustwandprellung (*siehe* S. 89)

- □ Trauma-Vorgeschichte
- □ Herzwand reagiert auf Druck schmerzempfindlich

Lungenentzündung (*siehe* S. 131)

- □ Fieber, Husten
- □ Grünlicher Auswurf
- □ Unwohlsein

Pneumothorax (*siehe* S. 88)

- □ Schmerzen beim Ein-/Ausatmen
- □ Kurzatmigkeit
- □ Trauma oder spontan

Früh ärztlichen Rat holen

BEHANDLUNG VON HERZINFARKTEN

Wenn der Kranke kollabiert, sind eine schnelle Wiederbelebung und fortgeschrittene lebenserhaltende Maßnahmen (ALS) unerlässlich. Grund für den Kollaps kann ein unregelmäßiger Herzrhythmus (Kammerflimmern oder Tachykardie) sein, der das Herz daran hindert, Blut richtig zu pumpen. Eine schnelle Defibrillation mit dem AED bringt das Herz wieder in einen normalen Rhythmus. Bei weniger schweren Herzinfarkten gibt es einfache Behandlungen, die wahrscheinlich verhindern können, dass der Herzinfarkt schlimmer wird oder sich wiederholt - Morphium, O_2 (Sauerstoff), Nitroglyzerinspray und Aspirin (MONA):

1 Sauerstoff über Maske (wenn vorhanden)

Maske so schnell wie möglich auf das Gesicht des Betroffenen setzen, mit einem Durchfluss von 5-10 l/min. So wird das Herz besser mit Sauerstoff versorgt und eine weitere Schädigung des Herzmuskels verhindert.

2 Morphium 10 mg IM injizieren

Geben Sie diese Injektion in die Schulter (*siehe* S. 175). Geben Sie auch eine Injektion mit Anti-Übelkeitsmedizin (Dimenhydrinat). Dies reduziert die Schmerzen und Ängste beim Opfer und entlastet das Herz. Achtung: Bei Verdacht auf Herzinfarkt keine Medikamente mehr intramuskulär verabreichen.

3 Nitroglyzerinspray unter die Zunge

Geben Sie so schnell wie möglich ein Glyceroltrinitratspray zweimal unter die Zunge. Das Spray weitet die Arterien, die das Herz mit Blut versorgen. Sollte der Brustschmerz nicht verschwinden oder wiederkehren, können Sie dies wiederholen. Glyceroltrinitrat kann jedoch den Blutdruck senken oder bei übermäßiger Anwendung Kopfschmerzen verursachen.

4 Aspirin 250 mg über den Mund (oral)

Geben Sie das Medikament in löslicher Form, dann kann es der Magen schneller absorbieren. Aspirin verdünnt das Blut und reduziert das Risiko auf einen Blutpfropfen, der die Arterie zum Herzmuskel verstopft.

Weiterführende Behandlung

Sie hängt vom körperlichen Zustand des Patienten ab. Wichtig ist, sofort ärztliche Hilfe zu holen. Wenn Rat nicht gleich verfügbar ist, führen Sie die Behandlung fort, bis Hilfe kommt:

- Aspirin 150 mg/Tag (solange der Magen nicht rebelliert/blutet)
- Nitroglyzerinspray, wenn der Brustschmerz wiederkehrt
- Injektion mit 5 mg Morphium, wenn der Brustschmerz wiederkehrt, je nach Bewusstseinsstatus des Kranken.

Crewmitglieder mit bekannten Herzproblemen

Jedes Crewmitglied, das eine bekannte Herzerkrankung hat, sollte gründlich untersucht werden, bevor es an Bord geht (*siehe* S. 24-27). Jemand, der ohne Belastung über Brustschmerzen klagt, oder der sich über zunehmende Brustschmerzen beklagt und Routineaufgaben nicht mehr ausführen kann, sollte nicht an Bord gehen und sofort einen Arzt aufsuchen.

ALLERGIE & ANAPHYLAXIE

Ein anaphylaktischer Schock oder Anaphylaxie ist eine extreme Form der allergischen Reaktion, die den ganzen Körper betrifft. Der Mund und der Hals können zuschwellen und der Betroffene kann wegen niedrigem Blutdruck oder Atemproblemen kollabieren. Wer bereits anaphylaktische Reaktionen hatte, sollte eine vorbereitete Adrenalin-Spritze mitführen.

Patient beurteilen
- ☐ Krankengeschichte
- ☐ Untersuchung

Kollaps? Bewusstlos? → **Wiederbelebungs-ABCDE** *siehe* S. 30–33 →

Luftwege prüfen
- ☐ Geschwollene Zunge
- ☐ Rachen verengt
- ☐ Kurzatmigkeit

Allergische Reaktion erkennen

Verschlechterung
- ☐ Hautrötungen, schwitzen
- ☐ Schwellungen an Lippe und Augen
- ☐ Keuchende Atmung
- ☐ Schwäche und Schwindel
- ☐ Schneller Puls, niedriger Blutdruck, Schock

Anaphylaxie

1 Sofortige Behandlung
- ☐ ABCDE & O_2, wenn verfügbar
- ☐ Hinlegen Beine hoch, »Schocklage«
- ☐ Epinephrin 0,5 mg in den Muskel (0,5 ml einer 1:1000-Lösung)
- ☐ Epinephrin-Injektion alle 5–10 Min. bis Besserung eintritt

2 Weitere Behandlung
- ☐ **Antihistamin:** Clemastin, 2 mg, Amp. IM-Injektion
- ☐ **Steroid:** Dexamethason 21-dihydrogenphosphat 100 mg IM/IV-Injektion
- ☐ **Inhalator:** Salbutamol 1–2 Hübe, max. 8 Hübe pro Tag wiederholen

3 Weiterführende Behandlung
- ☐ wenn möglich IV-Kanüle legen
- ☐ Flüssigkeit IV bei niedr. Blutdruck
- ☐ Orales Steroid: Prednisolon 50 mg täglich
- ☐ Orales Antihistamin: Loratidin 10 mg pro Tag

Früh ärztlichen Rat holen

Einfache allergische Reaktion
- ☐ Juckende Haut und Augen
- ☐ Lokaler roter Ausschlag, Quaddeln, Nesselsucht
- ☐ Laufende Nase, tränende Augen

Treatment
- ☐ Identifizierte Ursache entfernen
- ☐ Orale Gabe von Antihistaminen: Loratidin 10 mg/Tag
- ☐ Med. Rat einholen, wenn Reaktion erneut auftritt

Monitoring
- ☐ Puls & Blutdruck
- ☐ Atemfrequenz/-geräusch
- ☐ Körpertemperatur
- ☐ O_2-Status wenn möglich
- ☐ Ausmaß Ausschlag
- ☐ Blutzuckerspiegel

AUF VERSCHLECHTERUNG ACHTEN

1 Sofortige Behandlung

- Ursache möglichst entfernen.
- Patienten bequem hinlegen und Beine erhöht lagern.
- Sauerstoff über Maske geben (5 l/min), wenn verfügbar.
- Adrenalin ist die einzig wichtige Behandlung, die Verschlechterungen verhindert.
- Adrenalin-Injektion 0,5 mg (0,5 ml einer 1:1000-Lösung) in den Oberschenkel (Vorderseite) oder Schulter. Bleibt die Verbesserung aus, kann dies alle 5–10 Minuten wiederholt werden. Jede Dosis in eine andere Extremität spritzen.
- Verwenden Sie, falls vorhanden, Fertigspritzen mit Adrenalin.
- Adrenalin erhöht die Pulsfrequenz und den Blutdruck. Passen Sie auf, dass die Injektion nicht direkt in ein Blutgefäß geht (*siehe* S. 175).

2 Weitere Behandlung

Ziel der folgenden Behandlungen ist, die anaphylaktische Reaktion dauerhafter einzudämmen, als es das Adrenalin kann, und zu verhindern, dass der Prozess wieder beginnt.

Antihistamin-Injektion: Clemastin-Injektion 2 mg in den Oberschenkel (Vorderseite) oder Schulter.
Injizieren Sie in eine andere Extremität als das Adrenalin.
Für 24–48 Stunden nach der Reaktion fortsetzen.

Steroid-Injektion: Dexamethason-21-dihydrogenphosphat 100 g IM oder IV, wenn Zugang liegt. Beginnt über mehrere Stunden zu wirken und hat einen anhaltenden Effekt. Geben Sie bis zu 100 mg 3-mal pro Tag. Für 24–48 Stunden nach der Reaktion fortsetzen.

Inhalator: Salbutamol-Inhalator 1–2 Hübe, maximal 8 Hübe pro Tag.
Behandelt das Keuchen, das bei Anaphylaxie auftreten kann. Solange fortsetzen, wie das Keuchen anhält.

3 Weiterführende Behandlung

Ziel ist, den Patienten zu stabilisieren, eine Wiederkehr der allergischen Reaktion zu verhindern und so schnell wie möglich ärztliche Hilfe zu holen.

IV-Flüssigkeit: Die Gabe von Flüssigkeit kann im Frühstadium erforderlich sein, wenn der Blutdruck trotz Behandlung gefährlich niedrig bleibt (*siehe* S. 172–173).

Orale Steroide: Einnahme von oralem Prednisolon 50 mg pro Tag fortsetzen, je nach Symptom.

Orales Antihistamin: Orale Einnahme von Loratidin 10 mg pro Tag/Tag bei Symptomen fortsetzen.

**Orale Behandlung fortsetzen bis der Kranke unter ärztlicher Aufsicht steht.
Frühzeitig ärztlichen Rat holen**

KÄLTESCHÄDEN & UNTERKÜHLUNG

Crews, die in kalten Regionen segeln, sind ständig kälteintensiven Bedingungen ausgesetzt, die durch viel Wind verschlimmert werden. Das Eintauchen in kaltes Wasser wird wahrscheinlich zu einer akuten Unterkühlung führen, aber auch eine längerfristige Einwirkung nasser, kalter Bedingungen kann lokal begrenzte Kälteverletzungen und eine langsam einsetzende Unterkühlung verursachen.
Prävention ist fundamental und deutliche Symptome sollten nicht ignoriert werden; eine frühzeitige Behandlung grenzt Verletzungen ein und minimiert Komplikationen.

Kälteverletzung

Kälteverletzungen können nach nur wenigen Minuten auftreten. Bedingungen knapp über 0°C können Verletzungen hervorrufen, während Bedingungen unter 0°C eher zu Erfrierungen führen können.

Verletzung	Anzeichen	Behandlung
Frostbeulen/ »Wurst«-Finger	□ Kleine, juckende, rote, glänzend Blasen an Fingern & Zehen □ Verdickte Haut an Fingern □ Reduziertes Gefühl	□ Extremitäten warm & trocken halten □ Schmerzmittel (Wunde) □ Schwierige Aufgaben vermeiden (festhalten unmöglich)
Cockpit-Foot (Fußbrand)	□ Kalte & nasse Füße in engen Stiefeln □ Kalte & blasse Haut, Gefühl nimmt ab	□ Gummistiefel trocken halten □ Trockene Socken jede Wache □ Stiefel sollten nicht drücken □ Füße wärmen in Wachpause
Beginnende Erfrierung	□ Anfangs schmerzfrei □ Weiße, kalte & feste Zonen □ Betrifft Finger, Ohren, Nasenspitze & Füße	□ Auf die Risiken achten □ Einfache Erwärmung □ Erwärmung kann schmerzhaft sein □ Nicht reiben
Erfrierung	□ Wachsartig weiß oder sogar schwarz □ Taubheitsgefühl □ Schwellungen □ Evtl. Blasenbildung beim Erwärmen	□ In 40°C-heißem Wasser baden □ Steril verbinden □ Erhöht lagern, warm & trocken halten □ Schmerzmittel

Wodurch werden Kälteverletzungen & Unterkühlung schlimmer?

- □ Kalte Temperaturen
- □ Feuchtigkeit
- □ Wind
- □ Schwitzen bei der Arbeit
- □ Drogen & Alkohol
- □ Seekrankheit
- □ Dehydrierung
- □ Schlafmangel/Hunger
- □ Verletzungen

Unterkühlung

Eine beginnende Unterkühlung kann unauffällig sein, bis die Körperkerntemperatur deutlich abgesunken ist und der Betroffene plötzlich lethargisch, verwirrt und weggetreten ist. Dieser Zustand ist extrem gefährlich und kann zu Unfällen führen.

Prävention, Früherkennung und schnelles Handeln sind notwendig, um Komplikationen zu vermeiden.

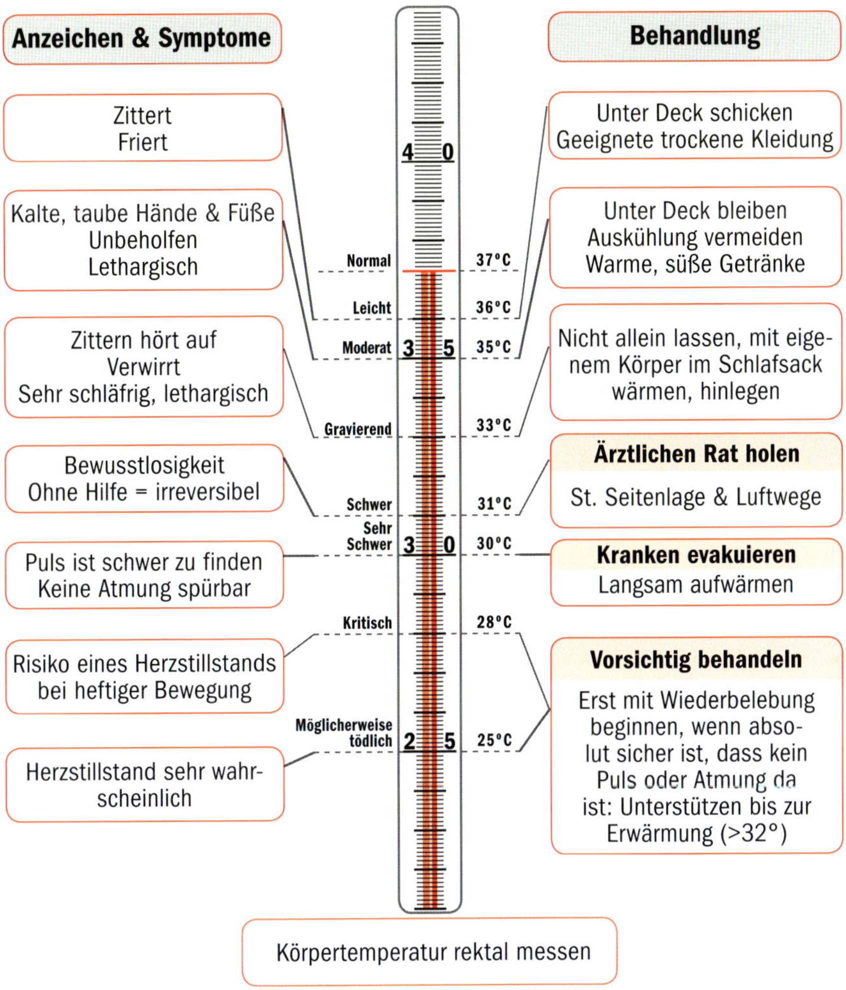

Präventionsstrategie

- Kleidung
  - Trocken und warm
  - Geeignet für die Bedingungen
  - Mütze, Handschuhe, Gesichtsschutz
  - Trockene Schuhe, nicht zu fest
  - Trockene Wechselkleidung, wenn möglich
- Gute Ernährung
- Vernünftige Flüssigkeitszufuhr
- Zeit an Deck begrenzen
- Heizung anschalten
- Alkohol etc. vermeiden
- Häufige Ruhepausen

IMMERSION UND ERTRINKEN

Das Eintauchen in kaltes Wasser, wenn man über Bord fällt, ist in Gewässern mit einer Temperatur unter 25°C (die meisten Weltmeere) ein permanentes Risiko. Nach dem Eintauchen treten im Körper mehrere physiologische Reaktionen auf, deren Bewältigung einen Einfluss auf das Überleben haben. Auch kann eine plötzliche Krankheit (z. B. ein Herzinfarkt) dazu geführt haben, dass die Person über Bord gefallen ist, und das Ereignis könnte zu Verletzungen geführt haben.

Zeit im Wasser	Ereignis	Maßnahme
0–3 min	**Erste Reaktion: Kälteschock** □ Schneller Puls □ Erhöhter Blutdruck □ Japsen/unkontrollierte Atmung □ Mögliches Einatmen von Wasser (1)	□ Keine Panik bekommen □ Aus Fallen befreien □ Schwimmweste manuell aufblasen □ Spritzhaube verwenden □ Nicht versuchen zu schwimmen □ An Treibgut festhalten □ HELP-Position einnehmen □ Warten bis Schock nachlässt
3–30 min	**Kurzfristige Reaktion** □ Manuelles Geschick beeinträchtigt □ Verlust Muskelstärke □ Taubheitsgefühl im Körper □ Krämpfe – schwimmunfähig (2)	□ **Sofort:** Rettungsweste aufblasen; Haube benutzen; Kleidung festzurren; Notfunkbake aktivieren □ Mit dem Rücken zum/r Wind/Welle □ Nicht versuchen, weit zu schwimmen
>30 min	**Langfristige Reaktion** □ Unterkühlung □ Dehydrierung □ Niedriger Puls & Blutdruck □ Tod, wenn keine Rettung (3)	□ Ruheposition beibehalten □ Möglichst großen Teil des Körpers aus dem Wasser auf das verfügbare Treibgut holen □ Fest an Rettung glauben
>60 min	**Nach der Rettung** □ Mögliche Verschlechterung nach der Rettung □ Niedriges Blutvolumen & Dehydrierung □ Niedriger Puls/Blutdruck □ Unterkühlung □ Muskelschwäche □ Gleichzeitige Verletzung □ Psychologischer Stress (4)	□ Rettung in horizontaler Lage □ ABC-Schema (*siehe* S. 30) □ O_2 geben, wenn verfügbar □ Flüssigkeit IV bei unnormal niedrigem Blutdruck □ Nasse Kleidung entfernen & Unterkühlung behandeln (*siehe* S. 52–53) □ Verletzungen/Krankheiten behandeln □ Warme Getränke, bei Bewusstsein □ Frühzeitig ärztlichen Rat einholen
	Behandlung des Ertrunkenen (5)	**Wiederbelebungs-ABCDE** *siehe* S. 32

❶ Erste Reaktion: Kälteschock (0–3 Minuten)

Die Atmung wird schnell und keuchend. Der abrupte Anstieg des Blutdrucks kann bei entsprechender Vorschädigung einen Herzinfarkt oder Schlaganfall auslösen. Warten Sie bis sich die Reaktion auf das plötzliche Eintauchen innerhalb weniger Minuten gelegt hat. Sich an Treibgut festzuhalten, hat eine stabilisierende und beruhigende Wirkung.

❷ Kurzfristige Reaktion (3–30 Minuten)

Manuelle Fertigkeiten werden schnell beeinträchtigt, also erledigen Sie alle wesentlichen Aufgaben sofort. Meerwasser übt »Druck« auf den Körper aus, was zu Dehydrierung und der Möglichkeit eines Kreislaufzusammenbruchs nach der Rettung führt. Möglichst großen Teil des Körpers aus dem Wasser auf das verfügbare Treibgut holen, um den Wärmeverlust zu minimieren. HELP-Position (**H**eat **E**scape **L**essening **P**rocedure) einnehmen und eng bei den anderen bleiben.

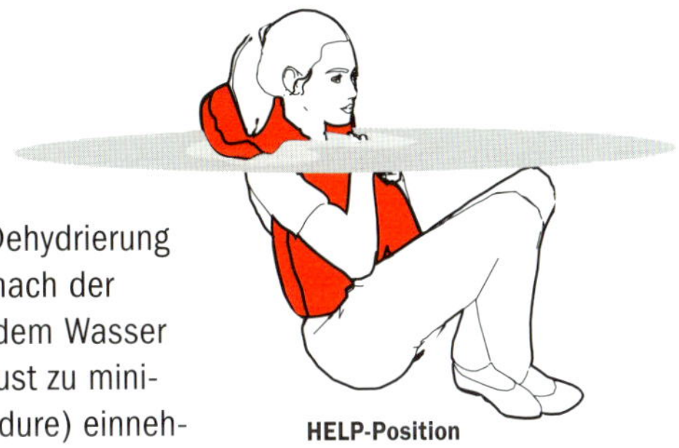

HELP-Position

❸ Langfristige Reaktion (30 Minuten und länger)

Eine Unterkühlung beginnt besonders in kaltem Wasser sehr schnell und kann tödlich sein, wenn die Hilfe sich verzögert (Behandlung *siehe* S. 53). Glauben Sie fest an Ihre Rettung, überlassen Sie diese aber dem Rettungsteam und versuchen Sie nicht, auch nur kurze Distanzen zu schwimmen.

❹ Reaktion nach der Rettung (60 Minuten und länger)

Es ist bekannt, dass Opfer bei der Rettung oder kurz danach zusammenbrechen können. Das liegt an mehreren Faktoren:

- Verlust der hydrostatischen Unterstützung des Unterkörpers, wodurch der Kreislauf bei der Rettung aus dem Wasser zusammenbricht, erschwert durch Dehydrierung.
- Akute Lungenverletzung, durch eine größere Menge Wasser in der Lunge
- Starke Unterkühlung
- Vorliegen einer Verletzung oder Krankheit

Die wichtigsten Elemente der Behandlung sind die Reanimation des bewusstlosen Opfers (*siehe* S. 30), die Behandlung der Unterkühlung (*siehe* S. 53) und die Überwachung von Puls, Blutdruck, Atmung und dem Bewusstseinszustand. Achten Sie auf Anzeichen für Verschlechterung. Es ist wichtig, auf Verletzungen zu achten und **frühzeitig ärztlichen Rat einzuholen**.

❺ Behandlung des Ertrunkenen

- ABCDE-Schema sofort anwenden (*siehe* S. 32) – Beurteilung zeitgleich auftretender Verletzungen/ Krankheiten.
- Keine Zeit auf den Versuch verschwenden, das Wasser aus der Lunge zu bekommen.
- Das Opfer kann Wasser im Magen haben und sich erbrechen. Dann, Opfer auf die Seite legen und Erbrochenes zum Schutz der Luftwege aus dem Mund entfernen.
- Unterkühlung behandeln (*siehe* S. 53) und Opfer so trocken/warm wie möglich halten.
- Wiederbelebung fortsetzen, bis das Opfer eine Körperkerntemperatur über 32°C hat und atmet, der Arzt kommt oder Sie zu erschöpft sind, um weiterzumachen.

Akute Lungenverletzungen können die Atmung während der nächsten 24–48 Stunden erschweren, wodurch Kurzatmigkeit, Husten, ein schneller Puls und möglicherweise ein Kollaps entstehen können. Wenn Wasser in die Lunge geraten ist, Sauerstoff geben und evakuieren. **Früh ärztlichen Rat holen**.

HITZEEINWIRKUNG

Sie ist oft eine nicht erkannte Gefahr, ebenso gefährlich wie Erkältungen und Unterkühlung. Boote, die sich in tropischen Regionen aufhalten, inbesondere den Rossbreiten, sind besonders bei Regatten gefährdet, denn die Arbeitsfrequenz ist hoch. Allerdings muss nicht einmal die Lufttemperatur besonders hoch sein. Eine Kombination aus hoher Luftfeuchtigkeit (Vermeidung von Wärmeverlust durch Schwitzen), mangelnder Akklimatisierung, hohem Arbeitstempo und Vorbelastungen können zu Hitzeerkrankungen führen.

Krankheit	Symptome/Anzeichen	Behandlung
Hitzekrämpfe Möglicherweise aufgrund von Salzmangel	□ Meist Beinkrämpfe während oder nach Anstrengung □ Patient kann fit und akklimatisiert sein	□ Orale Rehydrierung mit Salzlieferant-Getränk □ In heißen Klimazonen Salzaufnahme über die Nahrung erhöhen
Hitzeausschlag Blockierte, entzündete Schweißdrüsen	□ Rote, erhabene, juckende Punkte auf der Haut, meist unter der Kleidung (Hände bleiben verschont) □ Können sich infizieren: Furunkel, Pickel. □ Weniger Schwitzen wg. blockierter Schweißdrüsen	□ Haut hygienisch sauber halten □ Kühlen, Arbeit reduzieren □ Juckreiz-Linderund (Loratidin) □ Antibiotika können zur Behandlung infizierter Haut (Azithromycin) erforderlich sein.
Hitzeschock Der Wasser- und Salzverlust durch Schwitzen kann mehrere Liter betragen	□ Müdigkeit, Schwäche □ Starkes Schwitzen □ Muskelkrämpfe □ Schneller Puls □ Niedriger Blutdruck □ Schnelle Atmung □ Geringe Urinmenge und dunkel gefärbt □ Bewusstlosigkeit	□ In den Schatten legen □ Mit nassen Laken abkühlen und befächern □ Orale Rehydrierung mit Salzlieferant-Getränk – Ein paar Liter werden benötigt, – entweder IV oder rektal bei Bewusstlosigkeit (*siehe* S. 171)
Hitzschlag Körperkern-temp. >40°C Reduziertes Schwitzen, Ausschlag, nicht akklimatisiert	□ Heiße, trockene Haut □ Kopfschmerzen □ Schwindel, Erbrechen □ Schwäche, Taumeln □ Zunehmende Angst, Verwirrung, Ruhelosigkeit □ Niedriger Blutzucker □ Krampfanfälle □ Bewusstlosigkeit	□ In den Schatten legen □ Mit nassen Laken, Kühlakkus abkühlen und befächern □ Flüssigkeit IV oder rektal (*siehe* S. 171): zunächst 1 l. Meist nicht stark dehydriert. □ Blutzuckerspiegel messen und korrigieren – häufig niedrig □ **Ärztlichen Rat holen**

Temperatur messen

Orale Temperaturmessungen sind meist genauer als unter der Achsel. Seien Sie vorsichtig, wenn der Kranke bewusstlos ist.

Schweregrad der Überhitzung

Temperatur	Schweregrad	Behandlung
>38°C	Leichte Überhitzung	□ Orale Rehydrierung □ Kühlen, Arbeit reduzieren
>40°C	Moderate Überhitzung	□ Orale Rehydrierung □ Aktives Kühlen
>42°C	Schwere Überhitzung	□ Aktives Kühlen □ Flüssigkeit IV oder rektal □ Blutzucker messen □ **Ärztlichen Rat einholen**
>45°C	Tod wahrscheinlich	

Faktoren, die das Risiko auf Überhitzung erhöhen

Persönliche Faktoren

- □ Dehydrierung (Durchfall, Menstruation)
- □ Diabetes
- □ Schlafmangel
- □ Wenig Nahrung
- □ Fieber, Infektion
- □ Alkohol
- □ Hohes Alter
- □ Sonnenbrand

Environmental factors

- □ Hohe Lufttemperatur
- □ Größere Sonnenhitze
- □ Hohe Luftfeuchtigkeit
- □ Geringe Windgeschwindigkeit

Arbeitsbelastung

- □ Für längere Zeit bei maximaler Herzfrequenz arbeiten

Medikamente

- □ Atropin
- □ Anticholinergikum
- □ Amphetamine
- □ Kokain/Extasy
- □ Antihistamine
- □ Beta-Blocker
- □ Diuretika
- □ Trizyklische Antidepressiva
- □ Prochlorperazin
- □ Theophyllin

Prävention

- □ Identifizierung der gefährdeten Personen
- □ Gemeinsam rehydrieren
- □ Bereitstellung von Rehydrierungs-Getränken an Deck
- □ Kontrolle der Arbeitsbelastung
- □ Früherkennung der Symptome

Flüssigkeiten zur Rehydrierung

Wenn ein Crewmitglied dehydriert ist, müssen die fehlenden Salze und das Wasser unbedingt ersetzt werden. Rehydrieren Sie daher mit Salzersatzgetränken. Wenn die Besatzung nur mit Wasser versorgt wird, kann es zu Hyponatriämie (niedriger Natriumgehalt im Blut) kommen, was zu Krämpfen und Bewusstlosigkeit führt.

DIABETISCHE NOTFÄLLE

Ein Crewmitglied mit Diabetes muss entweder die Krankheit mittels Insulin-Injektion mehrere Male am Tag kontrollieren, der Kranke muss Tabletten einnehmen oder die Diabetes ist vor der Reise noch gar nicht diagnostiziert worden.

Schweregrad bewerten
- Krankengeschichte

Kollaps? Bewusstlos? → **Wiederbelebungs-ABCDE** *siehe* S. 30–33

Normaler Blutzucker 4–6 mmol/l

Blutzuckertest (1)

	Sehr niedrig <2.5 mmol/l	**Sehr hoch >20 mmol/l**
Anzeichen schwerer Erkrankung	□ Schwitzen, Hungergefühl □ Verwirrt, aufgeregt □ Lallendes Sprechen □ Aggressiv, wirkt betrunken □ Krampfanfälle □ Reduziertes Bewusstsein o. bewusstlos (niedrige GKS)	□ Lethargisch, schläfrig □ Ständig durstig □ Schnelle Atmung □ Absetzen von großen Mengen Urin □ Reduziertes Bewusstsein o. bewusstlos (niedriger GKS-Index)
Sofortige Behandlung	(2) □ Sauerstoff geben, IV-Zugang legen □ Wenn nicht bewusstlos: Zuckerhaltiges Getränk geben **ODER** Dextrose 40% Gel oral □ Wenn bewusstlos: 50 ml 50% Dextrose IV (o. ä.) **UND** Glucagon 1 mg IM Inj	(3) □ Sauerstoff geben, IV-Zugang legen □ Insulin 20 Einheiten IM Inj. geben □ Wenn nicht bewusstlos: Orale Flüssigkeiten – Elektrolytlösungen geben □ Wenn bewusstlos: Ringer-Laktatflüssigkeit 1000 ml geben
Weitere Behandlung	□ Beobachtungen überprüfen inkl. Blutzucker □ Wenn GKS erst niedrig, sollte in <10 Min. Besserung eintreten bei niedr. Blutzucker □ IV Dextrose fortsetzen bis Blutzucker normal □ Nach Ursache suchen (Drogen, Infektion, and. Krankheiten)	□ Beobachtungen überprüfen inkl. Blutzucker □ Insulin 10 Einheiten/h IM bis Blutzucker <15 mmol □ Weiter Ringer-Laktatflüssigkeit 500 ml/h für 4–6 Stunden □ Evtl. Flüssigkeit ändern auf Dextrose IV, wenn Zucker <15 mmol/l

Weiteres Vorgehen
- □ GKS, P, BD, RR, Temp
- □ Urin auf Ketone testen
- □ Flüssigkeitsbilanz notieren – Urinausscheidung/Flüssigkeitszufuhr
- □ Blutzucker 1 x pro Stunde
- □ Evtl. Antibiotika geben
- □ Nach Ursache suchen (Drogen, Infektion, and. Krankheiten)

AUF VERSCHLECHTERUNG ACHTEN

Ärztlichen Rat holen und Evakuierung organisieren

1 Blutzuckertests

Für den Blutzuckertest stechen Sie in eine Fingerkuppe, drücken einen Tropfen Blut auf das Teststäbchen, warten die erforderliche Zeit (*siehe* Anweisungen) und lesen dann ab.

2 Niedrigen Blutzucker behandeln

Bei Diabetikern kann dies durch zu viel Insulin/Tabletten, zusammen mit wenig Nahrung oder anstrengender Bewegung verursacht werden. Manche Diabetiker bemerken rechtzeitig, wenn ihr Blutzuckerspiegel zu sehr fällt, andere kollabieren einfach. Ein zu niedriger Blutzuckerspiegel ist bei Nicht-Diabetikern ungewöhnlich und könnte durch Drogen, Alkohol, Malaria oder einer versehentlichen Dosis Insulin/Tabletten provoziert worden sein.

Zucker geben

Ist der Betroffene bei Bewusstsein, kann man einen Keks oder zuckerhaltiges Getränk geben oder ein 40%iges Dextrose Gel, das unter die Zunge, in die Wange geschoben oder geschluckt wird. Geben Sie dem Betroffenen keine Nahrung in den Mund, wenn er bewusstlos ist. Er könnte sie in die Lunge aspirieren.

Glucagon

Wenn der Patient bewusstlos ist, können Sie 1 mg Glucagon IM (in die Schulter oder den Oberschenkel) oder IV geben, wenn ein Zugang vorhanden ist.

Krankengeschichte

Bei einem Diabetiker müssen Sie herausfinden, wann die letzte Dosis Insulin/Tabletten eingenommen wurde und wann die letzte Mahlzeit war. Es kann sein, dass die Dosis angepasst werden muss. Bei einem Nicht-Diabetiker müssen Sie herausfinden, ob dies schon einmal passiert ist und ob es eine Vorgeschichte mit Drogen/Krankheiten gibt.

3 Hohen Blutzucker behandeln

Ein Diabetiker kann zu wenig Insulin/Tabletten genommen haben oder der Betroffene fühlt sich allgemein unwohl oder hat eine Infektion. Ein Nicht-Diabetiker, der dieses Problem zum ersten Mal hat, benötigt so schnell wie möglich ärztliche Hilfe. Wenn es an Bord Teststreifen für Urintests gibt, testen Sie diesen auf Zucker und Ketone. Der ärztliche Berater wird diese Information benötigen. Wenn es dem Patienten besser geht, sollte der Wert für Zucker und Ketone im Urin sinken.

Insulin

An Bord wird Insulin am besten mit einer IM-Injektion in die Schulter oder die Oberseite des Oberschenkels gegeben. Geben Sie zunächst 20 Einheiten und dann 10 weitere pro Stunde bis der Blutzuckerspiegel beginnt zu sinken. Holen Sie sich für die Steuerung der Insulingabe frühzeitig ärztliche Hilfe.

Flüssigkeitzufuhr

Wahrscheinlich ist der Erkrankte sehr dehydriert. Geben Sie ihm 1 l Flüssigkeit IV über die ersten 30 Minuten, wenn Infusionen an Bord sind und ein Zugang gelegt werden kann. Ist ein IV-Zugang nicht möglich, nutzen Sie den rektalen Weg (*siehe* S. 188). Nach 30 Minuten reduzieren Sie die Menge auf circa 250–500 ml/h. Ziel ist, die Urinabgabemenge bei 50–100 ml/h zu halten. Holen Sie sich für die Steuerung der Flüssigkeitsgabe frühzeitig ärztliche Hilfe.

Wenn die Blutzuckerwerte nach einer Stunde immer noch erhöht sind

Jetzt ist ärztlicher Rat dringend erforderlich. Es ist sehr wichtig, dem Patienten einen IV-Zugang und einen Blasenkatheter legen zu können. Eventuell sollten Sie eine Nasensonde (NG) legen, um den Magen zu entleeren (insbesondere, wenn der Kranke bewusstlos ist). Über die Sonde kann auch Flüssigkeit gegeben werden. Wenn der Patient eine Körpertemperatur über 38°C hat, geben Sie eine Dosis Antibiotika IV. Überprüfen Sie zuerst, ob Allergien vorliegen.

VERBRENNUNGEN

Jede größere Verbrennung sollte als eine schwere Verletzung des ganzen Körpers erkannt und mit Primär- und Sekundäruntersuchungen bewertet werden, um sicherzustellen, dass keine zusätzlichen Verletzungen übersehen werden (*siehe* S. 32-35). Die Atemwege können besonders gefährdet sein, insbesondere bei Bränden in geschlossenen Räumen, wie z. B. in der Bordküche. In den Stunden nach dem Unfall kann es dem Verletzten allmählich schlechter gehen. Ziel der Behandlung ist, den Verbrennungsprozess schnellstmöglich zu stoppen und Schäden zu begrenzen. Nach einer sofortigen Reanimation ist eine geeignete Flüssigkeitszufuhr unerlässlich.

Sichere Annäherung

- Evtl. besteht Feuer-/Explosionsgefahr
- Strom abschalten
- Auf heiße, brennende Flüssigkeiten achten
- Evtl. chemische Verunreinigung (Schutzkleidung tragen)

1

Große Verbrennung

- Größe einer Handfläche
- Gesichtsverbrennungen
- Hände, Füße, Genitalien
- Brand in engen Räumen
- Feuer mit Explosion

Wiederbelebungs-ABCDE
siehe S. 32

2

Schutz der Atemwege

Anzeichen für Verbrennung:

- Ruß im Mund/Nase
- Verbrennung/Blasen im Gesicht
- Heisere Stimme
- Geräuschvolle Atmung

Sofortige Behandlung

Zerstörerischen Verbrennungsprozess auf der Haut stoppen

- Bei möglicher Rauchvergiftung Sauerstoff geben
- Brennende/heiße Materialien entfernen (Schmuck)
- Haut mit reichlich lauwarmem (Meer-)Wasser kühlen und waschen
  - Kein Eis auf der Haut verwenden
  - Auf Unterkühlung achten

Flüssigkeitshaushalt

Formel für Verbrennungen >10% der Körperfläche anwenden

3

- Formel für Flüssigkeitszufuhr (4 ml x Körpergewicht in kg x % Verbrennung dritten Grades) über 24 h
- Hälfte dieser Menge in den ersten 8 Stunden nach dem Unfall geben: vorzugsweise IV, sonst rektal (*siehe* S. 172 & 188)
- Urinmenge überwachen (Minimum 30 ml/h)

Verbände und Schmerzmittel

Verbrennungen sind sehr schmerzhaft, besonders tiefer gehende, und es besteht Infektionsrisiko

4

- Steril verbinden (gegen Infektion/Flüssigkeitsverlust): Frischhaltefolie, Gaze, Sulfadiazincreme.
- Blasen nicht öffnen
- Paracetamol (oral oder rektal) geben
- NSAIDs/Morphium nach Bedarf (*siehe* S. 111 & 212)
- Medikamente gegen Übelkeit (Dimenhydrinat) geben

Krankengeschichte

- Wenn Sie so schnell wie möglich herausfinden, was passiert ist, erhalten Sie eine Vorstellung von der Schwere der Verletzung.
- Versuchen Sie herauszufinden, wann genau der Unfall passiert ist, da dies bei der Berechnung des Flüssigkeitsbedarfs helfen kann.
- Schwerere Verbrennungen entstehen je länger man dem Feuer ausgesetzt ist, bei zeitweiser Bewusstlosigkeit, bei Kontakt mit Benzin, in engen Räumen, bei Explosionen.

1 Untersuchung: Beurteilung der Verbrennungen

Verbrannte Hautfläche

- Die Größe der verbrannten Hautfläche wird in % von der gesamten Körperoberfläche (GKO) gemessen.
- Die Größe einer mehrere Hautschichten betreffenden Verbrennung (4. Grades) sollte genau eingeschätzt werden, da hier der größte Flüssigkeitsverlust stattfindet und Komplikationen zu erwarten sind.
- Großflächigere Verbrennungen verursachen mehr Komplikationen.
- Leicht gerötete Hautstellen können in den Stunden nach dem Unfall noch zu ernsthaften tiefergehenden Verbrennungen führen.
- Es ist wichtig, die Größe einer schweren Verbrennung zu kennen und es gibt mehrere Wege, dies einzuschätzen.
- Bei kleinen Verbrennungen kann die Größe mit der Handflächenregel (1 % der GKO) bestimmt werden.
- Für großflächigere Verbrennungen wird die »Neunerregel« angewendet. Sie basiert darauf, dass jede Körperregion ungefähr 9 % der GKO einnimmt (*siehe* S. 62 Körpertafel).

Die Fläche mit schweren Verbrennungen wird häufig zu gering eingeschätzt. Der Grad und die Größe der Verbrennung müssen fortlaufend beurteilt werden.

Einschätzung des Grads der Verbrennung

Oberflächlich: Gerötete Haut, ähnlich einem Sonnenbrand. Schmerzhaft und empfindlich gegen Berührungen.

Mittelschwer: Bläschen auf der Haut, mit gerötetem, gesundem Weichteilgewebe unter den Blasen. Sehr schmerzhaft und empfindlich, da alle Nervenenden noch intakt sind.

Schwer: Blasse, lederartige Zonen mit Verbrennungen bis in die unteren Gewebeschichten. Kann verkohlt sein und Strukturen wie Muskeln, Sehnen und Knochen betreffen. Die Verbrennung selbst ist nicht schmerzhaft, da alle Nervenenden zerstört worden sind. Die Gebiete um die Verbrennung herum können jedoch extrem schmerzhaft sein.

Schwere Verbrennungen

Sind bestimmte Regionen des Körpers von Verbrennungen betroffen, ist dies wegen der langfristigen Komplikationen gravierender: Gesicht, Hände, Füße, Genitalien.

Bei schweren Verbrennungen sofort ärztliche Hilfe holen.

Neunerregel

- Jede Körperregion beträgt 9 % der gesamten Körperoberfläche (Arme, Beinvorderseite, -rückseite, Brustvorderseite, -rückseite).
- Man zählt die offensichtlichen schweren Verbrennungen und Haut mit Bläschen zusammen. Rot gefärbte Hautpartien sind ausgenommen. Sie müssen aber überwacht werden, da sie sich später zu schweren Verbrennungen entwickeln könnten und hinzugezählt werden müssten.

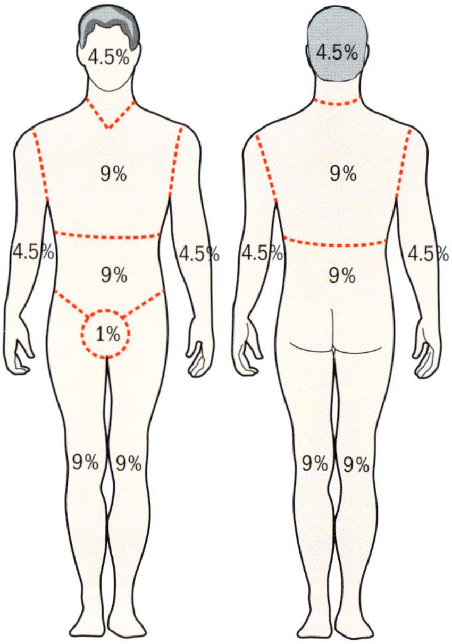

Neunerregel: Ganzkörperkarte

2 Risiko für Luftwege

Die Atemwege sind immer gefährdet, schwere Verbrennungen zu erleiden. Bei dieser Art Verbrennungen sollte immer sofort ärztliche Hilfe geholt werden. Die Situation kann sogar lebensbedrohlich werden, da das Gewebe in den Stunden nach dem Unfall anschwellen kann.

Nach folgenden Gefahrenzeichen Ausschau halten:

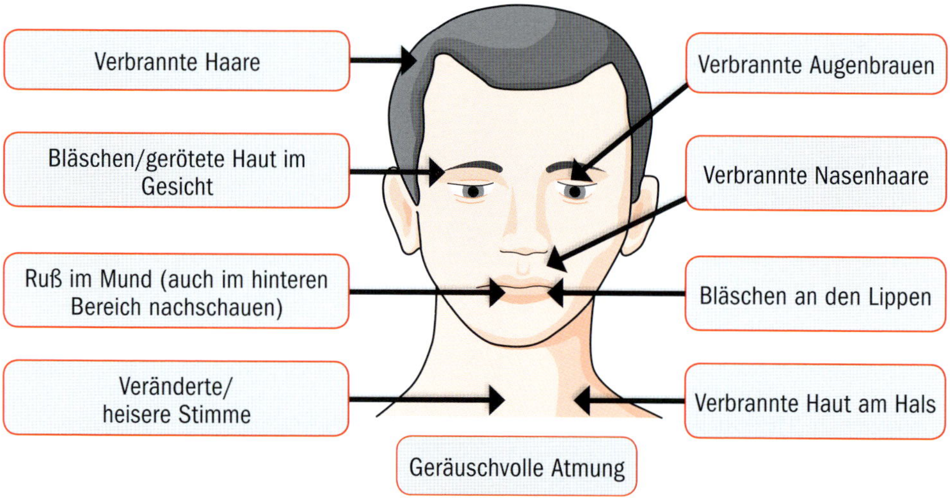

Wenn eines dieser Anzeichen vorhanden ist, sofort ärztlichen Rat einholen und Evakuierung organisieren.

Die Aussichten sind sehr ernst, wenn der Verletzte beginnt, Atemschwierigkeiten zu haben. An Bord ist die Gabe von Sauerstoff (wenn verfügbar) die einzige mögliche Behandlung. Der Verletzte sollte so lange wie möglich aufrecht sitzen, um Schwellungen zu minimieren. Kollabiert der Verletzte, sollte eine Wiederbelebung versucht werden, ist allerdings wahrscheinlich nicht erfolgreich. Eine Intubation oder ein Luftröhrenschnitt sollte nur von Ärzten durchgeführt werden, die in diesen Techniken ausgebildet und erfahren sind.

3 Ausgleich des Flüssigkeitshaushaltes

- Bei schweren/mittelschweren Verbrennungen >10% der GKO, sollte die Flüssigkeit intravenös oder rektal (bei Bewusstlosigkeit) aufgefüllt werden.
- Schnellstmöglich einen IV-Zugang in unverbranntem Gewebe legen (*siehe* S. 172).

Die Formel für die Flüssigkeitszufuhr ist 4 ml x % (GKO) schwere Verbrennung x Gewicht (kg)

- Die Hälfte dieser Menge in den ersten 8 Stunden nach dem Unfall geben.
- Die zweite Hälfte innerhalb der folgenden 16 Stunden geben.
- Verwenden Sie normale (0,9%) Kochsalzlösung oder Ringerlaktatlösung (intravenös oder rektal) oder Salzersatzflüssigkeit (rektal oder oral).
- Dies ist nur ein Leitfaden und das Opfer sollte häufig neu bewertet werden.

- Urinmenge:
  - 30 ml/h Minium
  - Geben Sie eine Schnelltransfusion von 250 ml, wenn die Urinausscheidung geringer ist
  - Legen Sie nötigenfalls einen Blasenkatheter
- Der Ausgleich des Flüssigkeitsverlustes muss eventuell weitere 36 Stunden oder mehr andauern.
- Muss ein großer Flüssigkeitsverlust ausgeglichen werden, müssen Sie ärztliche Hilfe holen, um zu erfahren, welche Komplikationen auftreten können und wann Sie aufhören müssen.

4 Reinigen und Verbinden von Verbrennungen

- Verbrennungen bergen die Gefahr von Infektionen und großem Flüssigkeitsverlust. Ein Verband reduziert diese Risiken.
- Nicht haftendes Material sollte aus dem Bereich der Verbrennung entfernt werden.
- Chemische Verbrennungen müssen mit reichlich Wasser gewaschen werden - ggfs. mit Meerwasser (»Die Lösung gegen Verschmutzung ist Verdünnung«).
- Je nach Zustand der Verbrennung, sollten die Verbände alle 2-3 Tage gewechselt werden.
- Tragen Sie Silbersulfadiazin-Creme auf verbrannte Hände/Füße auf und stülpen eine Plastiktüte darüber.
- Genitalien und Gesicht werden oft mit Vaseline überzogen und nicht verbunden.
- Entfernen Sie keine Blasen, da sie hervorragende natürlich-sterile Verbände bilden.
- Die betroffenen Stellen so weit wie möglich erhöht lagern, um Schwellungen zu reduzieren.
- Bei Anzeichen auf eine Infektion setzen Sie Antibiotika ein (*siehe* S. 206).

Plastikfolie Wenn nichts anderes zur Verfügung steht, nehmen Sie ein paar Windungen von einer Rolle Plastikfolie ab und verwenden die folgenden Windungen für Verbände. Nicht fest wickeln, nur auflegen.
Verbände Verwenden Sie einen mit Paraffin getränkten Verband mit einem sterilen Mullverband darüber, um ihn an seinem Platz zu halten.
Silbersulfadiazin Eine sulfadiazinhaltige Creme kann zur Vorbeugung von Infektionen und Flüssigkeitsverlust verwendet werden. Nicht auf dem Gesicht verwenden, da dies zu einer Graufärbung der Haut führen kann.
Hydrokolloide Diese Verbände schützen Wunden vor Verunreinigungen, sind wasserfest und können einige Tage an Ort und Stelle bleiben. Sie können für schwierig zugängliche Bereiche eingesetzt werden.
Vaseline Um Wunden abzudichten und Feuchtigkeitsverlust zu vermeiden, kann Vaseline als Notverband für schwierige Bereiche wie Gesicht und Genitalien verwendet werden.
Honig Wenn nichts anderes verfügbar ist, streichen Sie Honig auf Mull, verreiben ihn und verwenden Sie die Mullstücke dann zum Verbinden von Verbrennungen.

Traumata und Unfälle

- Verletzungen vorbeugen
- Wunden und Blutungen
- Kopfverletzungen
- Hals- und Wirbelsäulenverletzungen
- Gesichtsverletzungen
- Augenverletzungen
- Brustkorbverletzung
- Bauchraumverletzungen
- Becken- und Hüftverletzungen
- Gliedmaßen: Fraktur und Dislokation
- Hand-, Fuß- und Knöchelverletzungen
- Verletzungen durch Angelhaken
- Verletzung des Weichteilgewebes
- Schmerztherapie

VERLETZUNGEN VORBEUGEN

Ein erhöhtes Risiko verursacht vermehrt Verletzungen, was auf einem Boot unerwünscht ist, da eine Verletzung eines Crewmitglieds den Rest der Crew zusätzlich gefährden kann. Ein handlungsunfähiges Crewmitglied fehlt der verbleibenden Crew.

»Risikobewertung« bedeutet, dass man die Aufgaben an Bord mit einem kritischen Auge betrachtet und die Gefahrenquellen ausmacht, die Verletzungen verursachen können. Sobald gefährliche Aufgaben identifiziert wurden, können »Kontrollmaßnahmen« durchgeführt werden, um das Verletzungsrisiko zu reduzieren. Das Briefing des Kapitäns vor einer schwierigen Aufgabe, wie z. B. dem Längseitsgehen, sollte diese beiden Prozesse beinhalten. Sobald die Risiken klar sind, sollten der Crew Aufgaben zugewiesen werden, die ihrem Wissensstand entsprechen.

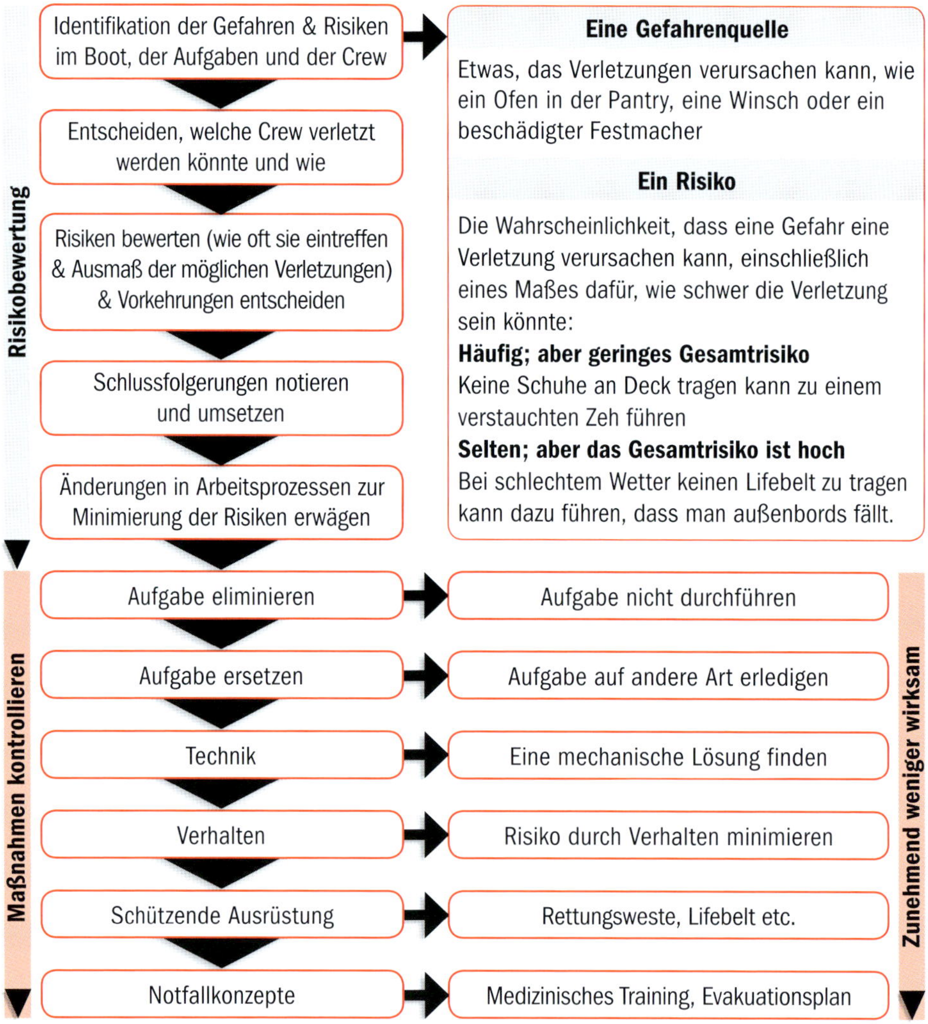

Risikozonen der Yacht

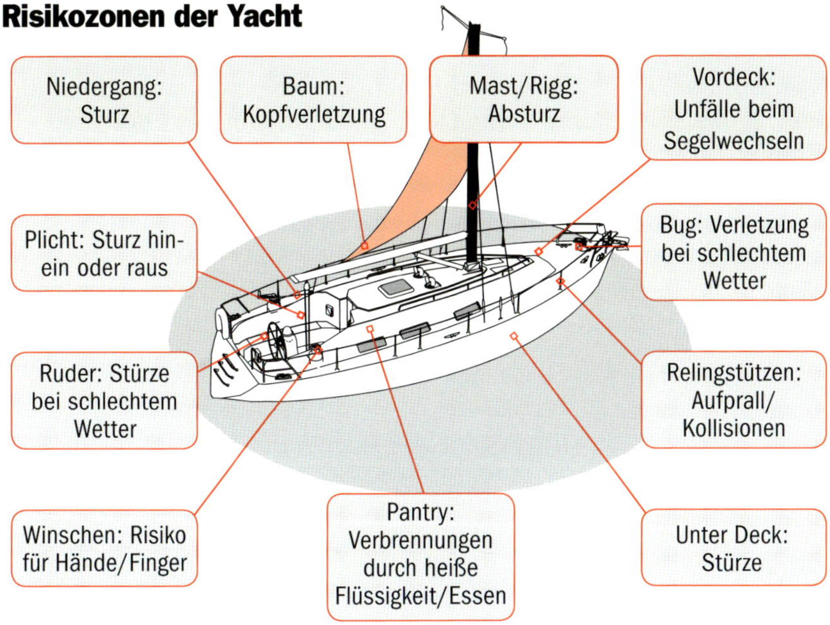

Risikozonen der Crew

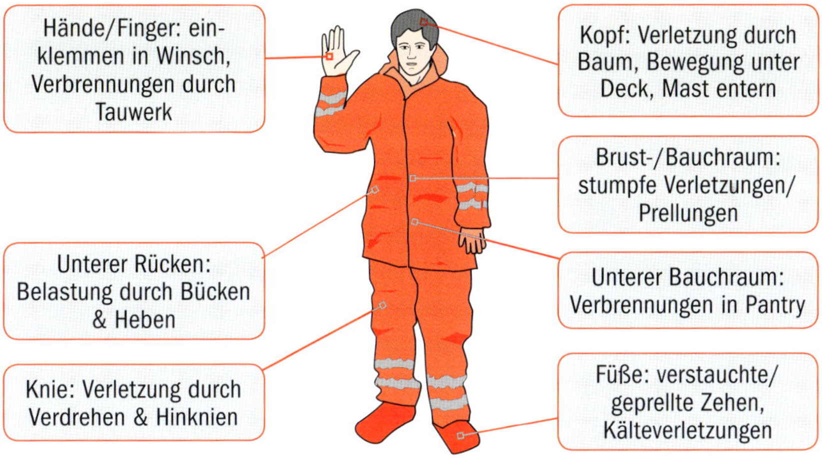

Goldene Regeln zur Vorbeugung von Verletzungen

- □ Eine Hand fürs Schiff, eine Hand für den Mensch
- □ Auf den Baum achten (immer)
- □ Bei rauem Wetter auf den Boden achten
- □ In den nassen Bereichen des Bootes immer etwas an den Füßen tragen
- □ Lifebelt tragen und einpicken bei Nacht und schlechtem Wetter
- □ Segelhose und Sicherheitsgurt beim Kochen tragen
- □ Stets fit halten
- □ Wissen und Erfahrung gewinnen
- □ Ausreichend Nahrung und Flüssigkeiten zu sich nehmen
- □ Schlafen, wann immer man kann
- □ Alkohol & Drogen an Bord vermeiden
- □ Immer kommunizieren

WUNDEN UND BLUTUNGEN

Verletzungen, die Wunden und Blutungen verursachen, kommen an Bord häufig vor. Die Fähigkeit, diese schnell und kompetent zu behandeln, ist essentiell und minimiert Komplikationen. Die richtigen Maßnahmen zur Stillung von Blutungen verhindern, dass aus einem Drama eine Krise wird. Der Kapitän und der Sanitäter sollten diese kennen. Ein strukturierter Ansatz und das Bewusstsein, wie man Komplikationen vermeiden kann, liefern die besten Erfolgsaussichten.

Art der Verletzung → 1
- □ Riss-/Schnittwunde
- □ Schürfwunde
- □ Prellung
- □ Bisswunde
- □ Penetrierende Wunde
- □ Amputation

Kollaps?

Schweregrad bewerten
- □ Krankengeschichte
- □ Untersuchung

→ 2 **Wiederbelebungs-ABCDE**
siehe S. 32

Blutung stoppen
Schnell, um den Blutverlust einzudämmen
→ 3
- □ Druckverband
- □ Abbinden
- □ Höher lagern
- □ Hämostatischer Verband/Pulver
- □ Abdrücken
- □ Aderpresse
- □ Tranexamsäure

Wunde säubern
Gewissenhaft, steril, mit ausreichend Licht
→
- □ Vorsichtig säubern
- □ Genau untersuchen
- □ Steril auswaschen
- □ Jodspray
- □ Fremdkörper entfernen
- □ Steriler nicht-klebender Verband

Wunde verschließen
Im Idealfall, innerhalb von 12–24 Stunden
→ 4
- □ Nähte (resorbierbar/nicht resorbierbar)
- □ Steriles Pflaster (bei trockener Haut)
- □ Klammern (spezielle Klammerpistole)
- □ Hautkleber (wenn Haut nicht unter Spannung)

Komplikationen
Verband wechseln/Wunde inspizieren alle 24–36 Stunden
→ 5
- □ Infektion
- □ Blutung
- □ Fremdkörper
- □ Abszessbildung
- □ Keine Heilung
- □ Beteiligung tieferliegender Strukturen:
  - Blutgefäße
  - Nerven
  - Sehnen
  - Eingeweide
  - Knochen

↓ 6

Weitere Behandlung
Schmerzmittel, Antibiotika, Tetanus-Impfung

1 Art der Verletzung

Riss- und Schnittwunde Schnitte werden von scharfkantigen Objekten verursacht. Sie haben normalerweise einen sauberen Rand und heilen gut. Risswunden werden von stumpfen Objekten verursacht. Sie haben unregelmäßige Kanten, sind schwerer zu reparieren und anfälliger für Infektionen.

Schürfwunde Kleine Schürfwunden sind häufig und erfordern eine einfache Reinigung. Schwere Schürfwunden können zu einem erheblichen Gewebeverlust führen und erfordern eine Operation an Land. Diese sollten gründlich gereinigt werden, um »Tätowierungen« (verfärbte Narbenbildung) zu vermeiden, und bei starkem Gewebeverlust sollten Antibiotika eingesetzt werden.

Prellung Ein blauer Fleck (Hämatom) kann harmlos erscheinen, aber eine Ansammlung von Blut im Gewebe kann sich infizieren und einen Abszess verursachen, der eine Drainage erfordert. Achten Sie auf Anzeichen für Infektionen.

Bisswunde Diese können von Menschen oder Tieren stammen. Sie müssen gründlich gereinigt werden und sollten immer mit einem Breitband-Antibiotikum behandelt werden, denn sie sind sehr anfällig für Infektionen.

Penetrierende Wunde Wunden dieser Art sind auf einem Boot schwer zu beurteilen, aber Verletzungen von Organen, Knochen, Sehnen, Nerven oder Blutgefäßen unter der Wunde sind wahrscheinlich. Beobachten Sie den Verletzten genau und holen bei der ersten Gelegenheit ärztliche Unterstützung.

Amputation Unfallbedingte Amputationen von Fingern und Zehen sind auf Booten nicht ungewöhnlich. Der Verletzte sollte so schnell wie möglich evakuiert und der Finger/Zeh kühl (nicht gefroren) gehalten werden. Auch hier sollten Sie so früh wie möglich ärztlichen Rat einholen. Die traumatische Amputation eines Körperteils ist lebensbedrohlich und ein medizinischer Notfall.

2 Schweregrad bewerten

Krankengeschichte Der Verletzungsmechanismus kann eine Vorstellung über Umfang und Schwere geben.

Wichtige Punkte der Krankengeschichte

- □ Wie ist der Unfall passiert? (Messer, Glass, Strom involviert)
- □ Wann und wo ist es passiert?
- □ Wurde das Opfer gequetscht?
- □ Besteht die Gefahr einer Kontamination? (Meerwasser ist nicht unbedingt steril)
- □ Wer war noch beteiligt?
- □ Datum der letzten Tetanus-Impfung?

Untersuchung Führen Sie die Untersuchung an einem gut beleuchteten, sicheren Ort durch, wo Sie sich Zeit lassen können. Seien Sie gründlich. Eine ordnungsgemäße Untersuchung einer penetrierenden Wunde ist auf See unmöglich, aber versuchen Sie, den tiefsten Punkt jeder Wunde auf Kontamination zu untersuchen. Setzen Sie örtliche Betäubungsmittel ein (*siehe* S. 184–185).

Wichtige Punkte bei der Untersuchung

- □ Größe und Form der Wunde
- □ Verschmutzung und Fremdkörper
- □ Puls jenseits der Wunde
- □ Anzeichen auf Nervenschäden:
  - Gefühl
  - Beweglichkeit
- □ Anzeichen für Infektion:
  - Rötung um die Wunde
  - Schmerzhafte Schwellung
  - Geschwollene Lymphknoten in Leiste, Achselhöhle
  - Blutvergiftung: Rote Streifen oder Linien, die den Arm hochlaufen

3 Blutung stoppen

- Blutungen an einer Vene können gestoppt werden, indem man den Körperteil über Herzhöhe anhebt.
- Blutungen aus einer Arterie können mit dem Puls spritzen und benötigen direkten Druck auf die Wunde oder Druck auf jeder Seite, wenn der direkte Druck zu schmerzhaft ist.
- Nur Druckpunkte (Puls in der Leiste oder Achselhöhle), Aderpressen oder Arterienklemmen verwenden, wenn direkter Druck nicht funktioniert. Die Durchblutung des äußeren Teils der Extremität kann gefährlich reduziert werden, was aber erforderlich sein kann.
- Hämostatische Verbände oder Pulver können zur Kontrolle/Stoppung starker Blutungen verwendet werden. Immer mit direktem Druck anwenden, sonst funktioniert es nicht.
- Tranexamsäure ist eine wirkungsvolle Methode, um größere Blutungen zu begrenzen. Nur unter direkter ärztlicher Aufsicht anwenden.

4 Wunde verschließen (*siehe* S. 68)

- Idealerweise sollten Wunden innerhalb von 12–24 Stunden geschlossen sein.
- Das Verschließen einer Wunde ist eine effektive Methode, um den Blutverlust zu reduzieren.
- Um tiefer liegende Hautschichten zu verschließen, werden normalerweise resorbierbare Nähte verwendet. Für die äußere Hautschicht werden nicht-resorbierbare Nähte verwendet.
- Steriles Pflaster ist wirksam und schnell bei kleinen Wunden, wenn die Haut trocken ist.
- Klammern aus einem speziellen Hautklammergerät sind schnell und gut geeignet für nasse Haut. Zum Entfernen muss aber ein spezielles Gerät benutzt werden.
- Gewebekleber (Hautkleber) ist schnell, aber nutzlos, wenn die Haut feucht oder unter Spannung ist.
- Die Heilung wird verbessert, insbesondere bei großen Wunden, wenn die Extremität immobilisiert wird, um eine Dehnung der reparierten Stelle zu verhindern. Der Verletzte sollte so viel wie möglich ruhen.

5 Komplikationen

- Eine Infektion ist wahrscheinlich. Wunden sollten alle 24–36 Stunden untersucht und mit einem sterilen Verband versorgt werden. Sobald der Verdacht besteht, sollte die Infektion mit einem Breitband-Antibiotikum behandelt werden.
- Eine Infektion kann einige Tage nach dem Unfall zu einem erneuten Auftreten von Blutungen führen. Eine gründliche Reinigung des infizierten Gewebes ist notwendig (unter lokaler Betäubung, die aber vielleicht nur teilweise wirkt). Wenn dies eintritt, holen Sie ärztlichen Rat ein.
- Fremdkörper (Dreck, Sand etc.) können zu einer Infektion führen, wenn sie nicht sofort entfernt werden. Sie können auch zu verfärbten Narben (Tätowierungen) führen, sobald die Wunde verheilt ist.
- Eine Schädigung der Strukturen unter der Haut kann viele verschiedene Komplikationen hervorrufen. Bei anhaltenden Schmerzen, Bewegungs- oder Gefühlsverlust oder Blutungen ist ein Arzt aufzusuchen, um die weitere Behandlung, insbesondere bei penetrierenden Wunden, durchzuführen.

6 Weitere Behandlung

- Antibiotika sind indiziert für:
  - Schwer verunreinigte Wunden
  - Jede Form von Bisswunden
  - Offene Frakturen, bei denen der Knochen durch die Haut kommt
  - Traumatische Amputationen
  - Wunde, die sich infiziert
- Schmerzlinderung ist unerlässlich und sollte so schnell wie möglich erfolgen.
- Injektion eines lokalen Betäubungsmittels (Infiltration) um die Wunde herum unterstützt bei der Untersuchung und Behandlung (*siehe* S. 184–185).
- Prüfen Sie die Gültigkeit der Tetanus-Impfung.

KOPFVERLETZUNGEN

Kleinere Kopfverletzungen kommen auf Booten häufig vor und man erholt sich meist schnell und vollständig davon. Ernsthafte Kopfverletzungen sind meist selten und so schwerwiegend, dass eine Evakuierung dringend ist. Der wichtigste Rat bezüglich Kopfverletzungen ist, dass man sie vermeiden sollte.

Eine schnelle und geeignete Behandlung nach einer Kopfverletzung kann Schlimmeres verhindern und Schäden am Gehirn durch fehlende Versorgung mit Blut/Sauerstoff vorbeugen.

Schweregrad bewerten
- □ Krankengeschichte
- □ Untersuchung

Kollaps? → 1 → Bewusstlos?

Wiederbelebungs-ABCDE *siehe* S. 32 → 2 → **Verletzung der HWS?**

Anzeichen für schwere Kopfverletzung (ärztlichen Rat einholen) → 3
- □ Bewusstseinsgrad
- □ Erweiterte oder ungleiche Pupillen
- □ Liquor kommt aus den Ohren/Nase
- □ Blutung aus dem Ohr
- □ Längere Amnesie

Behandlung
Nicht zögern: einem verletzten Gehirn geht es schnell schlechter → 4
- □ ABCDE-Beurteilung (O_2, wenn verfügbar)
- □ Immobilisierung auf gepolstertem Rückenbrett
- □ Venenzugang legen
- □ Auf andere Verletzungen prüfen
- □ Kopfhautverletzungen behandeln
- □ Antibiotika/Analgetika
- □ Kopf in 30°-Winkel erhöht lagern
- □ Lockern Sie alle Einengungen um den Hals
- □ NG-Sonde einführen nur wenn nötig und wenn kein Schädelbasisbruch vorliegt

Komplikationen → 5
- □ Länger anhaltende Bewusstlosigkeit
- □ Krampfanfälle
- □ Amnesie
- □ Neue neurologische Symptome
- □ Kopfschmerzen
- □ Infektion
- □ Schwindel

Arten der Kopfverletzung *siehe* S. 75

Überwachung fortsetzen →
- □ Bewusstseinsstatus
- □ Puls
- □ Blutdruck
- □ Atmung
- □ Temperatur
- □ Urinausscheidung

AUF VERSCHLECHTERUNG ACHTEN

6 ↓

Kleinere Kopfverletzung
- □ Symptome
- □ Behandlung

Vermeidung ist die beste Behandlung
- □ Bei Arbeiten im Rigg oder schnellem Segeln Helm tragen
- □ Auf alles achten, was über Ihnen ist (wie z. B. der Baum)

Früh ärztlichen Rat holen

1 Krankengeschichte & Untersuchung

- Beurteilung nach dem ABCDE-Schema (*siehe* S. 32) hat absoluten Vorrang.
- Achten Sie besonders auf den Hals (*siehe* 2, unten).
- Der Zustand eines Betroffenen kann sich später noch verschlechtern.
- Holen Sie sich so viel Informationen wie möglich von den anderen Crewmitgliedern.

Wichtige Punkte der Krankengeschichte

- Wie ist der Unfall passiert?
- War der Verletzte bewusstlos? Für wie lange?
- Hat der Verletzte Gedächtnislücken (Amnesie) und wie lang sind diese?
- War der Verletzte zuvor krank, oder fühlt er/sie sich krank?
- Hat der Verletzte Kopfschmerzen?

Wichtige Punkte bei der Untersuchung

- Bewusstseinsgrad (*siehe* unten)
- Größe und Reaktion der Pupillen (*siehe* unten)
- Schwäche oder Lähmungen im Gesicht oder an Extremitäten
- Herzfrequenz, Blutdruck, Atemfrequenz

2 Verletzung der HWS

Wirbelsäulenverletzungen sind häufig bei Kopfverletzungen. Es kann sein, dass die Halswirbel gebrochen und instabil sind, dass aber das Rückenmark noch intakt ist. Im Zweifel fixieren Sie die Halswirbelsäule (*siehe* S. 164–165).

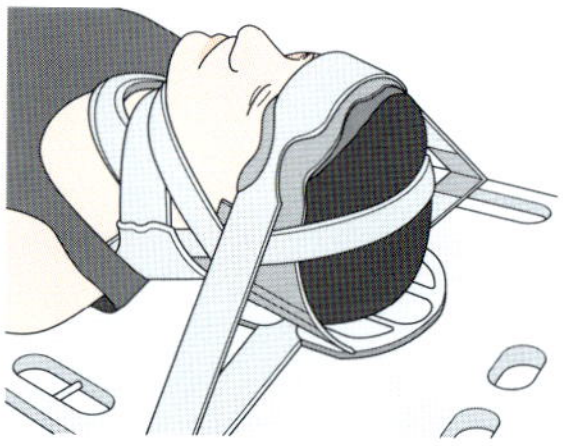

Fixieren der HWS

3 Anzeichen für schwere Kopfverletzung

Bewusstseinsstufe Allgemein gilt, je niedriger die Bewusstseinsstufe, desto schlimmer die Kopfverletzung. Ein Verletzter kann anfänglich bei vollem Bewusstsein sein, was sich aber schnell ändern kann. Daher müssen Sie den Bewusstseinszustand ständig überwachen.

Schnelle erste Beurteilung → **AVPU** → *Siehe* S. 168

Genauere Beurteilung → **Glasgow-Koma-Skala (GKS)** → *Siehe* S. 169

Bei Werten unterhalb von »ansprechbar« auf der AVPU-Skala beurteilen Sie mit der GKS. Überprüfen Sie den Zustand in den ersten Stunden alle 15 Minuten.

- GKS Punktzahl 9–12: größere Kopfverletzung ist möglich.
- GKS Punktzahl <8: schwere Kopfverletzung
- Eine Reduzierung von 2 oder mehr Punkten auf der GKS bedeutet eine ernsthafte Verschlechterung.

Früh ärztlichen Rat holen

Erweiterte oder ungleiche Pupillen Die Pupillen sollten normalerweise gleich groß sein und auf Licht reagieren. Bei einer Kopfverletzung können die Pupillen ungleich sein und nicht auf Licht reagieren, oder sie sind vergrößert und reagieren nicht.

Pupillengröße	Reaktion der Pupillen auf Licht	Mögliche Ursache
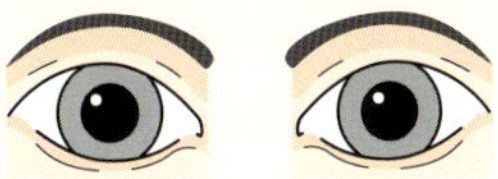 Beide Pupillen sind erweitert	Beide reagieren gleich	Angst, Alkohol, Drogen wie z. B. Kokain
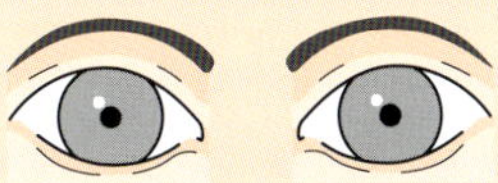 Beide Pupillen sind gleich verengt	Beide reagieren gleich	Helles Licht, Drogen wie z. B. Opiate oder Benzodiazepin
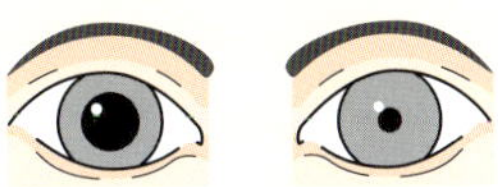 Pupillen ungleich	Größere Pupille reagiert nicht	Kopfverletzungen, Augenverletzungen oder direkte Medikamentenkontamination, z. B. mit Butylscopolaminiumbromid oder Scopolamin (in Anti-Seekrankheitspflastern).
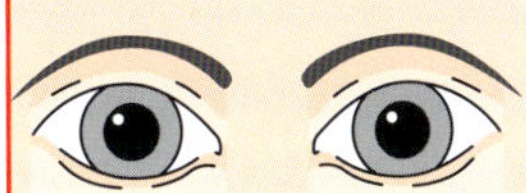 Beide Pupillen erweitert	Beide Pupillen reagieren nicht	Schwere Kopfverletzung, Tod

Liquor (Rückenmarksflüssigkeit) oder Blut kommt aus den Ohren Liquor ist klar und sieht aus wie Tränenflüssigkeit oder Sekret aus Nase/Mund. Denken Sie daran, wenn Sie klare Flüssigkeit in Kopfnähe sehen. Blut in den Ohren kann aus dem Inneren kommen. Es kann aber ebenso gut aus Kopfhautverletzungen oder Gesichtswunden in die Ohren gelaufen sein. Im Zweifelsfall gehen Sie davon aus, dass es sich bei klarer Flüssigkeit um Liquor handelt und dass die Flüssigkeit im Ohr aus dem Inneren gekommen ist, bis das Gegenteil feststeht.

Posttraumatische Langzeit-Amnesie (PLA) Eine kurze Zeit des Gedächtnisverlustes nach einer Kopfverletzung ist durchaus üblich. Ein Gedächtnisverlust von mehr als 30 Minuten weist auf eine größere Kopfverletzung hin.

4 Behandlung

Ein Verletzter mit Verdacht auf eine Kopfverletzung muss schnellstens evakuiert werden. Die Behandlung auf einem Boot zielt darauf ab, Komplikationen zu vermeiden. Sobald der Verletzte mit dem ABCDE-Schema beurteilt, mit Sauerstoff versorgt (falls vorhanden) und auf einem gepolsterten, starren Brett immobilisiert wurde, um mögliche Wirbelsäulenfrakturen zu schützen und Druckstellen zu vermeiden, ist es wichtig, nach anderen Verletzungen zu suchen (Sekundäruntersuchung - *siehe* S. 34–35). **Ein Patient mit einer Kopfverletzung, der sich darüber hinaus im Schock befindet, hat sehr wahrscheinlich eine weitere Verletzung.**

- Kopfhautverletzungen bluten heftig und es kann in kürzester Zeit zu einem hohen Blutverlust kommen. Behandeln Sie diese schnellstmöglich durch Nähen, Klammen oder Kleben.
- Zur Normalisierung des Blutdrucks kann die Gabe von IV-Flüssigkeit notwendig sein.
- Der Patient sollte möglichst mit dem Kopf nach oben gelagert werden, was durch einseitiges Anheben des festen Brettes erreicht werden kann. Wenn es Einengungen um den Hals gibt, wie z. B. eine Trockenanzugabdichtung, sollten diese entfernt werden. Diese Maßnahmen helfen, den Druck im Gehirn zu reduzieren.
- Legen Sie keine NG-Sonde, wenn es Anzeichen für eine Schädelbasisfraktur gibt. (Blutergüsse um die Augen, Blut oder Liquor aus den Ohren/der Nase). In diesen Fällen besteht das Risiko, dass die Sonde im Gehirn landen kann. Bevor Sie den Versuch unternehmen, fragen Sie einen Arzt.
- Vermeiden Sie, einem Patienten mit Kopfverletzung Morphium zu geben. Normales Paracetamol kann eingesetzt werden und schränken nicht das Bewusstsein ein.
- Besteht der Verdacht auf eine Schädelfraktur, geben Sie Antibiotika.
- Tranexamsäure kann verwendet werden, um Blutungen im Schädel einzudämmen, darf aber nur unter direkter medizinischer Aufsicht verwendet werden.

5 Komplikationen

In diesem Stadium sollte bereits ärztlicher Rat eingeholt worden sein und MUSS bei Anzeichen von Komplikationen eingeholt werden. Jedes Anzeichen einer Verschlechterung des Bewusstseinszustandes des Verletzten oder neue Anzeichen einer Lähmung des Gesichts oder einer Körperseite sind bedrohlich und der Verletzte muss sofort evakuiert werden. Die Betreuung eines Bewusstlosen über einen längeren Zeitraum an Bord ist eine schwierige Aufgabe. Der Ablauf wird auf den Seiten 36–38 beschrieben.

Krampfanfälle Anfälle sind auch nach relativ kleinen Kopfverletzungen häufig und sollten nach etwa einer Minute von selbst aufhören. Wiederkehrende, länger andauernde Anfälle, bei denen die Krämpfe länger als 1–2 Minuten anhalten, sind viel beunruhigender und sollten behandelt werden (*siehe* S. 40). Anzeichen einer Infektion Erhöhte Temperatur, Hitzewallungen oder Anzeichen von Meningismus (*siehe* S. 117), wie Photophobie (Intoleranz von hellem Licht), Steifheit im Nacken und Kopfschmerzen sind sehr schwerwiegend, da sie auf eine Infektion hinweisen können. Geben Sie ein Breitband-Antibiotikum IV.

Schwindel Die mit Schwindel verbundenen wirbelnd-drehenden Empfindungen sind nach einer Kopfverletzung häufig. Diese Symptome können mit Dimenhydrinat behandelt werden.

Kopfschmerzen Benutzen Sie, wenn möglich, nicht-sedierende Schmerzmittel. Das Verschlimmern eines Kopfschmerzes kann auf eine Verschlechterung der Kopfverletzung hinweisen, also konsultieren Sie einen Arzt.

6 Kleinere Kopfverletzungen

Symptome
- □ Schwindel
- □ Erbrechen (nicht mehr als 3mal)
- □ Kopfschmerz
- □ Müdigkeit
- □ Konzentrationsschwierigkeiten

Behandlung Nicht-sedierende Schmerzmittel gegen den Kopfschmerz. Dimenhydrinat bei Schwindel, wenn es schlimm ist. Ruhe für ein paar Tage und anstrengende Aktivitäten vermeiden. Achten Sie auf eine Verschlechterung des Bewusstseinszustandes oder der Vitalzeichen.

Aussichten Die Symptome sollten höchstens einige Tage anhalten. Wenn sie länger anhalten, holen Sie ärztlichen Rat ein.

Arten der Kopfverletzungen

Geschlossen Geschlossene Kopfverletzungen sind der häufigste Typ. Der Schädel des Verletzten ist nicht gebrochen (oder es gibt nur eine kleinere Fraktur) und das Gehirn liegt nicht frei. Diese Verletzung wird meist von einem stumpfen Schlag auf den Kopf verursacht, z. B. durch den Baum oder den Spinnaker-Baum oder beim Sturz in den Niedergang.

Offen Offene Verletzungen sind seltener, dafür aber in der Regel schwerwiegender. Das Gehirn liegt frei, was manchmal schwierig einzuschätzen ist, wenn es sich um eine basale Schädelfraktur handelt. Offene Kopfverletzungen werden meist durch scharfkantige Objekte oder kleine, stumpfe Objekte wie z. B. Relingstützen verursacht und stellen ein hohes Infektionsrisiko dar. Es gibt drei verschiedene Arten von offenen Kopfverletzungen:

- □ Penetrierend: Wenn ein scharfer Gegenstand wie z. B. ein Marlspieker durch den Schädel in das Gehirn gelangt.
- □ Offene Schädelimpressionsfraktur: verursacht durch Kollision mit einem kleinen, festen Gegenstand, wie z. B. einer Relingspitze. Ein Stück des Schädels wird in das Gehirn gedrückt.
- □ Schädelbasisbruch: Hierbei läuft die Bruchlinie entlang der Schädelbasis und es wird eine Verbindung zwischen dem Schädelinneren und den Gängen der Nase/Ohren hergestellt.

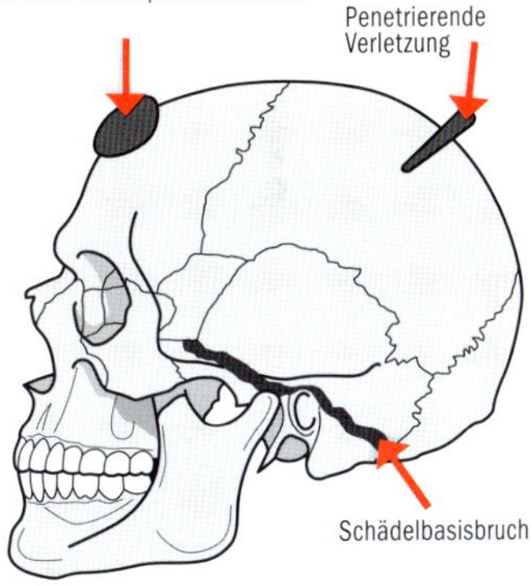

Offene Kopfverletzungen

Primärverletzung Dieser Begriff bezeichnet das direkte Ergebnis eines Schlages auf den Kopf. Eine Schädelfraktur, eine Verletzung des Gehirns selbst oder Blutungen in das Gehirn könnten z. B. Primärverletzungen sein.

Sekundärverletzung Nach einer Primärverletzung kann sich der Zustand des Gehirns aufgrund einer schlechten Versorgung mit Blut/Sauerstoff verschlechtern. Dies wäre dann eine Sekundärverletzung. Obwohl die Ressourcen auf einem Boot eingeschränkt sind, können einige einfache Maßnahmen, wie die Freilegung der Atemwege und die Ruhigstellung des Halses, die Schwere der sekundären Verletzung verringern.

HALS- UND WIRBELSÄULENVERLETZUNGEN

Glücklicherweise sind Wirbelsäulenverletzungen auf Schiffen selten. Rückenverspannungen und Verstauchungen sind viel häufiger. Manchmal ist eine Verletzung, die klein aussieht, in Wirklichkeit jedoch eine ernste Sache. Wenn also Zweifel bestehen, sollte der Verletzte ruhiggestellt werden und ärztlicher Rat eingeholt werden. Eine Schädigung des Rückenmarks ist gravierend und in der Regel irreversibel. Deshalb ist es wichtig, eine verletzte oder instabile Wirbelsäule zu schützen. Bewegen Sie den Patienten nicht ohne Fixierung der Wirbelsäule.

Die Verletzungen sind meist schwerer, wenn höhere Kräfte im Spiel sind, wie z. B. bei einem Fall aus großer Höhe. Alkohol und offensichtliche Verletzungen wie gebrochene Gliedmaßen und offene Wunden können die Aufmerksamkeit von einer Wirbelsäulenverletzung ablenken.

Schweregrad bewerten

- ☐ Krankengeschichte
- ☐ Untersuchung
- ☐ Logroll

Kollaps? → 1 → Bewusstlos?

Wiederbelebungs-ABCDE
Siehe S. 32

Fixierung
siehe S. 164–165

Ablenkungsfaktoren

- ☐ Gebrochene Gliedmaßen
- ☐ Schnittwunden/Blutverlust
- ☐ Alkohol/Drogen

Hinweise auf mögliche Wirbelsäulenverletzung

- ☐ Fall aus Höhe >2m
- ☐ Schlag Baum/Spinnakerbaum
- ☐ Schlag durch herabfallende Rigg-/Mastteile
- ☐ Sprung in flaches Wasser
- ☐ Kopf- oder Halsverletzung
- ☐ Verlust Bewusstsein
- ☐ Verlust des Gefühls oder Beweglichkeit
- ☐ Verletzte beklagt sich nach Unfall über Rückenschmerzen

Behandlung → 2

- ☐ ABCDE-Beurteilung (O_2, wenn verfügbar)
- ☐ Immobilisierung auf gepolstertem Rückenbrett
- ☐ IV-Zugang legen +/- Flüssigkeit IV
- ☐ Auf andere Verletzungen prüfen
- ☐ Schmerzmittel/Antibiotika
- ☐ NG-Sonde einführen nur wenn nötig und wenn kein Schädelbasisbruch vorliegt
- ☐ Blasenkatheter

Komplikationen → 3

- ☐ Schock durch Rückenmarksverletzung
- ☐ Atemschwierigkeiten
- ☐ Bauchaufblähung
- ☐ Harnretention
- ☐ Druckgeschwüre

4 ↓

Leichte Rückenverletzung

- ☐ Symptome
- ☐ Behandlung

Frühzeitig ärztlichen Rat einholen

Fragen Sie, wann die Immobilisierung der Wirbelsäule entfernt werden kann.

1 Krankengeschichte & Untersuchung

- Beurteilung nach dem ABCDE-Schema (*siehe* S. 32) hat absoluten Vorrang.
- Jeder, der eine Kopfverletzung hat, kann auch eine Wirbelsäulenverletzung haben.
- Eine ordnungsgemäße Untersuchung auf mögliche Hals- und Wirbelsäulenverletzungen erfordert die Log-Roll-Methode (*siehe* S. 163), bei der vier Personen den Verletzten umdrehen und einer den Rücken untersuchen muss.

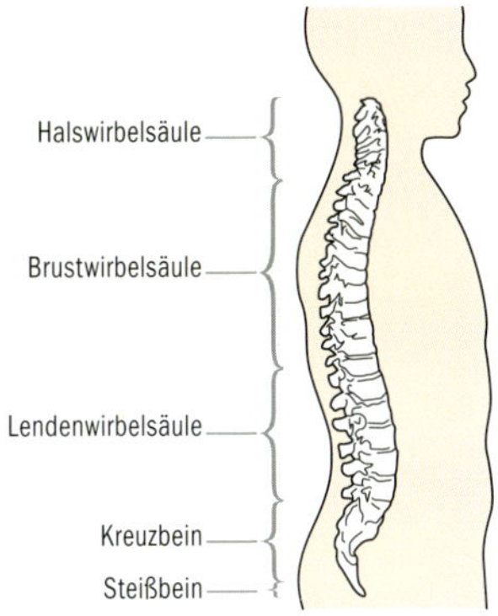

Teile der Wirbelsäule

Wichtige Punkte der Krankengeschichte

- Wie ist der Unfall passiert?
- Wo hat der Verletzte Schmerzen?
- Gibt es Hinweise auf Nervenschäden?
  - Taubheitsgefühl
  - Nadelstiche
  - Verlust der Beweglichkeit
- Gab es zuvor bereits Rückenschmerzen oder -verletzungen?

Wichtige Punkte bei der Untersuchung

Anschauen Offensichtliche Verletzungen an Kopf, Nacken, Wirbelsäule; Schwellungen, blaue Flecken
Gefühl Sensibilität, Abschnitte der Wirbelsäule, kann der Verletzte Berührung und Schmerz spüren?
Bewegung Kann Patient Körper, Arme, Beine bewegen? Bei HWS-verletzung, nicht bewegen. Dokumentieren Sie Tonus, Kraft, Empfindung für Gliedmaßen und Körper.

2 Behandlung

Ein Verletzter mit einer möglichen Wirbelsäulenverletzung muss schnellstens evakuiert werden.
Immobilisierung (*siehe* S. 164–165) Der gesamte Körper muss mit einer festen HWS-Schiene und einem gepolsterten Brett so effektiv wie möglich immobilisiert werden.
IV-Zugang und Flüssigkeit Unfallopfer könnte niedrigen Blutdruck haben und IV-Flüssigkeit benötigen.
Nasogastrale (NG) Sonde, Blasenkatheter (*siehe* S. 186–188) Ein immobilisierter Patient kann durch einen NG-Schlauch mit Flüssigkeit versorgt werden und einen Blasenkatheter benötigen.
Schmerzmittel, Antibiotika Schmerzlinderung zur Stabilisierung des Opfers; Antibiotika bei einer offenen Wunde.

3 Komplikationen

- Niedriger Blutdruck (Schock) kann durch Entspannung der Blutgefäße aufgrund von Rückenmarksschäden verursacht werden. Fragen Sie einen Arzt, wieviel Flüssigkeit gegeben werden soll.
- Wenn die Rückenmarksverletzung weiter oben im Brust- oder Nackenbereich ist, kann es sein, dass der Verletzte nicht richtig atmen kann. Das ist ein bedrohliches Problem auf einem Boot. Geben Sie Sauerstoff und folgen dem ABC-Schema, wenn der Patient aufhört zu atmen (*siehe* S. 30).
- Der Darm kann aufhören zu arbeiten und der Verletzte kann erbrechen. Sobald der NG-Schlauch gelegt ist, saugen Sie zunächst den gesamten Mageninhalt heraus, um das Risiko zu verringern.

4 Leichte Rückenverletzung

Symptome Eine leichte Rückenverletzung verursacht lokale Schmerzen, die bei Belastung oder Husten stärker sind. Schmerzen können sich bis ins Bein ausbreiten (Ischias) und die Haltung kann unnormal sein.
Behandlungen Verabreichung von Schmerzmitteln, um Bewegung zu ermöglichen und Steifheit zu vermeiden. Wenn der Verletzte Ischiasbeschwerden hat, raten Sie zur Ruhe und einen Arzt aufzusuchen. Bei intensiven Aktivitäten, wie an den Winschen und am Ruder, sollte auf die Körperhaltung geachtet werden.

GESICHTSVERLETZUNGEN

Durch schlagende Segel und Schoten, den Baum, den Spinnaker-Baum und auf Landgängen können Gesichtsverletzungen entstehen, die meist harmloser sind als sie aussehen.

Knochenverletzungen sind evtl. jedoch schwer zu erkennen. Unmittelbares Risiko bei Gesichtsfrakturen ist die Verletzung der Atemwege, was innerhalb von Minuten zum Tod führen kann. Verschiedene Maßnahmen können dieses Risiko minimieren. Schwellungen, die die Atemwege erst Stunden nach der ersten Verletzung beeinträchtigen, sind ein weniger offensichtliches Risiko. Kopf- und Halsverletzungen treten meist gleichzeitig auf, daher ist das ABCDE-Schema zur Bewertung des Verletzten unbedingt notwendig.

Schweregrad bewerten
- ☐ Krankengeschichte
- ☐ Untersuchung

Kollaps? Bewusstlos? → 1 → **Wiederbelebungs-ABCDE** *siehe* S. 32 → 2 → **Verletzung der HWS?**

Bedrohungen für die Atemwege (ärztlichen Rat holen) → 3 →
- ☐ Kollaps oder Bewusstlosigkeit
- ☐ Offensichtliche Atemprobleme
- ☐ Gurgelnde/scharfe Atemgeräusche
- ☐ Blut aus Mund oder Nase
- ☐ Prellungen um ein/beide Augen
- ☐ Verschlechterung der Atmung in der Rückenlage
- ☐ Lockerung des Oberkiefers oder gebrochener Unterkiefer

Behandlung → 4 →
- ☐ ABCDE-Beurteilung (O_2, wenn verfügbar)
- ☐ Verletzten aufrecht sitzen lassen, wenn möglich nach vorn lehnen; ggfs. intubieren (*siehe* S. 159–60)
- ☐ Verhindern Sie, dass Blut geschluckt wird (kann Erbrechen provozieren)
- ☐ Auf andere Verletzungen prüfen
- ☐ Analgetika/Antibiotika
- ☐ NG-Sonde nur wenn nötig einführen und wenn sicher kein Schädelbasisbruch vorliegt
- ☐ Flüssignahrung durch Strohhalm

Komplikationen → 5 →
- ☐ Nachträgliche Schwellung & Risiko für Atemwege
- ☐ Flüssigkeitsmangel und keine ausreichende Nahrungsaufnahme
- ☐ Öffnen/Schließen des Mundes nicht möglich
- ☐ Infektion

→ 6 → **Besondere Gesichtsverletzungen**

Früh ärztlichen Rat holen

1 Krankengeschichte & Untersuchung

- Beachten Sie, dass jeder mit einer Gesichtsverletzung zusätzliche Verletzungen erlitten haben kann, insbesondere an Kopf und Hals.
- Es kann schwierig sein, direkt vom Verletzten herauszufinden, was genau passiert ist. Holen Sie daher so viele Informationen wie möglich von Augenzeugen ein.

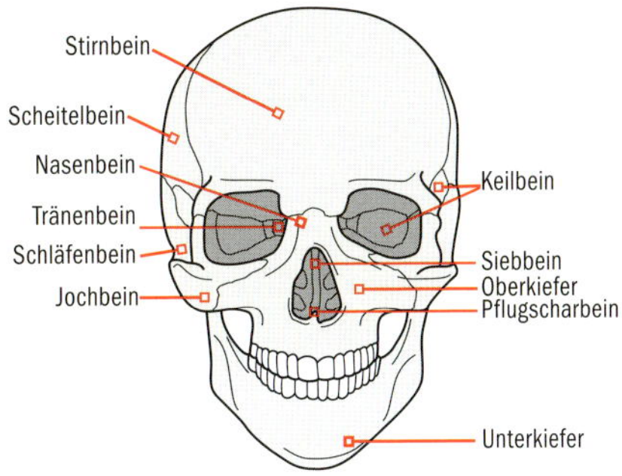

Gesichtsknochen

Wichtige Punkte der Krankengeschichte

- Wie ist der Unfall passiert?
- War der Verletzte bewusstlos? Für wie lange?
- Gibt es Atembeschwerden?
- Ist die Sicht eingeschränkt (z. B. Doppeltsehen)?

Wichtige Punkte bei der Untersuchung

Schauen: Nach Gesichtsverletzungen, einer deformierten Nase, Schwellungen, Blut Ausschau halten
Fühlen: Empfindlichkeit an Wangen, Kiefer, den Kanten der Knochenränder, Reibgeräusche
Bewegen: Bitten Sie den Verletzten, den Mund zu öffnen/schließen. Stehen die Zähne in einer Reihe? Ist der Oberkiefer locker?

2 Verletzung der HWS

Kopfverletzungen gehen häufig mit einer Wirbelsäulenverletzung einher. Auch wenn die Knochen am Hals gebrochen und instabil sind, kann das Rückenmark immer noch intakt sein. Sobald Sie Zweifel über die Art der Verletzung haben, sollten Sie die HWS fixieren (*siehe* S. 164–165).

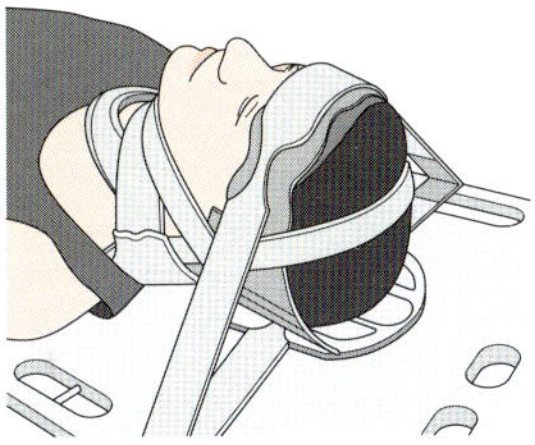
Fixieren der HWS

3 Bedrohungen für die Atemwege

Jede Fraktur der mittleren Gesichts- oder Kieferknochen stellt ein Risiko für die Luftwege dar, weil ein abgesplitterter Knochen in die Luftwege geraten und diese teilweise oder vollständig blockieren könnte.

Der Verletzte ringt vielleicht um Luft und macht scharfe/gurgelnde Geräusche beim Einatmen. Andere Symptome wie Schmerzen, Schwellungen, beidseitiges Brillenhämatom und Blut aus dem Mund können auch durch Gesichtsfrakturen verursacht werden.

Wenn der Verletzte bei Bewusstsein ist, kann er seine Atemschwierigkeiten beschreiben und Ihnen mitteilen, ob aufrecht sitzen oder nach vorn gebeugt für sie/ihn besser ist. Aufrecht und nach vorn gebeugt sitzen hilft, die Luftwege frei zu bekommen, weil der gebrochene Teil des Gesichts nach vorn »hängt«.

Ein Bruch in der Mitte des Gesichts und oberhalb des Oberkiefers kann dazu führen, dass der Oberkiefer »locker« sitzt. Prüfen Sie dies, indem Sie die oberen Schneidezähne fest greifen und vorsichtig versuchen, den Oberkiefer hinein- und rauszuschieben. Machen Sie dies nur einmal, denn eine Wiederholung kann Schmerzen, Blutungen und weitere Schwellungen verursachen.

4 Sofortige Behandlung

- Ein Verletzter mit Verdacht auf einen Knochenbruch im Gesicht muss schnellstens evakuiert werden.
- Wenn der Verletzte bei Bewusstsein ist aber Atembeschwerden hat, versuchen Sie, ihn aufrecht und nach vorn gebeugt sitzen zu lassen.
- Bringen Sie einen Bewusstlosen in die stabile Seitenlage, wenn eine Wirbelsäulenverletzung ausgeschlossen ist (*siehe* S. 162–163).
- Die Verwendung eines Rachentubus, wie ein Oropharyngealtubus (Guedel-Tubus), kann notwendig werden (*siehe* S. 159), schieben Sie ihn aber sehr vorsichtig hinein. Verwenden Sie keinen Nasopharyngealtubus (Wedel-Tubus), wenn nicht absolut sicher ausgeschlossen ist, dass ein Schädelbasisbruch oder eine Mittelgesichtsfraktur vorliegt.
- Blut in der stabilen Seitenlage aus dem Mund entleeren oder mit einem Sauger absaugen, falls vorhanden. Blut im Magen ist ein starker Auslöser für Brechreiz. Erbrochenes kann leicht in die Lunge geraten.
- Setzen Sie nicht-sedierende Schmerzmittel ein – Paracetamol, nicht-steroidale Entzündungshemmer (NSAID können Schwellungen reduzieren).
- Führen Sie eine nasogastrale (NG) Sonde nur ein, wenn sie wirklich gebraucht wird und dann auch nur, wenn eine Schädelbasisfraktur/Mittelgesichtsfraktur ausgeschlossen sind. Holen Sie ärztlichen Rat ein.
- Schlucken und kauen kann schmerzvoll und schwierig sein. Das Schließen des Mundes könnte unmöglich sein. Dann muss Flüssignahrung durch eine NG-Sonde oder einen Strohhalm gegeben werden.
- Verwenden Sie Antibiotika gegen Schnittwunden, anhaltende Blutung im Mund oder bei Fieber.

5 Komplikationen

- Nach einer Fraktur können sich Schwellungen über ein paar Tage hinweg verschlimmern. Holen Sie ärztlichen Rat ein, wenn Sie Bedenken wegen der Luftwege haben und planen Sie eine Evakuierung.
- Wenn die orale Flüssigkeitsaufnahme nicht ausreicht, rehydrieren Sie über andere Wege (*siehe* S. 170–171).
- Frakturen oder Auskugeln des Kiefer- oder Wangenknochens könnten verhindern, dass sich der Mund öffnen oder schließen lässt. Ein geöffneter blockierter Mund ist schmerzhaft und birgt Gefahren. Holen Sie ärztlichen Rat und evakuieren schnellstmöglich.
- Eine Infektion ist bei Gesichtsfrakturen ein erhebliches Risiko, da Frakturen, die im Mund, den Atemwege oder den Nebenhöhlen verlaufen, auf einem Boot nicht zu diagnostizieren sind. Jeder vermutete Bruch sollte bis zur Evakuierung mit Antibiotika behandelt werden.

6 Spezielle Gesichtsverletzungen

Schnittwunden im Gesicht und an den Lippen

Gesichtsverletzungen bluten stark und sehen schrecklich aus, bevor sie gesäubert werden. Aus kosmetischen Gründen ist Vorsicht beim Nähen, Kleben und der Verwendung von sterilem Klebeband geboten. Bei eingerissenen Lippen richten Sie die Kanten während des Nähens so genau wie möglich aus. Säubern Sie die Wunde gründlich unter Einsatz eines lokalen Betäubungsmittels (*siehe* S. 184–185). Verwenden Sie eine unterbrochene Naht mit feinstem Faden und Antibiotika für große oder verschmutzte Wunden (*siehe* S. 178).

Zungenverletzungen

Bei einem Schlag ins Gesicht können die Zähne die Zunge verletzen. Wenn im Mund Blut zu finden ist, untersuchen Sie die Zunge sorgfältig. Wenn die Verletzung der Zunge größer ist, holen Sie sich ärztlichen Rat und lassen Sie den Verletzten aufrecht sitzen, um Schwellungen zu vermeiden, die die Atemwege verlegen könnten.

Nasenbeinbruch

Bei Brüchen des Nasenbeins kommt es zu starken Blutungen, die durch festes Zudrücken des weichen Gewebes der Nase gestoppt werden können. Nach ärztlicher Beratung kann es notwendig sein, die Nase mit einem mit Adrenalin oder Vaseline getränkten Mullstreifen zu verschließen. Eine verbogene Nase kann sofort (wenn es der Verletzte zulässt) gerichtet werden, bevor es zu einer Schwellung kommt. Ein Hämatom in der Nasenscheidewand sollte unter Lokalanästhesie sorgfältig entleert werden, da das Hämatom sonst wiederum zu absterbendem Gewebe führen kann.

Brüche des Jochbeins (Maxilla)

Anzeichen & Symptome:

- □ Blaues Auge
- □ Doppeltsehen
- □ Schmerzen im Auge möglich
- □ Schwierigkeiten beim Öffnen des Mundes/Kauen
- □ »Kante« am unteren Rand der Augenhöhle

Schmerzstillende Mittel und eine schonende Ernährung reduzieren die Beschwerden. Organisieren Sie eine schnellstmögliche Evakuierung des Verletzten.

Mittelgesichtsfrakturen

Für eine solche Fraktur ist eine große Krafteinwirkung verantwortlich, daher sind weitere Verletzungen wahrscheinlich. Holen Sie sich eilig ärztlichen Rat ein und sorgen für eine schnellstmögliche Evakuierung.
Anzeichen & Symptome:

- □ Schwierigkeiten mit Luftwegen und Atmung
- □ Beidseitiges Brillenhämatom
- □ Ein lockerer Oberkiefer
- □ Ein Sprung in den Zähnen des Oberkiefers
- □ Schwierigkeiten beim Öffnen des Mundes

Beurteilen und schützen Sie die Atemwege. Dies kann bei einem bewusstlosen Patienten sehr schwierig sein und sich auf einem Boot als unmöglich erweisen, ohne spezielle Ausrüstung und sofortige qualifizierte Hilfe. Geben Sie Ihr Bestes. Andere unterstützende Behandlungen finden Sie auf S. 36–38.

Ausgerenkter Unterkiefer

Das Ausrenken kann von einem Schlag auf den Kiefer verursacht worden sein oder durch sehr weites Öffnen des Mundes – zum Beispiel beim Gähnen. Dann ist es nicht mehr möglich, den Mund zu schließen. Der Kiefer kann zu einer Seite hin verdreht sein. In diesem Fall ist nur ein Kiefergelenk ausgerenkt. Er sollte so schnell wie möglich wieder eingerenkt werden. Holen Sie ärztlichen Rat ein. Möglicherweise müssen Sie den Betroffenen sedieren, bevor er/sie sich ausreichend entspannt, dass Sie den Kiefer wieder in Position bringen können.

Gebrochener Unterkiefer

Zur Fraktur des Unterkiefers ist ein gewisser Kraftaufwand erforderlich. Schwere Frakturen können lebensbedrohlich sein. Holen Sie dringend ärztlichen Rat ein und evakuieren.
Anzeichen & Symptome:

- □ Schwierigkeiten mit Luftwegen/Atmung
- □ Deformation der Kieferlinie
- □ »Sprung« in den Zähnen des Unterkiefers
- □ Schwierigkeiten beim Öffnen des Mundes
- □ Schwellungen am Kiefer und am Kopf

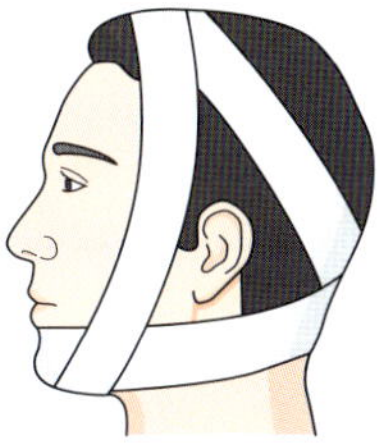

Barton-Verband
Ein Barton-Verband umläuft den Kopf dreimal, wie oben gezeigt, und ist oben gesichert.

Beurteilen und sichern Sie die Atemwege, was sich als genauso schwierig erweisen kann wie bei einer Mittelgesichtsfraktur. Der Unterkiefer kann immobilisiert werden, indem man die Zähne des Unterkiefers mit den Zähnen des Oberkiefers verbindet, aber das erfordert Geschicklichkeit und einen extrem mutigen Patienten. Ein Barton-Verband (*siehe* Abbildung oben), der weniger invasiv und einfacher ist als eine Verdrahtung des Kiefers, kann ebenfalls verwendet werden. Seien Sie darauf vorbereitet, ihn schnell abzuschneiden, wenn sich der Patient erbricht.

AUGENVERLETZUNGEN

Der Augapfel ist in seiner knöchernen Höhle relativ gut geschützt. Nur etwa 20 Prozent der Augapfeloberfläche sind sichtbar. Direkte Augenverletzungen sind daher selten, können aber möglicherweise zu einer Sehbehinderung führen. Verletzungen des Mittelgesichts und des Wangenknochens können mit Augenverletzungen in Verbindung stehen. Untersuchen Sie alle Verletzungen genau.

Brillenträger sollten idealerweise Plastikgläser tragen, um Schnittwunden durch splitterndes Glas zu vermeiden. Kontaktlinsen können auf See Probleme verursachen, insbesondere bei eisigem Wind und salzhaltiger Gischt.

Krankengeschichte

- ☐ Wie/wann wurde das Auge verletzt?
- ☐ Wie lange dauern die Symptome an?
- ☐ Könnten Fremdkörper im Auge sein?
- ☐ Schmerzt das Auge oder nicht?
- ☐ Vorherige Augen-/Sichtprobleme
- ☐ Gab es Augenoperationen zuvor (Grauer Star/Laser)?
- ☐ Kontaktlinsen oder Brille?
- ☐ Diabetes oder Glaukom?

Untersuchung

Untersuchung an einem sicheren/stabilen Ort vornehmen, z. B. in einer Koje. Der Bereich sollte gut beleuchtet sein (Kopflampe) und der Verletzte sollte mit Schmerzmitteln versorgt werden.

Schauen

- ☐ Hämatome, Schwellungen, Schnittwunden
- ☐ Fremdkörper unter dem Augenlid oder im Auge
- ☐ Pupillengröße und Reaktion auf Licht
- ☐ Gerötete Lederhaut
- ☐ Tränenfluss aus dem Auge
- ☐ Blut im Auge. Vielleicht sehen Sie Blut vor der Iris.
- ☐ Hornhaut mit einer Lupe und fluoreszierenden Augentropfen untersuchen – diese leuchten in hellblauem Licht und zeigen Abschürfungen. Zuerst Tropfen eines lokalen Betäubungsmittels (Oxybuprocain (0,5% oder 1%)) in das Auge geben.
- ☐ Unter das Augenlid schauen: Unterlid sanft nach unten ziehen; Oberlid vorsichtig umdrehen (S. 83).
- ☐ Vergleichen Sie beide Seiten.

Fühlen

- ☐ Einkerbungen im Knochen um den Rand der Augenhöhle (Orbit) herum
- ☐ Zur Prüfung des Augeninnendrucks die Festigkeit des Augapfels (sanft) ertasten

Bewegen

- ☐ Den Verletzten bitten, auf Ihren Finger in 30 cm Abstand zu sehen.
- ☐ Finger langsam hoch/runter und nach links/rechts bewegen, ohne dass der Kopf mitgeht.
- ☐ Nach Doppeltsichtigkeit fragen und genau auf die Augenbewegungen achten.
- ☐ Dokumentieren Sie jeden Schmerz.

Sehschärfe

- ☐ Den Verletzten fragen, ob er normal scharf sehen kann
- ☐ Sehschärfe mit einem kleingedruckten Text in normalem Abstand prüfen

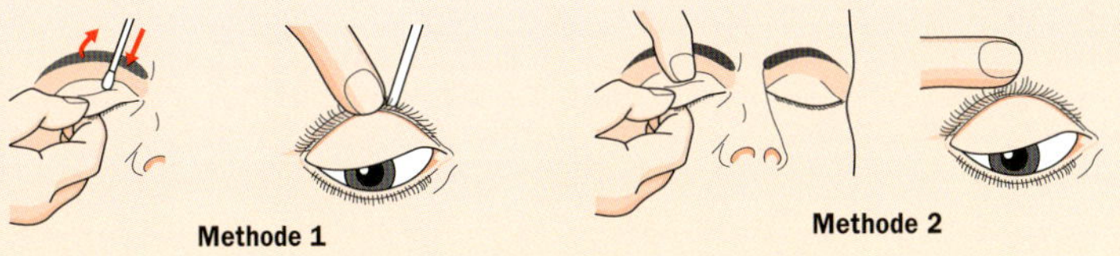

Unter das Oberlid schauen. Entweder mit einem Wattestäbchen (Methode 1) oder dem Finger (Methode 2) das Oberlid zurückrollen.

Sofortige Behandlung

Bei Beeinträchtigungen des Sehvermögens aufgrund von penetrierenden Verletzungen und bei chemischen Verbrennungen oder wenn Sie besorgt sind, sollten Sie einen Arzt aufsuchen. Schauen Sie nach anderen Gesichtsverletzungen (*siehe* S. 78).

Schmerzen lindern

Oral	Weitere Verletzungen können aufgetreten sein, und der Verletzte muss sich wohlfühlen, damit die Untersuchung möglich ist.
Im Auge	Oxybuprocain (0,5% oder 1%) Augentropfen zur lokalen Betäubung, einige Tropfen in jedes Unterlid. Der betäubende Effekt wird circa bis zu einer Stunde anhalten. Das Auge abdecken, wenn es nach der Untersuchung noch schmerzhaft ist.

Antibiotika Im Zweifelsfall Antibiotika-Tropfen oder Salbe anwenden. Tropfen sind einfacher anzuwenden, Salbe hält länger, befeuchtet das Auge, stört aber die Sicht. Chloramphenicol ist das übliche Breitbandantibiotikum für die Augen. Bei penetrierenden Verletzungen und wenn sich Blut oder Fremdkörper im Auge befinden, verwenden Sie auch orale Antibiotika.

Augenklappe Durch die Abdeckung wird der Schmerz im Auge reduziert. Keinen übermäßigen Druck ausüben und nicht beide Augen gleichzeitig abdecken, außer es ist notwendig. Die Augenlider müssen geschlossen sein, besonders dann, wenn das Auge betäubt ist. Die Abdeckung könnte ein geöffnetes Auge zerkratzen.

Fremdkörper Sichtbare Fremdkörper sofort durch Ausspülen mit steriler Kochsalzlösung oder Wasser oder durch sanften Einsatz eines Wattestäbchens entfernen.

Chemikalien Schnellstmöglich nach dem Unfall mit reichlich sterilem Wasser oder normaler Kochsalzlösung spülen. Benutzen Sie einen Plastikbeutel mit einem kleinen Loch darin. Mindestens 10 Minuten oder, wenn es sich bei der Chemikalie um Lauge handelt, mindestens 30 Minuten lang fortsetzen.

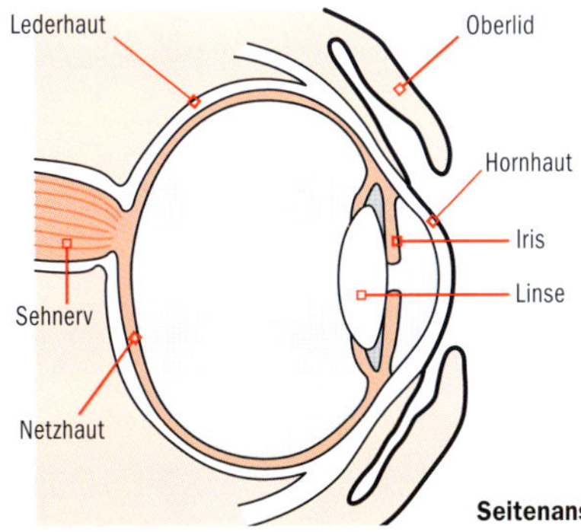

Seitenansicht Auge

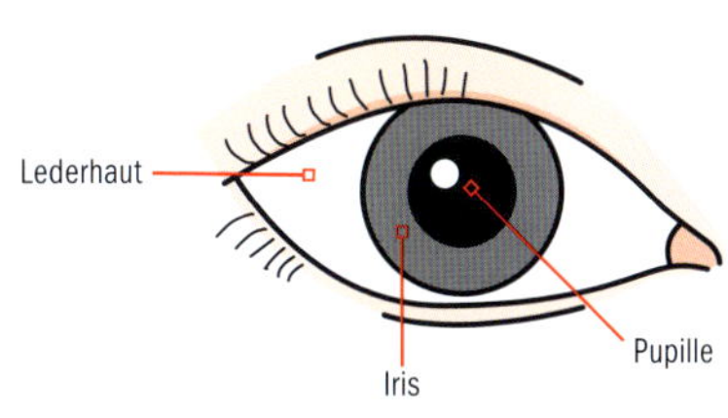

Vorderansicht Auge

Spezielle Augenprobleme

Schnittverletzung am Augenlid

- Eine ernsthafte Verletzung, meist von Verletzungen des eigentlichen Auges begleitet.
- Bei permanent geöffnetem Auge sind Verletzungen der Hornhaut und Infektionen wahrscheinlich.
- Holen Sie bezüglich der Behandlung ärztlichen Rat ein.

Anzeichen & Symptome

- Auge nach dem Einbringen der betäubenden Tropfen untersuchen
- Gründlich nach anderen Verletzungen suchen, insbesondere wenn große Kräfte gewirkt haben
- Nach Fremdkörpern im Auge und unter dem Augenlid suchen
- Besonders vorsichtig sein, wenn der Rand des Lids verletzt ist

Behandlung

- Festen aber sanften Druck zum Stoppen der Blutung ausüben
- Entfernen Sie die Fremdkörper
- Antibiotische Salbe oder Tropfen und orales Breitbandantibiotikum zur Bekämpfung der Entzündung
- Holen Sie sich ärztlichen Beistand, wenn Sie die Verletzung selbst operieren wollen
- Auge abdecken und künstliche Tränenflüssigkeit geben, wenn das Auge nicht ganz geschlossen ist

Hornhautablösung

Hornhautablösungen werden durch Fremdkörper auf der Augenoberfläche, Gegenstände, die auf das offene Auge treffen, oder mangelnde Pflege bei einem betäubten Auge verursacht.

Anzeichen & Symptome

- Schmerzen im Auge
- Es fühlt sich nach einem Fremdkörper im Auge an
- Mit einem Vergrößerungsglas und fluoreszierenden Tropfen kann man unter blauem Licht die Ablösung sehen

Behandlung

- Spülen Sie verbleibende Fremdkörper aus
- Geben Sie lokale Betäubungstropfen gegen die Schmerzen
- Bei begleitenden Kopfschmerzen geben Sie orale Schmerzmittel
- Mit antibiotischen Salben oder Tropfen befeuchten Sie das Auge und mildern die Ablösung
- Bei starken Schmerzen decken Sie das Auge ab

Fremdkörper

Der Fremdkörper kann sich unter den Lidern befinden oder kann sogar in den Augapfel selbst eingedrungen sein (*siehe* »penetrierende Augenverletzung« weiter unten)

Anzeichen & Symptome

- Mechanismus der Verletzung?
- Auge nach Einbringen der betäubenden und fluoreszierenden Tropfen untersuchen (*siehe* S. 117)
- Schauen Sie unter das Ober- und Unterlid (*siehe* S. 82–83)
- Das Auge wird viel Tränenflüssigkeit produzieren

Behandlung

- Schmerzlinderung mit lokal betäubenden Augentropfen
- Sichtbare Fremdkörper mit dem (sauberen) Finger oder einem Wattestäbchen entfernen
- Auge mit sterilem Wasser oder normaler Kochsalzlösung spülen. Wenn Sie keine Spritze haben, eine saubere Plastiktüte mit einem kleinen Loch darin benutzen. Falls Sie normales Wasser nehmen müssen, kochen Sie es ab und lassen es vollständig abkühlen
- Antibiotische Salben/Tropfen zur Beruhigung und Befeuchtung des Auges

Chemische Verbrennung

- Verbrennungen mit basischen Chemikalien sind meist schlimmer als solche mit Säuren.
- Bei allen Verätzungen ist ärztlicher Rat so schnell wie möglich erforderlich.
- Identifizieren Sie, welche Chemikalie beteiligt war (z. B. Batteriesäure).

Anzeichen & Symptome	Behandlung
□ Gerötetes, schmerzendes Auge □ Nach chemischen Verbrennungen im Gesicht schauen □ Die Sicht kann unscharf sein □ Es können ein oder beide Augen betroffen sein	□ Augen sofort spülen, bevor die Chemikalie in die Augen gelangt □ Sauberes Wasser/Kochsalzlösung verwenden, (vorzugsweise steril) □ Mindestens 30 Minuten oder länger spülen □ Antibiotische Salbe zur Befeuchtung und Beruhigung (auch künstliche Tränen benutzen) □ Bei großen Schmerzen lokal betäubende Tropfen verwenden

Nicht-penetrierende Augenverletzung

- Ein stumpfer Schlag auf das Gesicht, kann andere Gesichtsverletzungen verursacht haben.
- Der schwächste Punkt der Augenhöhle ist der Boden (unter dem Auge). Er könnte sich in den Raum (Nebenhöhle) darunter öffnen.

Anzeichen & Symptome	Behandlung
□ Mechanismus der Verletzung? □ Blaues Auge, Schwellungen, Hämatom □ Schmerzen bei Augenbewegung □ Verletzung des Auges □ Augapfel sieht versunken aus □ Mit anderer Seite vergleichen □ Nach anderen Verletzungen suchen	□ Auge gründlich untersuchen, bevor eine Schwellung verhindert, dass es sich öffnen kann □ Andere Verletzungen behandeln □ Bei Schmerzen evtl. lokal betäubende/antibiotische Tropfen geben □ Auge mit Klappe verdecken, wenn Doppelsichtigkeit beunruhigt □ Schwellungen/Hämatome evtl. mit Kühlakkus kühlen

Penetrierende Augenverletzung

- Die Verletzung mag offensichtlich sein, ist aber bei kleinen Objekten, die durch die Hornhaut eindringen, schwer zu erkennen – jedes Loch schließt sich schnell.
- Die beim Unfall beteiligte Energie ist wichtig. Metallfragmente, die mit hoher Geschwindigkeit auftreffen, dringen wahrscheinlich in den Augapfel ein.
- Sofort ärztliche Hilfe holen – da das Sehvermögen gefährdet sein kann.

Anzeichen & Symptome	Behandlung
□ Mechanismus der Verletzung? □ Schmerzendes gerötetes Auge □ Unregelmäßige Pupille □ Abnehmendes Sehvermögen □ Sichtbares Objekt in/hinter der Hornhaut □ Schnitt in der Horn-/Lederhaut □ Weicher Augapfel □ Austretende Augenflüssigkeit	□ Entfernen Sie keine Gegenstände, die im Augapfel stecken □ Verhindern Sie das tiefere Eindringen des Objekts □ Antibiotische Salben/Tropfen □ Lokal betäubende Tropfen □ Orale Gabe von Breitband-Antibiotikum □ Augenklappe mit Abstandhalter, damit der eingedrungene Gegenstand sich nicht bewegt. □ Sofort ärztliche Hilfe holen

BRUSTKORBVERLETZUNGEN

Auf See sind Brustverletzungen meist stumpfe Traumata, die durch das Fallen auf Objekte verursacht werden. Beachten Sie, dass etwa 50 Prozent der Verletzungen unter Deck passieren, z. B. durch das Fallen auf Tischkanten. Penetrierende Brustverletzungen sind selten und dann aber meist schwerwiegender.

Starke Blutergüsse an der Brustwand sind von gebrochenen Rippen nicht zu unterscheiden. Beide sind körperlich schwer beeinträchtigend und werden in ähnlicher Weise behandelt. Die größte Sorge bei einer Brustkorbverletzung ist jedoch, dass die Lunge oder das Herz betroffen sein könnten. Vorerkrankungen der Lunge oder des Herzens erschweren das Problem.

Schweregrad bewerten

- ☐ Krankengeschichte
- ☐ Untersuchung

Kollaps? → 1 → **Bewusstlos?**

Wiederbelebungs-ABCDE
siehe S. 32

2 → **Verletzung der HWS?**
Wenn Verletzung an oberer Brustkorbwand

Anzeichen für schwere Verletzung des Brustraums (ärztlichen Rat holen) → 3

- ☐ Atembeschwerden, blau angelaufen
- ☐ Hohe Atemfrequenz (>30)
- ☐ Penetrierende Wunde in der Brust
- ☐ Blutiger Auswurf beim Husten
- ☐ Fehlende Brustkorbbewegung auf einer Seite beim Atmen
- ☐ Starke Schmerzen

Behandlung → 4

- ☐ ABCDE-Beurteilung (O_2, wenn verfügbar)
- ☐ Bei Schock kann Spannungspneumothorax oder Blutung der Grund sein – Dekompression der Brust kann erforderlich sein
- ☐ Ein Loch mit »Sauggeräusch« in der Brust sofort verschließen, nötigenfalls mit der Hand
- ☐ Verletzte Person bequem und aufrecht lagern
- ☐ Venenzugang legen und evtl. Flüssigkeit geben
- ☐ Schmerzlinderung, um Husten zu ermöglichen
- ☐ Antibiotika bei penetrierender Wunde

Komplikationen → 5

- ☐ Schmerzbedingte Unfähigkeit zu husten
- ☐ Lungenentzündung
- ☐ Verstopfung der Thoraxdrainage
- ☐ Verletzungen im Bauchraum wg. gebrochener Rippe (Milz, Leber)

Spezielle Verletzungen des Brustkorbs 6

Überwachung fortsetzen →

- ☐ Puls
- ☐ Atemfrequenz
- ☐ Blutdruck
- ☐ Temperatur
- ☐ Urinausscheidung
- ☐ Thoraxdrainage

AUF VERSCHLECHTERUNG ACHTEN

Früh ärztlichen Rat holen

1 Krankengeschichte & Untersuchung

- Beurteilung nach ABCDE-Schema (*siehe* S. 32) hat absoluten Vorrang.
- Achten Sie besonders auf den Hals, wenn es eine Verletzung im oberen Bereich der Brustwand gibt.
- Blaugefärbte Haut um den Mund ist ein sehr schlechtes Zeichen. Holen Sie sofort ärztliche Hilfe.
- Achten Sie auf Atembeschwerden, Puls und Blutdruck.
- Holen Sie sich von Augenzeugen so viel Informationen wie möglich über das Geschehene.

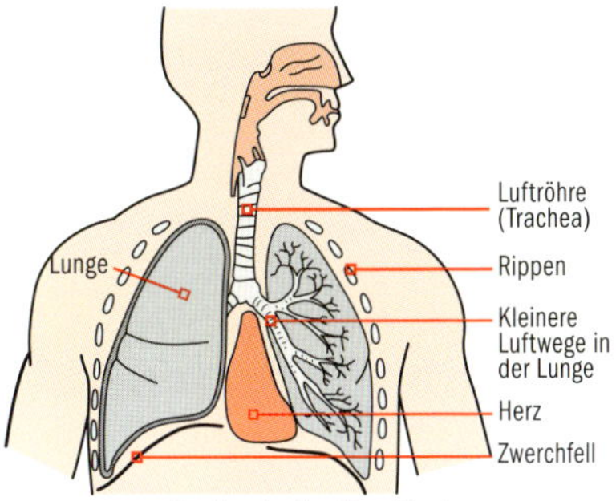

Anatomie des Brustkorbs

Wichtige Punkte der Krankengeschichte

- Wie ist der Unfall passiert (Mechanismus der Verletzung)?
- Kurzatmigkeit
- Schmerzen im Brustraum
  - Wo sind diese?
  - Wodurch werden sie schlechter/besser?
- Hustet der Patient Blut, Schleim?
- Gibt es Vorerkrankungen von Lunge/Herz (Asthma/Bronchitis)?
- Andere Verletzungen?

Wichtige Punkte bei der Untersuchung

Schauen
- Aussehen des Verletzten (blau/weiß)
- Offensichtliche Brustkorbverletzungen
- Achten Sie auf unterschiedliche Bewegungen der Brustwand auf jeder Seite

Fühlen
- Brustwand ist empfindlich
- Lage der Trachea (Luftröhre)

Hören
- Scharfe/gurgelnde Atemgeräusche
- Atemgeräusche in der Brust (mit Stethoskop)

Dokumentieren
Atemfrequenz/Vitalzeichen

2 Verletzung der HWS

Verletzungen an der oberen Brustwand können mit einer Verletzung der HWS einhergehen. Die Knochen am Hals könnten gebrochen und instabil sein, trotzdem könnte das Rückenmark noch intakt sein. Sobald Sie Zweifel haben, sollten Sie die HWS mit einer festen HWS-Schiene und einem Rückenbrett fixieren (*siehe* S. 164–165).

3 Anzeichen für schwere Brustraumverletzung

- Der Verletzte kann Atembeschwerden und eine hohe Atemfrequenz haben.
- Niedriger Blutdruck kann durch Blutverlust in den Brustraum (Hämothorax) oder durch komprimierte Luft im Brustraum verursacht werden, die die Lunge, das Herz und die Blutgefäße zusammendrückt (*siehe* Spannungspneumothorax, S. 88–89).
- Jede penetrierende Wunde in die Brust ist ernst und kann die Lunge, das Herz, die Blutgefäße oder sogar die Organe im Bauchraum beschädigt haben.
- Hustet der Patient Blut, ist dies ein Hinweis auf eine Verletzung der Lunge und Blutgefäße.
- Fehlt auf einer Seite der Brust im Vergleich zur anderen die Atembewegung, funktioniert eine Seite nicht richtig, vielleicht auf Grund von Blut oder Luft im Brustraum. Die Luftröhre, die sich in der Mitte befinden sollte, kann dann zur anderen Seite verschoben sein.
- Schmerzen sind subjektiv: Ein ruhiger Patient kann tatsächlich schwere Verletzungen haben.

4 Sofortige Behandlung

Wenn der Verletzte offensichtliche Atembeschwerden oder blaue Lippen oder Finger hat, suchen Sie sofort einen Arzt auf und veranlassen Sie nach Möglichkeit eine sofortige Evakuierung. Geben Sie Sauerstoff, wenn verfügbar.

Brust-Dekompression Bei Verdacht auf Pneumothorax oder Hämothorax kann eine dringende Dekompression erforderlich sein (*siehe* unten und *siehe* S. 180).

Brustwunde mit Sauggeräuschen Sie sollte dringend, evtl. mit einer behandschuhten Hand, verschlossen werden, bis eine korrekte Abdichtung erreicht werden kann (*siehe* S. 178–179).

Lagerung Grundsätzlich arbeitet die Lunge in einer aufrechten Haltung besser. Es ist evtl. bequemer, aber der Verletzte sollte fixiert werden, damit er trotz des rollenden Bootes aufrecht sitzen bleibt.

IV-Flüssigkeit Ist notwendig, wenn die Brustverletzung schwerwiegend ist oder der Blutdruck sinkt. Holen Sie bezüglich der Menge der Flüssigkeit ärztlichen Rat ein.

Schmerzbehandlung Husten/tiefe Atemzüge können evtl. wegen der Schmerzen nicht möglich sein. Normales Paracetamol, NSAID und Tramadol könnten zeitgleich gegeben werden müssen. Zur ausreichenden Schmerzkontrolle müssen evtl. Morphine gegeben werden – zuvor ärztlichen Rat holen.

Antibiotika Bei jeder penetrierenden, offenen Brustwunde sollten Antibiotika gegeben werden, oder bei Fieber und Abhusten von grünem Schleim.

5 Komplikationen

Husten Eine schmerzbedingte Unfähigkeit zu husten ist ernst. Sekret und Blut sammelt sich in der Lunge, wodurch Infektionen entstehen und das Atmen schwerer wird. Der Verletzte muss ermutigt werden, tief ein- und auszuatmen und mindestens einmal pro Stunde gründlich abzuhusten. Stützen Sie hierbei die beschädigten Rippen mit der Hand ab.

Lungenentzündung Bei Anzeichen auf eine Lungenentzündung (Fieber und/oder gelb-grünlicher Schleim) sollten sofort Antibiotika gegeben werden.

Blockierte Thoraxdrainage Wenn eine Thoraxdrainage gelegt wurde, muss der Verletzte sehr gründlich überwacht werden. Thoraxdrainagen blockieren leicht, besonders wenn sich Blut im Brustraum befindet. Der Druck in der Brust kann wieder ansteigen, wodurch der Verletzte eventuell kollabiert. Spülen Sie die Drainage mit einer Spritze und steriler Kochsalzlösung oder Wasser.

Verletzung des Bauchraums Die unteren Rippen liegen über dem oberen Bauchraum und eine Fraktur dieser Rippen kann die Leber, die Milz und andere Organe verletzen.

6 Spezielle Verletzungen des Brustkorbs

Pneumothorax

Dieses Problem entsteht, wenn Luft von außen in die Lungen eindringt. Dies kann spontan auftreten oder durch eine stumpfe Verletzung, bei der die Lunge »platzt«, eine gebrochene Rippe, die die Lunge durchbohrt, oder eine penetrierende Wunde in der Brust verursacht werden. Ist die Luftmenge klein, hat sie wenig oder gar keine Auswirkung auf den Kreislauf, nur das Atmen wird etwas schwerer. Ist die Menge sehr groß, kann die Lunge und das Herz »kollabieren« (»Spannungspneumothorax«). Die Brust muss sofort dekomprimiert werden.

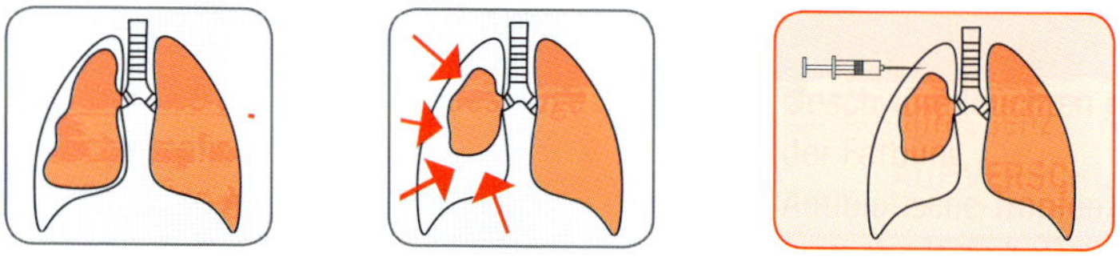

Kleiner Pneumothorax Luft sammelt sich zwischen Lunge und Brustkorb

Spannungspneumothorax Luft sammelt sich und drückt die Lunge/das Herz zusammen

Sofortige Behandlung Nadel einstechen und dekomprimieren.

Anzeichen & Symptome	Behandlung
□ Atembeschwerden □ Niedriger Blutdruck □ Die Seite des Brustkorbs, die sich bei der Atmung nicht bewegt (evtl. schwierig auszumachen), enthält die Luft □ Die Luftröhre kann zu der Seite verschoben sein, auf der die Luft nicht eingedrungen ist □ Die Seite mit dem Lufteinschluss hat reduzierte Atemgeräusche	□ Führen Sie sofort auf der betroffenen Seite in der oberen Brustkorbhälfte eine Nadel oder Kanüle zwischen die Rippen ein (*siehe* S. 180). □ Evtl. ist ein Zischen der entweichenden Luft zu hören, wenn die Nadel in die Brust eindringt □ Setzen Sie eine Thoraxdrainage ein, falls vorhanden (*siehe* S. 181–182)

Hämothorax

Schäden an den Rippen oder Blutgefäßen in der Brust können zu Blutungen führen, und das Blut kann sich im Inneren der Brust ansammeln. Eine beträchtliche Menge an Blut (über 2 l) kann sich ansammeln, was dazu führt, dass der Verletzte einen Schock erleidet und die Lunge komprimiert wird.

Anzeichen & Symptome	Behandlung
□ Atembeschwerden □ Der Verletzte kann einen Schock erleiden (niedriger Blutdruck) □ Schwache Atemgeräusche auf der betroffenen Seite	□ Wenn Sie einen Hämothorax vermuten, holen Sie ärztlichen Rat □ Legen Sie einen Venenzugang und geben Flüssigkeit □ Legen Sie eine Thoraxdrainage, falls vorhanden

Brustwunde mit Sauggeräuschen

Eine solche Brustwunde kann zu einer Verschlechterung der Lungenfunktion führen und es kann auch zu Blutungen in der Brust kommen, die nach außen nicht sichtbar sind.

Anzeichen & Symptome	Behandlung
□ Der Betroffene kann beunruhigt sein, mit der Atmung kämpfen, blaue Lippen haben, niedrigen Blutdruck haben. □ Hörbares Zischen/Gurgeln von Luft durch die Brustwunde beim Atmen □ Scharfe Atemgeräusche auf der betr. Seite	□ Das Loch sofort mit einem Verband abdecken (dabei eine der vier Seiten nicht verschließen) oder mit einer behandschuhten Hand □ Führen Sie eine Thoraxdrainage durch das Loch ein, wenn möglich (*siehe* S. 181–182) □ Ärztlichen Rat einholen

Gebrochene Rippen und Brustwandprellung

Starke Prellungen und Rippenbrüche sind auf einem Boot nicht zu unterscheiden, aber beide erfordern Ruhe und eine Schmerzlinderung. Gebrochene Rippen benötigen bis zu 6 Wochen für die Heilung.

Anzeichen & Symptome	Behandlung
□ Brustwand schmerzempfindlich auf einer Seite □ Schmerzen auf der Seite der Fraktur, wenn Druck auf Mitte des Brustkorbs ausgeübt wird (vorsichtig sein) □ Evtl. spürt man, dass die Enden des gebrochenen Knochens gegeneinander reiben □ Ein Abschnitt der Brustwand kann sich einstatt auswärts bewegen, wenn der Verletzte atmet (ein »Schlegel«-Segment).	□ Schmerzmittel, um dem Patienten tiefe Atemzüge und Husten zu ermöglichen □ Wenn eine Flatterbrust (Schlegel-Segment) vermutet wird, geben Sie Sauerstoff und holen Sie ärztlichen Rat ein. □ Legen Sie keinen festen Verband um die Brust □ In einer Koje bequem lagern, aber mobilisieren, sobald es die Umstände zulassen

BAUCHRAUMVERLETZUNGEN

Verletzung der Organe im Bauchraum zeigen vielleicht am Anfang keine Symptome und könnten wegen anderer Verletzungen übersehen werden. Die wichtigsten Bauchverletzungen sind Perforation des Darms, Prellungen der inneren Organe und innere Blutungen (oft Risse in Leber und Milz). Diese Verletzungen können zu Infektionen und Schock führen, was zur Folge haben kann, dass der Darm nicht mehr arbeitet. Die Nieren sind ziemlich gut geschützt, sie können aber durch penetrierende Verletzungen oder einen schweren Schlag in die Seite beschädigt werden.

Schweregrad bewerten
- ☐ Krankengeschichte
- ☐ Untersuchung

Kollaps? 1 Bewusstlos? → **Wiederbelebungs-ABCDE** *siehe* S. 32 → **Ablenkende Verletzung?** Lassen Sie mögliche Bauchraumverletzungen nicht außer Acht

Anzeichen für schwere Bauchraumverletzungen (ärztlichen Rat holen) 2 →
- ☐ Starke Bauchschmerzen
- ☐ Bluterguss oder penetrierende/offene Wunde
- ☐ Aufgeblähter Bauch
- ☐ Harter, empfindlicher Bauch
- ☐ Verletzter im Schock-Zustand ohne ersichtliche Wunde
- ☐ Blut im Urin

Behandlung 3 →
- ☐ ABCDE-Beurteilung (O_2, wenn verfügbar)
- ☐ Venenzugang legen und evtl. Flüssigkeit geben
- ☐ Schmerzmittel
- ☐ Medikament gegen Übelkeit (Dimenhydrinat)
- ☐ Evtl. nasogastrale Sonde (NG) legen
- ☐ Penetrierende Wunde vorsichtig untersuchen (vorher ärztlichen Rat holen)
- ☐ Decken Sie den austretenden Darm mit einer warmen, feuchten, sterile Gaze ab
- ☐ Bei offenen Wunden/Fieber Antibiotika geben

Komplikationen 4 →
- ☐ Schock wegen Blutverlust oder Infektion
- ☐ Systemische Infektion
- ☐ Schwindel/Erbrechen (Blut/grüner Schleim)
- ☐ Dauerhaft Blut im Urin
- ☐ Mangelnde Flüssigkeitszufuhr/Ernährung

Spezielle Verletzungen des Bauchraums 5

Überwachung fortsetzen →
- ☐ Puls
- ☐ Atemfrequenz
- ☐ Blutdruck
- ☐ Temperatur
- ☐ Urinausscheidung
- ☐ Bauchraum

AUF VERSCHLECHTERUNG ACHTEN

Früh ärztlichen Rat holen

1 Krankengeschichte & Untersuchung

- Innere Verletzungen können zunächst verborgen bleiben, daher muss der Patient häufig kontrolliert werden, wenn es ihm schlecht geht.
- Denken Sie daran, sich den Rücken des Verletzten anzugucken.
- Penetrierende Verletzungen im Brustkorb unterhalb der Brustwarzen können in den Bauchraum eindringen.
- Frakturen der unteren Rippen können die Milz/Leber verletzen.

Wichtige Punkte der Krankengeschichte

- Wie ist der Unfall passiert (Mechanismus der Verletzung)?
- Lage/Stärke der Schmerzen?
- Übelkeit, Erbrechen?
- Blut/Galle im Erbrochenen?
- Blut im Stuhl (rot oder teer-schwarz) oder Urin (rot oder leicht pink)?

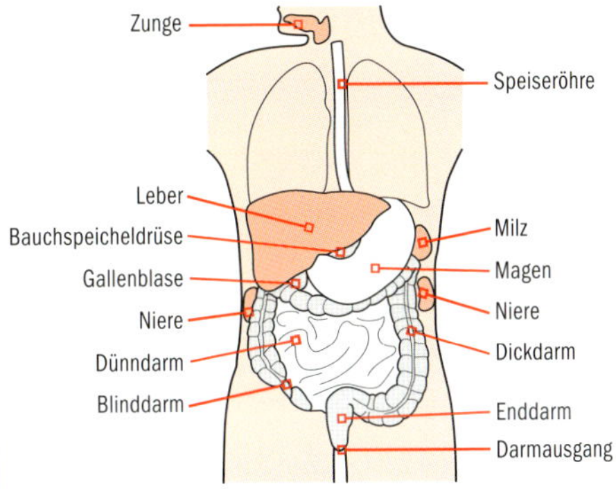

Organe des Bauchraums

Wichtige Punkte bei der Untersuchung

Schauen
- Wunden oder Blutergüsse im Bauchraum (auch auf dem Rücken nachsehen)
- Aufblähung des Bauchs
- Alte Operationsnarben (Blinddarm, Hernie)

Fühlen
- Jegliche Unregelmäßigkeit im Bauchraum
- Schmerzempfindlichkeit, Verhärtung

Hören
- Darmgeräusche (oberhalb der unteren rechten Seite)

Dokumentieren Auf einer Abbildung des Bauchraums

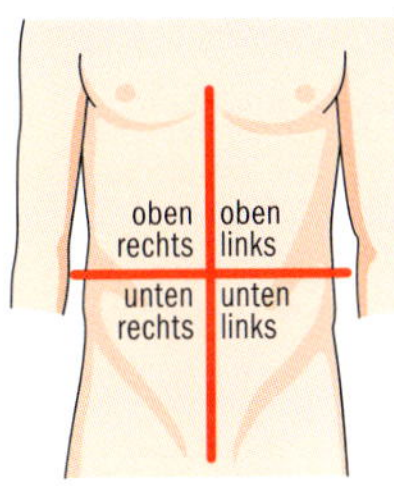

Quadranten des Bauchraums

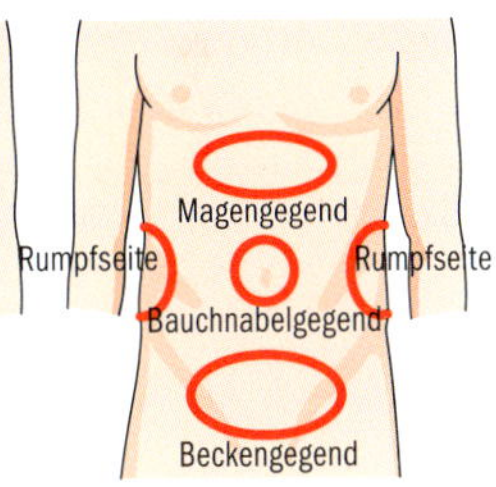

Bereiche des Bauchraums

2 Anzeichen für schwere Bauchraumverletzungen

- Blutverlust und Schmerzen können zu Kaltschweißigkeit führen.
- Ein harter, angespannter Bauch ist ein Anzeichen für eine ernsthafte Verletzung.
- Jede penetrierende Wunde ist ernst und kann innere Organe verletzt haben.
- Die Lage und Stärke der Schmerzen geben einen Hinweis darauf, welches Organ verletzt sein könnte (*siehe* Abb. oben) und wie schwer die Verletzung sein kann. Bedenken Sie, dass Menschen unterschiedlich schmerzempfindlich sind und dass die Lage der Schmerzen irreführend sein kann. Bei Zweifeln überwachen Sie den Verletzten engmaschig und achten auf Anzeichen für eine Verschlechterung.
- Prellungen im Bauchbereich können zunächst schwer zu erkennen sein. Im Zweifelsfall kontrollieren Sie den Verletzten stündlich oder öfter. Untersuchen Sie auch den Rücken auf penetrierende Wunden und Prellungen. Prellungen an der Rumpfseite könnten auf eine Nierenverletzung hinweisen.
- Der Bauchraum kann zunächst normal aussehen und sich dann nach ein paar Stunden aufblähen.
- Darmgeräusche (von Gasen/Flüssigkeiten) kann man mit einem Stethoskop hören. Wenn der Darm aufhört zu arbeiten, gibt es keine Darmgeräusche mehr, und Stille kann ein Anzeichen für eine ernsthafte Verletzung sein.

3 Sofortige Behandlung

IV-Flüssigkeit Erleidet der Verletzte einen Schock, wird die Gabe von Flüssigkeit notwendig. Holen Sie bezüglich der Art und Menge der Flüssigkeit ärztlichen Rat ein. Legen Sie unmittelbar nach der Beurteilung des Patienten eine Infusionskanüle (*siehe* S. 172), bevor sich der Schock manifestiert.

Schmerzmittel Paracetamol, Tramadol und sogar Morphium sollten verwendet werden, um den Schmerz zu kontrollieren. Vermeiden Sie NSAID zunächst wegen möglicher Komplikationen wie Blutungen oder Darmperforationen.

Medikamente gegen Übelkeit Erbrechen, das insbesondere bei starken Schmerzen und bei Verwendung von Morphium auftreten kann, sollte unbedingt mit Medikamenten verhindert werden. Seekrankheit zum Zeitpunkt des Unfalls kann das Problem verschärfen. Der Notfallkoffer sollte verschiedene Medikamente gegen Übelkeit/Schwindel enthalten. Hinsichtlich der Sorte und der Reihenfolge der Medikamente sollte ärztlicher Rat eingeholt werden (*siehe* S. 147).

Nasogastrale Sonde (NG) Eine Magensonde kann notwendig werden. Bauchverletzungen können den Darm daran hindern, richtig zu funktionieren, weshalb er sich mit Magensaft füllen kann, sich ausdehnt und den Verletzten dann krank macht. Eine NG-Sonde mit einem Drainage-Beutel (*siehe* S. 186) ermöglicht dem Magen, seinen Inhalt in den Beutel zu entleeren, wodurch einer Aufblähung, Schmerzen und einer Erkrankung vorgebeugt werden kann. Holen Sie zunächst ärztlichen Rat ein.

Penetrierende Wunden Wunden dieser Art sind lebensbedrohlich. Holen Sie sich sofort ärztliche Unterstützung. Die Wunde sollte vorsichtig auf Fremdkörper untersucht werden, und zwar nur unter ärztlicher Begleitung. Vorstehende Fremdkörper sollten nicht entfernt werden, da die Blutung dadurch verstärkt werden könnte. Die Wunde sollte so gut wie möglich gesäubert, mit einem sterilen Verband abgedeckt und täglich untersucht bzw. neu verbunden werden, bis die Evakuierung erfolgt. Ausfluss oder schlechter Geruch aus der Wunde deuten u. a. auf eine sich ausbreitende Infektion hin. Holen Sie sofort ärztliche Hilfe.

Austretender Darm Eine Verletzung mit austretendem Darm ist sowohl schwerwiegend als auch beunruhigend. Nachdem Sie den Verunfallten an einen sicheren Ort gebracht haben, bedecken Sie den Darm mit warmer, steriler, feuchter Gaze. Holen Sie sofort ärztliche Hilfe.

Antibiotika Jede penetrierende Wunde erfordert Antibiotika, ebenso wie jede stumpfe Verletzung, wenn der Verletzte Fieber hat.

4 Komplikationen

Schock Blutverlust und eine sich ausbreitende Infektion können einen Schock-Zustand verursachen. Beide Szenarien sind sehr ernst und der Patient benötigt Flüssigkeit, um den Verlust zu ersetzen. Erleidet der Verletzte einen Schock, ist die IV-Gabe von Flüssigkeit vorzuziehen.

Infektion Eine Infektion kann nach einer penetrierenden/stumpfen Verletzung des Bauches oft erst Tage später auftreten. Möglicherweise ist der Darm selbst perforiert. Antibiotika sollten bei allen penetrierenden Wunden und nach stumpfen Verletzungen zum Einsatz kommen, wenn beim Verletzten die Temperatur steigt oder er Anzeichen einer Peritonitis zeigt.

Übelkeit & Erbrechen Beides kann Stunden oder Tage nach der Verletzung einsetzen und ein Anzeichen für eine Verschlechterung sein. Legen Sie eine Magensonde, wenn noch keine gelegt wurde, und geben Sie Medikamente gegen die Übelkeit durch die Sonde. Untersuchen Sie den Bauch auf zunehmende Aufblähung, Schmerzempfindlichkeit oder zu ertastende Veränderungen. Der Betroffene sollte nichts oral zu sich nehmen.

Blut im Urin Blut im Urin kann ein Anzeichen für die Verletzung einer oder beider Nieren, des Gangs von der Niere zur Blase (Harnleiter), der Blase selbst oder des Gangs von der Blase nach außen (Harnröhre) sein. Auf See ist es nicht möglich, genau herauszufinden, woher das Blut kommt, aber es besteht die Gefahr, dass das Blut in der Blase gerinnt und der Verletzte nicht mehr wasserlassen kann. Holen Sie sich ärztlichen Rat bevor Sie einen Katheter legen, weil dies die Sache verschlimmern könnte. Ein ständiger Blutverlust über mehrere Tage kann ein Absinken des Blutdrucks zur Folge haben und der Verletzte wird anämisch. Ersetzen Sie die Flüssigkeit und organisieren dringend die Evakuierung.

Flüssigkeitszufuhr & Ernährung Beide sollten beibehalten werden, kann aber schwierig sein, wenn der Verletzte einen aufgeblähten, schmerzhaften Bauch hat und erbricht; IV-Flüssigkeiten können erforderlich sein. Es ist auch möglich, Flüssigkeit über ein Darmrohr (*siehe* S. 188) zu geben, aber das ist nicht einfach und die Aufnahme ist nur begrenzt. Der Verletzte benötigt nach der ersten Reanimation möglicherweise mehr als 3 Liter pro Tag. Auf einem Boot ist der Vorrat an IV-Flüssigkeit schnell aufgebraucht. Andere Boote in der Nähe könnten mehr Vorräte mit sich führen. Sie sollten sich dort Nachschub besorgen. Die Überwachung der Urinausscheidung gibt eine gute Übersicht über den Zustand der Hydratation und ob mehr Flüssigkeit benötigt wird. Ein Blasenkatheter kann notwendig werden. Eine Urinmenge von ca. 0,5–1 ml pro Kilogramm Körpergewicht pro Stunde sollte das Ziel sein. Holen Sie bezüglich der Auffüllung des Flüssigkeitshaushaltes und der benötigten Menge ärztlichen Rat ein.

4 Schmerzpunkte im Hinblick auf Organverletzungen

Dies ist ein allgemeiner Leitfaden, der den Ort der Verletzung oder der maximalen Schmerzempfindlichkeit mit dem verletzten inneren Organe in Verbindung bringt. Die Schmerzstelle kann sich im Laufe der Zeit ändern oder sich generalisieren, wenn sich eine Bauchfellentzündung entwickelt, also überprüfen Sie sie regelmäßig.

Schmerzstelle	Innere Organe, die verletzt sein könnten
Rechter oberer Quadrant	□ Leber □ Magen □ Fraktur untere Rippen
Linker oberer Quadrant	□ Spleen □ Magen □ Fraktur untere Rippen
Magengegend	□ Magen □ Leber □ Dünndarm □ Bauchspeicheldrüse
Rechter unterer Quadrant	□ Darm □ Blinddarm
Linker unterer Quadrant	□ Darm
Bauchnabelgegend	□ Dünndarm □ Gebärmutter □ Blase
Rumpfseite	□ Nieren
Beckengegend	□ Darm/Enddarm □ Blase □ Gebärmutter □ Beckenknochen □ Externe Genitalien

BECKEN- UND HÜFTVERLETZUNGEN

Becken- und Hüftfrakturen werden in der Regel durch energieintensive Unfälle, wie z. B. Stürze aus dem Rigg, verursacht. Es treten meist gleichzeitig Verletzungen an anderen Körperteilen auf. Bei Stürzen aus einer Höhe von mehr als 2–3 m kann auch die Wirbelsäule verletzt werden.

Bei einer Beckenfraktur können auch die Organe im Becken (Blase, Gebärmutter, Harnröhre und Blutgefäße) verletzt werden, was zu einem erheblichen Blutverlust führt. Auch die externen Genitalien können verletzt werden und Blutungen aus der Vagina oder dem Penis sind ein Hinweis auf ernste Verletzungen. In jedem Fall sollten Sie frühzeitig ärztliche Hilfe holen.

Schweregrad bewerten
- ☐ Krankengeschichte
- ☐ Untersuchung

Kollaps? Bewusstlos? → ① → **Wiederbelebungs-ABCDE** *siehe* S. 32 → ② → **Wirbelsäulenverletzung? Andere Verletzung?**

Anzeichen für schwere Verletzung (ärztlichen Rat holen) → ③
- ☐ Starke Schmerzen im gesamten Beckenbereich
- ☐ Schock
- ☐ Offensichtlich unstabiles Becken. Sofort stabilisieren (*siehe* S. 95)
- ☐ Blut aus den äußeren Genitalien
- ☐ Unfähigkeit zu stehen oder Hüftgelenk zu beugen
- ☐ Ein Bein, das kürzer ist oder verdreht ist
- ☐ Prellungen am Damm

Behandlung → ④
- ☐ ABCDE-Beurteilung (O_2, wenn verfügbar)
- ☐ Venenzugang legen und evtl. Flüssigkeit geben
- ☐ Schienen des Beckens
- ☐ Schienen der unteren Gliedmaßen
- ☐ Schmerzlinderung und Nervenblockaden (*siehe* S. 185)
- ☐ Evtl. Blasenkatheter legen, wenn Wasserlassen nicht möglich (Retention)
- ☐ Antibiotika bei penetrierender Wunde oder wenn der Patient Fieber hat

Komplikationen → ⑤
- ☐ Schock wegen Blutverlust oder Infektion
- ☐ Retention von Urin
- ☐ Infektion (wenn der Darm beschädigt ist)
- ☐ Schwindel und Erbrechen
- ☐ Unbeweglichkeit

Spezielle Becken- und Hüftverletzung ⑥

Überwachung fortsetzen →
- ☐ Puls
- ☐ Atemfrequenz
- ☐ Blutdruck
- ☐ Temperatur
- ☐ Urinausscheidung
- ☐ Bauchraum

AUF VERSCHLECHTERUNG ACHTEN

Früh ärztlichen Rat holen

1 Krankengeschichte & Untersuchung

Die Ursache des Unfalls kann Hinweise auf die Schwere der Verletzung geben. Achten Sie auf Wirbelsäulenverletzungen

Wichtige Punkte der Krankengeschichte

- □ Wie ist der Unfall passiert?
- □ Wo und wie schlimm sind die Schmerzen?
- □ Kann der Verletzte aufstehen?
- □ Gibt es Blut im Urin?

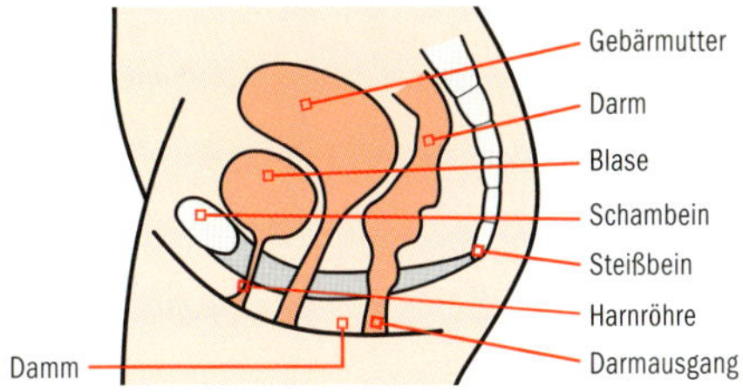

Seitenansicht des weiblichen Beckens

Wichtige Punkte bei der Untersuchung

Schauen

- □ Offensichtliche Fehlstellung des Beckens
- □ Bein kürzer oder verdreht
- □ Blutung aus Vagina/Penis
- □ Prellung am Damm

Fühlen

- □ Mit Beckenstabilitätsprüfung (*siehe* unten) auf unnormale Bewegungen des Beckens prüfen
- □ Harter, empfindlicher Bauch

Hören

- □ Darmgeräusche im Bauchraum unten rechts

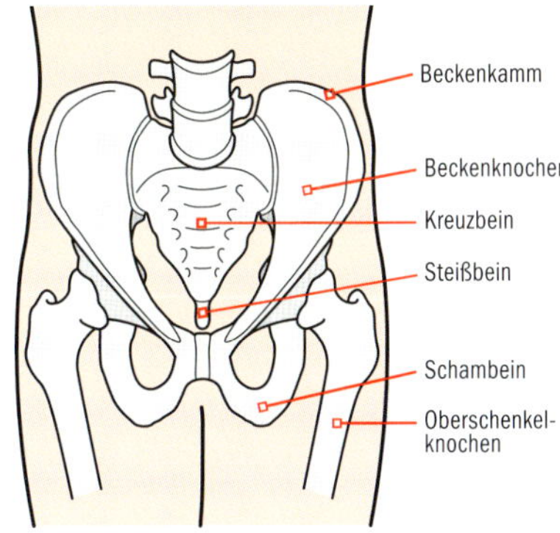

Vorderansicht des Beckens

Umgang mit einem instabilen Becken

Eine »Beckenstabilitätsprüfung« sollte nicht gemacht werden. Ein eventuell instabiles Becken (wenn es verformt aussieht) sollte sofort stabilisiert und immobilisiert werden. Ein Beckenbinder (entweder ein spezieller oder ein aus der Ausrüstung des Schiffes gefertigter) sollte verwendet werden.

2 Wirbelsäulenverletzung

Bei Stürzen aus einer Höhe von mehr als 2–3 m kann die Wirbelsäule verletzt werden. Die Knochen der Wirbelsäule können gebrochen sein, trotzdem könnte das Rückenmark noch intakt sein. Im Zweifelsfall fixieren Sie den Verletzten auf einem Rückenbrett (*siehe* S. 165) und schauen nach anderen Verletzungen.

3 Anzeichen für schwere Becken- oder Hüftverletzung

- □ Ein gebrochenes Becken ist meist sehr schmerzhaft und der Verletzte kann nicht stehen.
- □ Es kann zu schnellem Blutverlust von bis zu 3 l kommen, wodurch ein lebensbedrohlicher Schock entsteht.
- □ Blutungen aus dem Penis/der Vagina weisen auf eine Verletzung der Blase oder des Harnleiters hin.
- □ Verletzten auf den Rücken legen, prüfen ob ein Bein kürzer ist und nach innen/außen verdreht ist. Biegt man das Bein an der Hüfte, kann das sehr schmerzhaft sein. Prüfen Sie dies nur einmal, denn es können weitere Blutungen entstehen.
- □ Bei Beckenverletzungen kann es zu inneren Blutungen kommen, die als »Blutergüsse« am Damm zu sehen sind (zwischen der Oberseite der Beine, hinter dem Hodensack/der Vagina).

4 Sofortige Behandlung

IV-Flüssigkeit Erleidet der Verletzte einen Schock, wird die Gabe von Flüssigkeit notwendig. Holen Sie bezüglich der Menge ärztlichen Rat ein. Setzen Sie unmittelbar nach der Beurteilung des Patienten eine Infusionskanüle (*siehe* S. 172–173) ein, bevor der Schock sich manifestiert.
Schmerzmittel Moderate bis starke Schmerzen mit Schmerzmitteln behandeln. Paracetamol, Tramadol oder Morphium sollten verwendet werden, um den Schmerz auf einem ertragbaren Level zu halten. Vermeiden Sie zunächst die Gabe von NSAID, weil Blutungen schlimmer werden könnten. Vor dem Einsatz von Morphium oder Tramadol sollten Sie ärztlichen Rat einholen.
Nervenblockaden Injektionen mit Lokalanästhetika sind wirksam, um die Schmerzen bei Hüftfrakturen zu lindern (*siehe* S. 185). Ihre Wirkung hält einige Stunden an und sie können wiederholt werden.
Schienen des Beckens Die Schienung des Beckens kann den Blutverlust eindämmen. Das Verfahren ist relativ einfach (*siehe* Abb. unten). Eine schnelle Umsetzung reduziert Komplikationen.
Schienen der unteren Gliedmaßen Die unteren Extremitäten zu schienen ist sowohl bei Becken- als auch bei Hüftfrakturen sinnvoll (*siehe* Abb. unten). Binden Sie die Knie und Knöchel mit einer Polsterung dazwischen zusammen. Der Patient sollte flach auf dem Rücken liegen mit einem Kissen unter den Knien.
Blasenkatheter Wenn eine Beckenfraktur die Harnröhre oder die Blase beschädigt und verhindert, dass der Verletzte Wasser lassen kann, ist ein Katheter erforderlich. Lassen Sie sich vor dem Legen des Blasenkatheters von einem Arzt beraten, da die Einführung weitere Schäden verursachen kann.
Antibiotika Jede penetrierende Wunde erfordert Antibiotika, ebenso wie jede stumpfe Verletzung, wenn der Verletzte Fieber hat.

5 Komplikationen

Schock Blutverlust und eine ausufernde Infektion können dazu führen, dass der Verletzte in einen Schockzustand gerät. Beide Szenarien sind sehr ernst und der Patient wird Flüssigkeit benötigen. Erleidet der Verletzte einen Schock, ist die IV-Gabe von Flüssigkeit vorzuziehen.
Harnretention Blutgerinnsel in der Blase oder Schwellungen von geschädigtem Gewebe können im Laufe der Zeit zu einer Harnretention führen. Überwachen Sie die Harnausscheidung und achten Sie auf zunehmende Schwellungen und Schmerzen im Unterleib, die auf eine sich vergrößernde Blase zurückzuführen sein können. Eine Absaugung über einen (suprapubischen) Katheter kann erforderlich werden (*siehe* S. 188).
Infektion Sie kann sich langsam entwickeln und auf eine Perforation des Darms hindeuten. Alle penetrierenden Wunden und stumpfen Verletzungen erfordern Antibiotika, wenn der Patient Fieber hat.
Übelkeit und Erbrechen Die Zeit bis zum Eintreten der Symptome kann Stunden dauern, was auf eine Verletzung des Darms hinweist. Sie sollten eine NG-Sonde legen und Medikamente gegen Übelkeit geben. Achten Sie auf Aufblähungen oder Schmerzempfindlichkeit des Bauchraums. Der Patient sollte nichts über den Mund zu sich nehmen.
Ruhigstellung Zunächst sollte sich der Verletzte nicht bewegen, um das Risiko weiterer Blutungen zu verringern, und er sollte in einer zugänglichen Koje in eine bequeme Position gebracht und dort fixiert werden, um ein Wegrollen zu vermeiden. Er/sie wird weiterhin Wasser lassen (in eine Flasche) müssen und eventuell den Darm entleeren. Eine Schüssel und eine Plastiktüte können als provisorische Bettpfanne verwendet werden. Wenn die Beine und Fußgelenke zwecks Schienung verbunden sind, sorgen Sie für ausreichende Polsterung dazwischen, um das Risiko von Druckgeschwüren zu mindern.

6 Spezielle Becken- und Hüftverletzungen

Beckenbruch

Jeder Teil des Beckens kann brechen und bei allen diesen Brüchen besteht das Risiko auf schwere Blutungen. Auch die Wirbelsäule und andere Organe in der Region können verletzt werden.

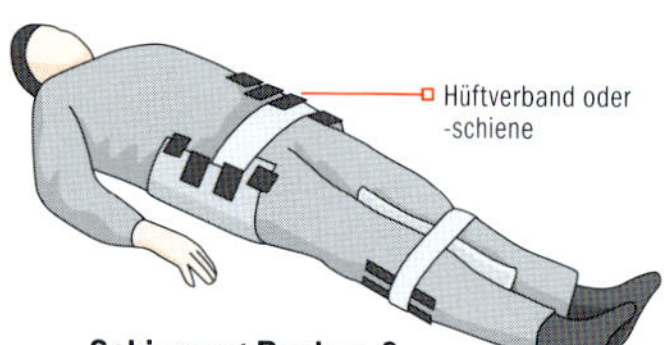

Schienung Becken & untere Extremitäten

Anzeichen & Symptome	Behandlung
□ Starke Schmerzen in der Hüfte/im Unterbauch □ Kann nicht aufstehen/Hüfte beugen □ Blutung aus Vagina/Penis □ Bluterguss am Damm □ Positive Beckenstabilitätsprüfung (*siehe* S. 95) □ Vorsichtig auf andere Verletzungen untersuchen (besonders Wirbelsäule) □ Anzeichen für Darmverletzung? (harter schmerzempfindlicher Bauch, mögliche Aufblähung nach Stunden/Tagen)	□ Ausgleich Flüssigkeitshaushalt (S. 170–171) □ Schmerzmittel & Antibiotika □ Schienen der Hüfte □ Schienen untere Extremitäten □ Patient in zugängliche Koje bringen und in bequemer Position fixieren □ Möglichst wenig bewegen □ Alle knochigen Zonen zwischen den geschienten Beinen polstern □ Auf Harnretention achten; ärztlichen Rat holen, bevor Katheter gelegt wird

Hüftfraktur oder -luxation

Um einen Bruch/Luxation der Hüfte herbeizuführen ist eine Menge Kraft notwendig. Weitere Verletzungen können vorhanden sein. Eine gebrochene Hüfte bewirkt in der Regel, dass sich das Bein nach außen dreht; eine ausgekugelte Hüfte bewirkt in der Regel, dass sich das Bein nach innen dreht. Letzteres ist ein Notfall. Der Verletzte muss sofort evakuiert werden oder es sollte ein Versuch unternommen werden, die Hüfte wieder einzurenken (*siehe* S. 194). Holen Sie zuvor ärztlichen Rat ein.

Anzeichen & Symptome	Behandlung
□ Starke Schmerzen an der Hüfte oder allgemein im Becken □ Kann nicht aufstehen/Hüfte beugen □ Bein ist nach innen/außen verdreht □ Möglicher Gefühlsverlust im Bein	□ Ausgleich Flüssigkeitshaushalt (S. 170–171) □ Schmerzmittel □ Vermuten Sie eine Luxation, holen Sie vor dem Einrenken ärztlichen Rat. □ Schienen untere Extremitäten

Verletzung der Harnröhre

Die Harnröhre ist der Kanal, durch den der Urin von der Blase nach außen gelangt. Sie kann durch einen Beckenbruch verletzt worden sein, sodass kein Urin mehr hindurch gelangt.

Anzeichen & Symptome	Behandlung
□ Blut am Ausgang der Vagina/Penis □ Blut im Urin □ Schmerzen beim Wasserlassen □ Kann nicht Wasser lassen □ Prellung am Damm/Hodensack □ Volle und zunehmend schmerzende Blase	□ Ein Blasenkatheter kann erforderlich sein, aber suchen Sie einen Arzt auf □ Absaugen über einen (suprapubischen) Katheter kann erforderlich werden (S. 188). □ Antibiotika, wenn eine Verletzung der Harnröhre/Blase vermutet wird

Verletzung des Steißbeins

Eine Verletzung des Steißbeins kann sehr schmerzhaft sein; an Bord ist es unmöglich, zwischen schweren Prellungen und einer Fraktur zu unterscheiden. Schlimme Brüche können chronische Schmerzen nach sich ziehen.

Anzeichen & Symptome	Behandlung
□ Schmerzen und Sensibilität an der Basis der Wirbelsäule □ Schmerzen beim Stuhlgang	□ Schmerzmittel □ Wegen der Schmerzen ist der Stuhlgang schwierig. Verwenden Sie hydrierende und weichmachende Abführmittel.

GLIEDMASSEN: FRAKTUR UND LUXATION

Frakturen, insbesondere des Oberschenkelknochens, können zu einem erheblichen Blutverlust und damit zu einem Schock führen. Das Ruhigstellen einer Fraktur oder das Zusammensetzen der Enden (»Reponieren«, *siehe* S. 192–193) verringert Schmerzen und minimiert Blutungen. Frakturen und Luxationen können die Blutzufuhr und Nervenbahnen jenseits der Verletzung beschädigen. Eine dringende Reposition kann auf ärztlichen Rat erforderlich sein.

Schweregrad bewerten
- □ Krankengeschichte
- □ Untersuchung

Kollaps? → **1** → **Bewusstlos?** → **Wiederbelebungs-ABCDE** *siehe* S. 32 → **2** → **Wirbelsäulenverletzung? Ablenkende Verletzung?**

Anzeichen für eine Fraktur/ Luxation
- □ Schmerz/-empfindlichkeit
- □ Verformung, ungewöhnliche Bewegung
- □ Schwellungen, Bluterguss
- □ Reibgeräusche (Knochen aneinander/Knorpel)
- □ Verlust der Beweglichkeit/Kraft

Behandlung → **3**
- □ ABCDE-Beurteilung (O2, wenn verfügbar)
- □ Schock behandeln
- □ Blutung mit direktem Druck eindämmen
- □ Schmerzlinderung (Nervblockaden)
- □ Ausrichten (sanft und bestimmt) von Frakturen
- □ Stützen mit Schlingen/Gips/Streckschienen
- □ Luxation nach Möglichkeit korrigieren
- □ Wunden säubern & verbinden
- □ Antibiotika bei offenen Wunden
- □ Bequem lagern

Komplikationen → **4**
- □ Infektion
- □ Verlust der Blutversorgung
- □ Schädigung der Nerven
- □ Sehnenschaden

Spezielle Verletzungen der Gliedmaßen **5**

Überwachung fortsetzen
- □ Vitalzeichen
- □ Puls & Gefühl
- □ Körpertemperatur
- □ Farbe/Durchblutung der Extremität

AUF VERSCHLECHTERUNG ACHTEN

Weiterführende Versorgung der Verletzung **6**

Früh ärztlichen Rat holen

1 Krankengeschichte & Untersuchung

- □ Ein Bruch des Oberschenkelknochens kann wegen des Blutverlusts lebensbedrohlich sein.
- □ Verletzungen der oberen Extremitäten sind selten lebensbedrohlich.
- □ Schulter- und Schlüsselbeinverletzungen können jedoch mit Wirbelsäulenverletzungen einhergehen.
- □ Schmerzhafte Verletzungen der Gliedmaßen können von anderen schwereren Verletzungen ablenken.

Wichtige Punkte der Krankengeschichte

- □ Wie ist der Unfall passiert?
- □ Wann und wo ist es passiert?
- □ Könnte die Wunde kontaminiert sein?
- □ Sind Quetschungen möglich?
- □ Gibt es andere Verletzungen?
- □ Gab es zuvor Brüche oder Luxationen an derselben Stelle?
- □ Wann war die letzte Tetanus-Impfung?

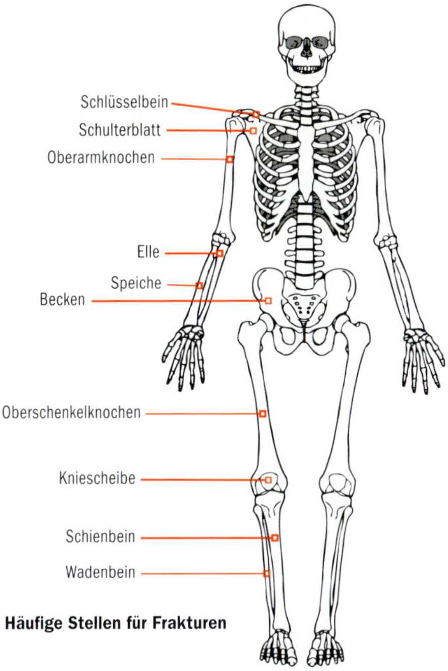

Häufige Stellen für Frakturen

Wichtige Punkte bei der Untersuchung

Schauen

- □ Schwellungen, Bluterguss
- □ Fehlstellung
- □ Offene Wunde über dem Bruch
- □ Farbe der Extremität

Fühlen

- □ Schmerz/-empfindlichkeit
- □ Fühlbare Kanten am Knochen
- □ Reibgeräusche
- □ Puls/Durchblutung jenseits der Verletzung
- □ Empfindungen jenseits des Bruchs

Bewegen

- □ Bitten Sie den Verletzten, zunächst die Gliedmaße so weit wie möglich in alle Richtungen zu bewegen
- □ Dann bewegen Sie die Gliedmaße sehr vorsichtig. Bei Schmerzen sofort aufhören

Dokumentieren Befunde und Vitalzeichen

2 Wirbelsäulenverletzung

Andere Verletzungen können die Aufmerksamkeit von einer Wirbelsäulenverletzung ablenken. Verletzungen der Schulter oder des Schlüsselbeins können sehr schmerzhaft sein und mit Brüchen in der Halsgegend einhergehen. Die Kraft, die nötig ist, um einen Oberschenkel zu brechen, kann genauso gut die Wirbelsäule verletzt haben. Die Knochen der Wirbelsäule können gebrochen und instabil sein, trotzdem könnte das Rückenmark noch intakt sein. Im Zweifel fixieren Sie die Halswirbelsäule (*siehe* S. 164–165).

3 Sofortige Behandlung

Blutung eindämmen Blutungen können intern oder extern sein und sollten eingedämmt werden, um einen Schock zu vermeiden. Versuchen Sie schnellstmöglich den Bruch zu fixieren/reponieren (*siehe* S. 192). Ein Streckverband (*siehe* S. 189) stabilisiert und reponiert eine Oberschenkelfraktur, bei der ein starker Blutverlust entstehen kann.

Schmerzmittel Frakturen sind schmerzhaft, und jeder Versuch, die Fraktur oder Luxation zu reponieren, verursacht mehr Schmerzen. Sie werden Schmerzmittel benötigen. Morphium oder Tramadol können zusammen mit Medikamenten gegen Übelkeit erforderlich sein. Nervblockaden können helfen (*siehe* S. 185).

Brüche reponieren Sanft, mit festem Druck, aber ohne Gewalt (*siehe* S. 192) so schnell wie möglich reponieren – wenn die umgebenden Muskeln krampfen, wird die Aufgabe schwieriger. Schmerz- und ggfs. Betäubungsmittel werden benötigt, um den Muskel zu entspannen. Eine Reposition ist die beste Möglichkeit, den Blutverlust/Schmerz gering zu halten. Unternehmen Sie nicht mehr als zwei oder drei Versuche, da jeder Versuch mehr Schaden hervorrufen kann.
Luxationen reponieren Die Reposition einer Schulter- oder Ellbogenluxation kann erforderlich sein, insbesondere wenn die Evakuierung erst in ein paar Stunden erfolgt, da die Blut- oder Nervenversorgung des Arms unterbrochen sein kann. Überprüfen Sie vor und nach der Reposition den Puls, die Farbe und die Temperatur des Armes und ob der Patient Ihre Berührung spüren kann.
Wunden säubern, abdecken, Antibiotika geben Dies gilt für alle Wunden in der Nähe eines mutmaßlichen Bruchs. Es kann sein, dass der Knochen bei dem Unfall durch die Haut ausgetreten und wieder zurück gegangen ist, wobei möglicherweise der Knochen und das Gewebe kontaminiert wurden. Vielleicht steht der Knochen noch heraus. Die Knochenenden sollten bei der Reposition wieder unter der Haut verschwinden. Reinigen Sie gründlich, bedecken die Wunde mit einem sterilen Verband und geben sofort Antibiotika.
Schienen/Stützen Unabhängig davon, ob die Reposition der Fraktur oder Luxation erfolgreich war oder nicht, ist eine Schiene oder Stütze erforderlich, um Schmerzen, Blutungen und Schwellungen zu reduzieren.
Bequem lagern Den Verletzten in der Koje einzukeilen, ist ideal, um den Druck auf die betroffene Versetzung oder Fraktur zu vermeiden.

4 Komplikationen

Infektion Überprüfen Sie die Wunden regelmäßig auf Anzeichen von Ausfluss, sich ausbreitende Entzündungen, Schmerzen oder Schwellungen der Haut. Holen Sie bezüglich der Behandlung mit Antibiotika ärztlichen Rat ein.
Unterbrochene Blutversorgung Dies kann sofort oder schrittweise über Stunden oder Tage geschehen. Dann wird die Extremität bald absterben und Sie müssen dringend ärztlichen Rat einholen. Behandeln Sie Anzeichen auf Schock mit geeigneter Flüssigkeitszufuhr, um den Blutdruck wieder herzustellen (*siehe* S. 166–167). Die Extremität erhöht zu lagern, kann Schwellungen reduzieren, was auch für die sofortige Reposition von Frakturen/Luxationen gilt. Halten Sie die Extremität warm.
Nervenschaden Er kann sofort erkennbar sein oder erst später sichtbar werden. Der Verlust der Motorik oder des Gefühls kann reversibel sein und sich mit der Zeit verbessern. Die beste Behandlung an Bord ist: Sofortige Reposition aller Frakturen/Luxationen (mit Überprüfung der Nervenfunktion vor/nach jedem Versuch), den Schock behandeln, um den Blutdruck wiederherzustellen, und die Schwellung der Extremität durch erhöhte Lagerung verringern.
Sehnenschaden Diese Komplikation kann an Bord nicht behandelt werden. Das Ausmaß der Beeinträchtigung hängt davon ab, welche Sehnen beschädigt wurden, und es ist möglicherweise nicht möglich, die Extremität mit voller Kraft richtig zu beugen oder zu dehnen. Säubern/reparieren Sie offene Wunden sorgfältig, behandeln diese mit Antibiotika und fixieren die Extremität zur Vermeidung weiterer Verletzungen. Die Evakuierung sollte dringend organisiert werden.

5 Spezielle Verletzungen der oberen/unteren Extremitäten

Arten von Brüchen

Bei »offenen« Brüchen kann es sein, dass der Knochen nicht durch die Haut ragt, weil sich der Knochen wieder unter die Haut zurückgezogen haben kann. Jeder Bruch, in dessen Nähe eine Wunde ist, sollte als offener Bruch behandelt werden. Grünholzfrakturen (bei denen der Knochen gebogen wird und dann teilweise splittert) gibt es nur bei Kindern, die flexiblere Knochen haben.

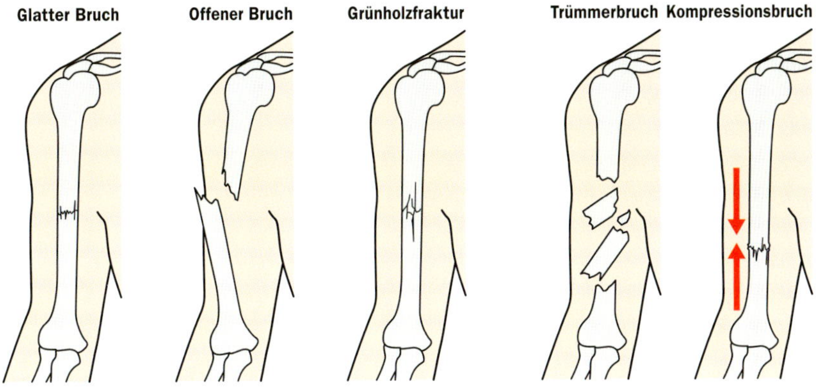

Bruch/Luxation des Schlüsselbeins

Der Schaft des Schlüsselbeins kann brechen oder das Ende, das mit der Schulter verbunden ist, kann sich verschieben. Diese Verletzungen können durch einen direkten Schlag oder einen Sturz auf die Schulter oder auf den ausgestreckten Arm verursacht werden. Die Knochenenden können aus der Haut herausragen.

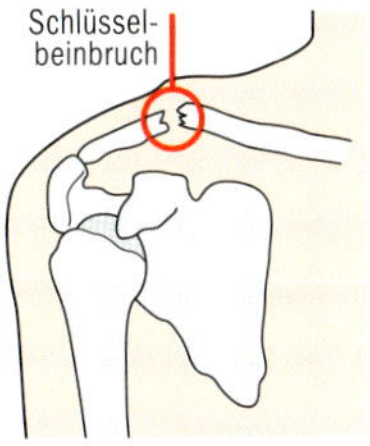

Gebrochenes Schlüsselbein

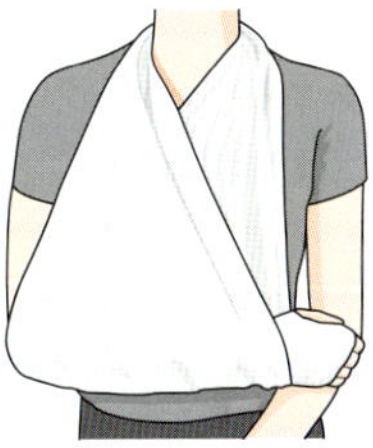

Breite Armschlinge

Anzeichen & Symptome

- □ Schmerzen am Schlüsselbein
- □ Mögliche Verformung (am äußeren Ende über der Schulter, bei Luxation)
- □ Haut spannt über den gebrochenen Knochenenden
- □ Eingeschränkte und schmerzvolle Bewegung der Schulter

Behandlung

- □ Schmerzmittel
- □ Fixieren und Stützen des Arms mit einer breiten Schlinge (*siehe* oben).
- □ Die Bruchenden einer verschobenen Schlüsselbeinfraktur könnten die Haut durchstoßen. Vorsichtiger Zug auf den Arm von der Körpermitte weg kann zu einer Reposition der Enden führen, wodurch das Risiko eines offenen Bruchs gemindert wird.

Schulter-Luxation

Sie wird von moderater Krafteinwirkung verursacht, wie z. B. Fallen auf die Schulter oder einen Schlag auf den Oberarm. War das Gelenk schon einmal ausgerenkt, ist weniger Kraft nötig, um eine erneute Luxation zu bewirken. Der Kopf des Oberarmknochens verschiebt sich normalerweise nach vorn, kann sich aber auch nach unten (der Verletzte kann seinen Arm nicht absenken) oder nach hinten verschieben – der Oberarm wird zur Körpermitte verdreht.

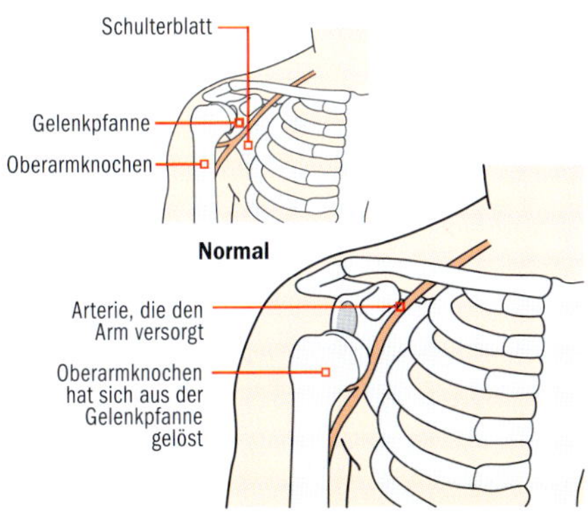

Ausgekugelte Schulter

Anzeichen & Symptome

- Starke Schmerzen
- Eingeschränkte Beweglichkeit des Arms
- »rechteckige« Lage der Schulter (vorherige Luxation)
- Verlust von Blut- oder Nervenversorgung des Arms (Puls und Durchblutung der Haut)
- Reibegeräusche bei Bewegung (Anzeichen für möglichen Bruch/Luxation)

Behandlung

- Schmerzmittel
- Reposition versuchen, wenn Blutversorgung oder Nervenbahnen unterbrochen sind (*siehe* S. 193). Ärztlichen Rat holen
- Arm mit breiter Schlinge stützen
- Gibt es Reibgeräusche der Knochenenden, keine Reposition versuchen
- Schnellstmöglich evakuieren

Ober-, Unterarm- und Handgelenksfrakturen

Diese Verletzungen werden in der Regel durch Stürze auf eine ausgestreckte Hand oder auf den Ellenbogen verursacht. Die Blut- und Nervenversorgung kann beeinträchtigt sein.

Anzeichen & Symptome

- Blutergüsse/Schwellungen/Verformungen
- Eingeschränkte Bewegung, Reibegeräusche
- Offene Wunden und Blutungen
- Kein Puls/Durchblutung/Nervenverbindung am körperfernen Ende der Extremität

Behandlung

- Schmerzmittel
- Blutung mit direktem Druck stoppen
- Offene Wunden reinigen/verbinden; Antibiotika
- Reposition & Schienen (*siehe* S. 193–194)
- Stützen mit Schlinge & Tragegurt

Ellenbogenfraktur & -luxation

Eine Luxation des Ellenbogens benötigt einen hohen Kraftaufwand, wie z. B. durch einen direkten Schlag oder Fallen auf die ausgestreckte Hand. Oft ist sie mit einem Bruch kombiniert. Die Blutgefäße und Nerven im Unterarm verlaufen alle nahe am Ellenbogengelenk und können beschädigt werden.

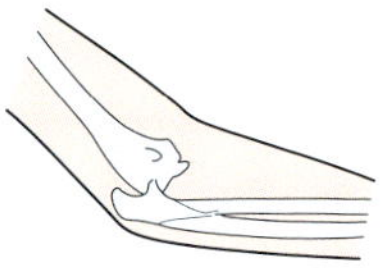

Ausgerenkter Ellbogen

Anzeichen & Symptome

- Schmerzen am Ellenbogen & Unterarm
- Verformung, Einschränkung der Beweglichkeit
- Kein Puls/Durchblutung/Nervenverbindung am körperfernen Ende der Extremität

Behandlung

- Schmerzmittel
- Reposition versuchen, wenn Blutversorgung oder Nervenbahnen unterbrochen sind (*siehe* S. 193).
- Arm mit breiter Schlinge stützen

Bruch des Oberschenkelknochens

Eine beträchtliche Krafteinwirkung ist nötig, um einen Oberschenkelknochen zu brechen, z. B. ein Sturz aus dem Rigg. Meist sind weitere Verletzungen vorhanden. Holen Sie sofort ärztliche Hilfe.

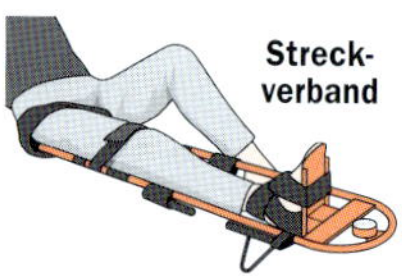

Streck-verband

Anzeichen & Symptome

- Starke Schmerzen
- Schock
- Verformung des Oberschenkels (eine Seite kann kürzer und dicker erscheinen)
- Verlust der Beweglichkeit
- Kann nicht stehen
- Verlust von Blut- oder Nervenversorgung des Unterschenkels

Behandlung

- Äußere Blutungen durch sofortige Fixierung eindämmen
- Schock mit Flüssigkeitsgabe behandeln
- Schmerzmittel (evtl. Nervblockade des Oberschenkelknochens – *siehe* S. 185)
- Streckverband anlegen (*siehe* S. 189)
- Offene Wunden behandeln (Antibiotika)
- Medizinischen Rat einholen und evakuieren

Knieverletzungen

Die Knie sind an Bord anfällig für Verletzungen, und manchmal kann die Kniescheibe seitlich (weg von der Mittellinie) ausgekugelt oder sogar durch einen direkten Schlag oder eine plötzliche Flexion gebrochen werden. Bei einer unmittelbar signifikanten Schwellung und Fehlstellung sind Frakturen des Oberschenkelknochens und Luxationen des Knies möglich (beides erfordert große Krafteinwirkung). Im Zweifelsfall holen Sie ärztlichen Rat ein. Für Verletzungen der Bänder *siehe* auch S. 108–110.

Anzeichen & Symptome

- Schmerzen
- Schwellungen um das Knie herum
- Kann das Bein nicht gerade anheben
- Luxation der Kniescheibe
  - Verformung seitlichen am Knie
  - Bein wird in leichter Beugung gehalten

Behandlung

- Schmerzmittel
- Verdacht auf Kniescheibenbruch
  - Fixieren mit leicht gebeugtem Knie, mit einer Schiene für das ganze Bein
  - Dringend evakuieren
- Verdacht auf Kniescheibenluxation
  - Reposition der Kniescheibe durch Strecken des Beins und mit den Daumen die Scheibe fest in ihre Position zurück zu drücken
  - Das Knie mit einem Krepp- oder elastischen Stützverband abstützen

Bruch des Unterschenkels

Frakturen der Schienbeine sind an Bord relativ häufig. Unfälle mit hoher Energie, wie Stürze vom Rigg, den Niedergang hinunter oder über Deck gewaschen zu werden, können zu einem verschobenen, evtl. offenen Bruch führen. Stark verschobene Frakturen können zu einer erheblichen Schwellung des Unterschenkels führen, wodurch die Blut- und Nervenversorgung der distalen Extremität unterbrochen wird. In solchen Fällen ist eine dringende Evakuierung erforderlich.

Anzeichen & Symptome

- Schmerz an der Bruchstelle
- Fehlstellung
- Schwellung (die Haut kann sehr gespannt sein nach ein paar Stunden/Tagen)
- Reibgeräusche der Knochenenden
- Verlust der distalen Durchblutung/Puls
- Reduziertes distales Gefühl
- Kann kein Gewicht tragen

Behandlung

- Schmerzmittel
- Blutung mit direktem Druck stoppen
- Wunden säubern und verbinden
- Reponieren des Bruchs und schienen – ein Streckverband kann wirksam sein (*siehe* S. 189)
- Gabe von Antibiotika bei offenen Brüchen
- Bein erhöht lagern, um Schwellung zu reduzieren
- Dringend evakuieren, bei offenem & verschobenem Bruch oder signifikanter Schwellung

6 Weiterführende Versorgung von Brüchen/Luxationen

- Den Verletzten bequem in einer Koje verkeilen, wo man die Wunden einfacher untersuchen kann.
- Schmerzmittel zur Schmerzkontrolle verwenden – wird der Verletzte bewegt, braucht er mehr.
- Die verletzte Extremität so hoch wie möglich lagern.
- Auf Schwellung der Extremität und distale Durchblutung achten (*siehe* S. 167)
- Verletzten schnellstmöglich mobilisieren, wie es der Schmerz erlaubt.

HAND-, FUSS- UND KNÖCHELVERLETZUNG

Geeignete Handschuhe und Schuhe bieten etwas Schutz vor Verletzungen der Hände und Füße, die an Bord häufig vorkommen. Die häufigsten Verletzungen sind Verbrennungen durch Tauwerk, Finger-Luxationen, Quetschungen und Hautabschürfungen. Tiefe Schnittwunden müssen oft genäht werden.

Krankengeschichte & Untersuchung

Ringe und Armbänder sofort entfernen, bevor Schwellungen auftreten. Beachten Sie, dass eine Verletzung der Haupthand eine Behinderung darstellt.

Wichtige Punkte der Krankengeschichte

- ☐ Wie ist der Unfall passiert?
- ☐ Wo und wann ist er passiert?
- ☐ Sind Wunden kontaminiert?
- ☐ Sind Quetschungen möglich?
- ☐ Andere Verletzungen?
- ☐ Gab es zuvor Brüche oder Luxationen an derselben Stelle?
- ☐ Wann war die letzte Tetanus-Impfung?

Wichtige Punkte bei der Untersuchung

Schauen

- ☐ Schwellung; Hämatome; Verformung
- ☐ Offene Wunde über dem Bruch
- ☐ Farbe der Zehen (bei Knöchelverletzung)

Fühlen

- ☐ Schmerz/-empfindlichkeit
- ☐ Fühlbare Kanten am Knochen
- ☐ Reibgeräusche (Knochen aneinander)
- ☐ Durchblutung jenseits des Bruchs
- ☐ Empfindungen jenseits des Bruchs

Bewegen

- ☐ Der Verletzte soll die Beweglichkeit prüfen
- ☐ Bewegen Sie die Hand/den Fuß selbst

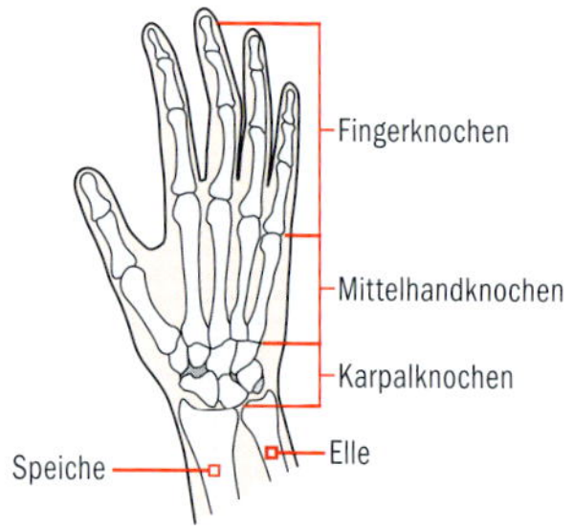

Handknochen

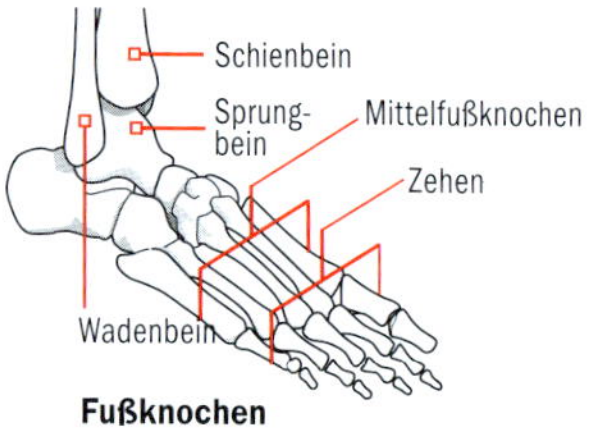

Fußknochen

Sofortige Behandlung

Blutung stoppen Direkten Druck anwenden oder eine Blutdruckmanschette um den Unterarm/-schenkel legen. Nach der Untersuchung, der erhöhten Lagerung und dem Verbinden ist die Druckmanschette sofort zu entfernen, da sonst Schäden durch mangelnde Durchblutung entstehen können.

Schmerzmittel Zur Schmerzbehandlung Ringblockaden und Infiltration in Betracht ziehen (*siehe* S. 184f.).

Wunde säubern, verbinden und Antibiotika geben Untersuchen Sie alle Wunden auf Fremdkörper und Schäden an darunter liegenden Knochen, Sehnen und Nerven.

Reponieren von Brüchen & Luxationen *siehe* S. 192–195.

Stützen & erhöht lagern Kompressionsverband, Schiene, erhöhte Lagerung zum Reduzieren der Schwellung.

Spezielle Verletzungen

Hand- und Fußfrakturen und Quetschungen

Ernste Verletzungen der Hände und Füße können eine dringende Evakuierung erfordern, um den Verlust der Vitalfunktionen zu vermeiden. Bei Zweifel über die Schwere der Verletzung holen Sie ärztlichen Rat ein.

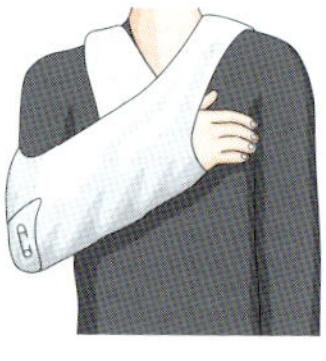

Hohe Armschlinge

Anzeichen & Symptome	Spezifische Behandlung
□ Verformung, Schwellung, Hämatome □ Schmerz/Empfindlichkeit/Verlust des Gefühls □ Funktionsverlust (Stärke, Beweglichkeit)	□ Arm mit hoher Schlinge stützen □ Bein und Fuß erhöht lagern □ Nötigenfalls schienen

Luxation/Bruch der Finger/Zehen Diese Wunden werden oft dadurch verursacht, dass der Finger nach hinten gedrückt oder die Zehe gestaucht wird. Die Schienung zusammen mit dem benachbarten Finger oder Zeh ist in der Regel eine ausreichende Ruhigstellung.

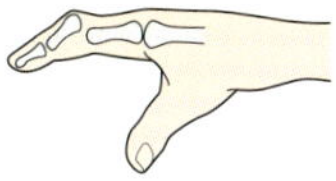

Ausgerenkter Finger

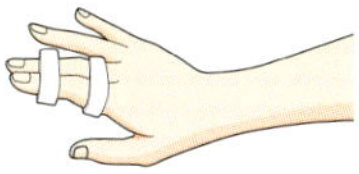

»Buddy-Taping«

Anzeichen & Symptome	Spezifische Behandlung
□ Fehlstellung □ Schwellungen, Blutergüsse □ Funktionsverlust	□ Luxation & verschobenen Bruch reponieren (*siehe* S. 194) □ Schienen mit dem benachbarten Finger (*siehe* oben)

Quetschungen der Finger/Zehen und Hautablösungen Verletzungen an Fingern/Zehen sind an Bord keine Seltenheit, besonders in der Kälte, wenn die Geschicklichkeit und Empfindung eingeschränkt sind. Bei Abriss größerer Gewebepartien oder Amputation holen Sie sich ärztlichen Beistand.

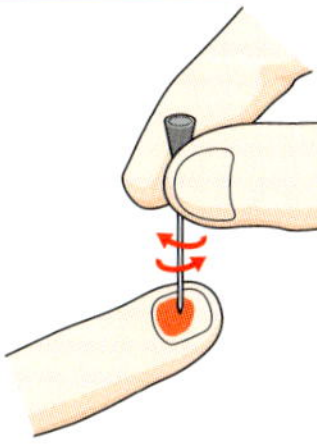

Stechen Sie mit einer heißen, stumpfen Nadel in den Nagel, um das Blut ablaufen zu lassen. Ein kleiner Bohrer kann auch benutzt werden, um ein kleines Loch in den Fingernagel zu »bohren«.

Anzeichen & Symptome	Spezifische Behandlung
□ Verformung, Blutergüsse & Schwellungen □ Hautverlust, herausstehender Knochen. Bei Hautverlust fehlendes Stück Haut suchen □ Schmerz, Blut unter dem Nagel □ Evtl. Gewebeverlust	□ Bei Hautverlust mit feuchtem, sterilem Verband abdecken und Arzt konsultieren □ Nagel vorsichtig mit einer heißen Nadel anstechen, um den Druck durch angestautes Blut zu entlasten.

Knöchelfraktur oder -luxation
Brüche des Knöchels sind relativ häufig. Luxationen sind weniger häufig. Sie sind ernst und verlangen eine dringende Evakuierung.

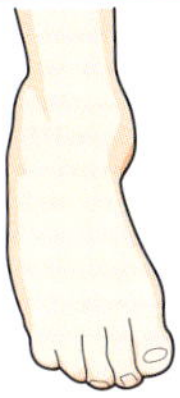

Dislozierter Knöchel

Anzeichen & Symptome	Spezifische Behandlung
□ Verformung des Knöchels, schlimmer bei Luxation □ Schwellungen, Blutergüsse □ Funktionsverlust □ Starke Verformung kann die Blutversorgung unterbrechen und die Nerven schädigen	□ Schnellstmöglich Luxation reponieren, falls Nerven und Blutversorgung beeinträchtigt sind (*siehe* S. 195) □ Druckverband und stützende Schiene (*siehe* S. 189–190) □ Bein und Fuß erhöht lagern □ Schnellstmögliche Evakuierung organisieren

VERLETZUNGEN DURCH ANGELHAKEN

Verletzungen mit Angelhaken kommen ziemlich häufig vor. Vorbeugung ist hier bei weitem der beste Ansatz, daher ist das Tragen von Handschuhen beim Angeln sehr zu empfehlen. Angelhaken sind eine potente Quelle für Infektionen, die Verletzungen komplizierter machen können.

Angelhaken können sich überall am Körper in die freiliegende Haut verhaken. Die üblichen Stellen sind Hände, Füße und ab und an auch der Kopf, einschließlich Lippen, Ohren und Augen. Penetrierende Verletzungen der Augen sind ernst und erfordern sofortigen ärztlichen Rat und eine dringende Evakuierung. Glücklicherweise gelangen die Haken wegen ihrer Machart meist nur in die oberflächlichen Hautschichten.

Auf der gegenüberliegenden Seite finden Sie verschiedene Angelhaken und die jeweiligen Probleme beim Entfernen. Die Haken sind in der Regel mit einem spitzen Haken und gelegentlich mit einem oder mehreren Stacheln versehen, die ein einfaches Herausziehen verhindern. Es gibt verschiedene Methoden einen Angelhaken zu entfernen. Die Art des Hakens zu kennen, bevor man versucht ihn zu entfernen, ist ein Vorteil.

Manche Methoden, bei denen man den Haken durch die Haut und wieder hinaus drückt, verursachen weitergehende Verletzungen, die schmerzhaft und grundsätzlich nicht erwünscht sind. Diese Methoden haben jedoch meist eine höhere Erfolgsrate. Bei den anderen, hier beschriebenen Methoden wird der Haken auf dem Weg wieder entfernt, auf dem er auch hinein gelangt ist. Hierbei entstehen weniger Schmerzen und Verletzungen, der Erfolg ist aber nicht garantiert.

Entfernen eines Angelhakens

Erste Vorbereitungen

- Entfernen Sie Schnur, Köder und Ausrüstung.
- Weitere Spitzen am Haken entfernen.
- Haut mit Desinfektionsmittel reinigen (direkt auf die Haut geben).
- Lokales Betäubungsmittel oder Eisspray, Nervblockade an Fingern/Zehen (*siehe* S. 185).
- Haken, die ins Auge eingedrungen sind, mit antibiotischen Tropfen behandeln. Holen Sie dringend ärztlichen Rat ein und evakuieren.

Methode 1: Vorwärts drücken und schneiden

- Drücken Sie den Haken nach vorne und winkeln Sie den Schaft so, dass Spitze und Widerhaken durch die Haut herauskommen.
- Das ist schmerzhaft, geben Sie daher ein lokales Betäubungsmittel.
- Die Spitze und die Widerhaken abschneiden und den Haken zurückziehen, oder das Öhr abschneiden und den Haken weiter durchziehen, wenn der Schaft mit Widerhaken versehen ist (*siehe* Abbildung).
- Eine Zange ist das ideale Werkzeug.

Vorteil	Meist erfolgreich
Nachteil	Verletzung wird größer

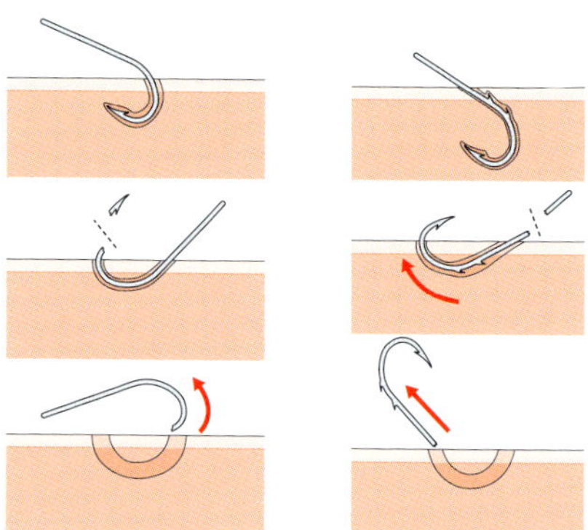

Spitze und Widerhaken abschneiden — **Hakenöse abschneiden**

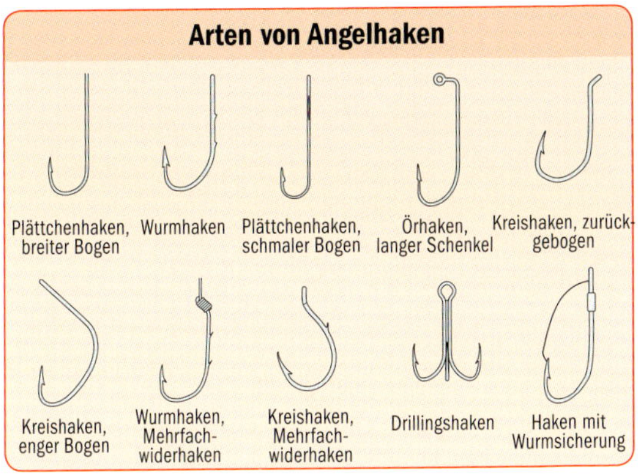

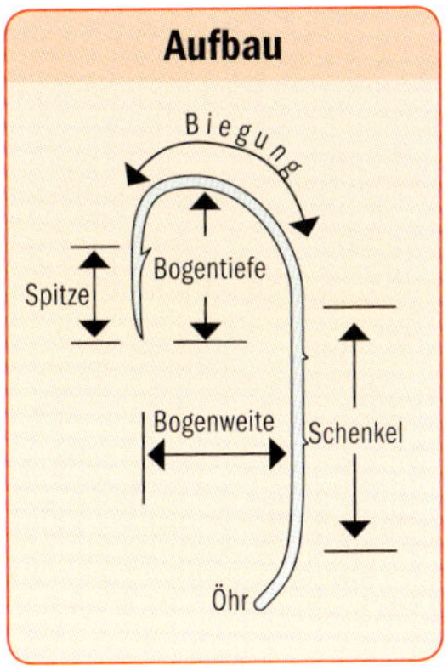

Methode 2: Faden festbinden & zurückziehen

- Legen Sie eine Schlaufe um die Biegung des Hakens
- An der Biegung und dem Widerhaken runter drücken, um den Haken aus dem Gewebe zu befreien.
- Fest am Faden in Gegenrichtung des Schenkels ziehen, diesen dabei gleichzeitig herunterdrücken, damit die Spitze sicher aus der Haut heraus kommt (*siehe* Schaubild).
- Den extrahierten Haken sicher entsorgen.

Vorteil	Funktioniert gut
Nachteil	Haken kommt schnell heraus und verursacht Schmerzen

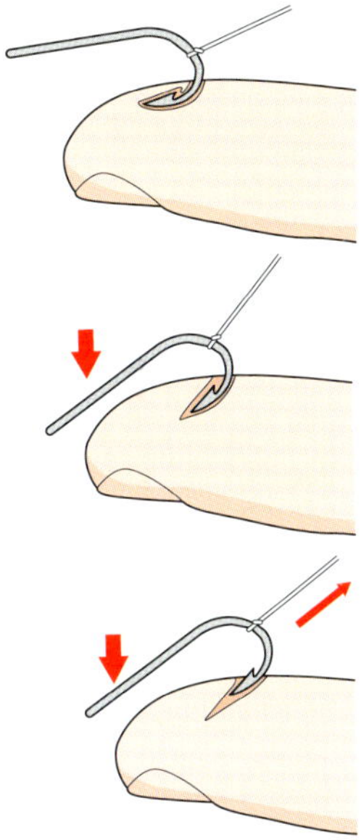
Methode 2: Faden festbinden und zurückziehen

Methode 3: Geradlinige rückwärtige Extraktion

- Auf den Schenkel drücken, damit die Spitze rotiert und der Widerhaken tiefer ins Gewebe kommt und so freikommt (*siehe* Schautafel).
- Haken vorsichtig entlang der Eintrittslinie rückwärts ziehen.
- Es kann etwas Geduld erfordern, den Haken schrittweise herauszuholen, ohne dass der Widerhaken sich verfängt.

Vorteil	Einfache Technik, die wenige Verletzungen verursacht
Nachteil	Geringe Erfolgsrate

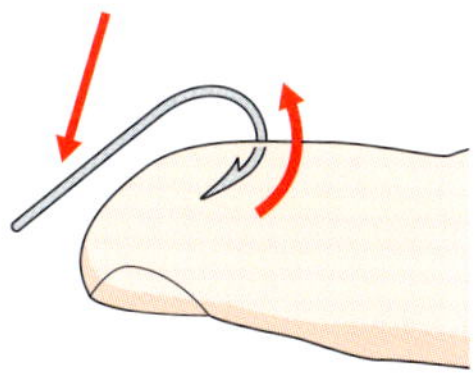
Methode 3: Geradlinige rückwärtige Extraktion

Nachsorge Wunde erst etwas bluten lassen, dann säubern, verbinden und erhöht lagern. Mit Antibiotika und Schmerzmittel behandeln. Auf sich ausbreitende Infektionen achten (Rötungen, Schwellungen und Schmerzen um die Wunde herum). Prüfen Sie den Tetanus-Status.

Komplikationen Es besteht ein Infektionsrisiko an der Verletzung und den darunterliegenden Strukturen (Nerven, Sehnen und Blutgefäße, die auch bei der Primärverletzung beschädigt werden können). Zurückgebliebene Fremdkörper können Röntgenaufnahmen und eine chirurgische Untersuchung erforderlich machen.

VERLETZUNG DES WEICHTEILGEWEBES

Verletzungen von Muskeln, Sehnen, Bändern, Knorpeln und Schleimbeuteln sind typisch beim Segeln und sind das Ergebnis von Stößen, Stürzen, Drehungen, schwerem Heben und wiederholter Überbeanspruchung.

Die Behandlungsprinzipien sind bei den meisten Verletzungen gleich. Seien Sie sich der Risiken bewusst, tragen Sie Schutzkleidung und stellen sicher, dass Verletzungen frühzeitig erkannt und behandelt werden.

Krankengeschichte & Untersuchung

- □ Die Verletzung kann akut (durch einen Unfall) oder chronisch (Überbeanspruchung) sein
- □ Schwellungen und Infektionen müssen behandelt werden
- □ Weitere Verletzungen bedrohen den verletzten Körperteil
- □ Ggf. Verletzung wie einen Bruch behandeln
- □ Evtl. sind weitere Nachforschungen notwendig

Wichtige Punkte der Krankengeschichte

- □ Wann, wo und wie ist es passiert?
- □ Plötzliches oder schrittweises auftreten?
- □ Wo und wie stark ist der Schmerz?
- □ Gab es zuvor ähnliche Verletzungen?

Definitions

Bänder Ein faseriges Seil, das Knochen oder Knorpel verbindet und dazu dient, Gelenke zu stützen und zu stärken.

Sehne Ein faseriges Seil, das den Muskel an Knochen oder Knorpel befestigt.

Knorpel Ein Stück Fasergewebe, das Teil des flexiblen Skeletts ist.

Schleimbeutel Ein mit Flüssigkeit gefüllter Schmierstoffbeutel, der sich an Stellen in Geweben befindet, an denen sonst Reibung auftreten würde.

Wichtige Punkte bei der Untersuchung

Schauen

- □ Fehlstellung
- □ Schwellungen, Bluterguss
- □ Rötung

Fühlen

- □ Lokalisierung der Schmerzempfindlichkeit
- □ Nach Flüssigkeit um das Gelenk tasten
- □ Knochenreibegeräusche bei mögl. Fraktur
- □ Gelenk ist warm (evtl. entzündet)

Bewegen

- □ Bitten Sie den Betroffenen, den verletzten Körperteil so weit wie möglich in alle Richtungen zu bewegen. Ist Kraft vorhanden?
- □ Dann bewegen Sie den verletzten Körperteil sehr vorsichtig. Bei Schmerzen sofort aufhören.

Dokumentieren Befunde wie Bewegungsumfang und Schmerzauslöser

Anzeichen für schwere Verletzung

- □ Starke Schmerzen
- □ Sofortige Schwellung
- □ Vollständiger Verlust der Beweglichkeit
- □ Sichtbare Blutergüsse

Sofortige Behandlung

Schmerzmittel NSAID bieten eine effektive Schmerzlinderung und reduzieren Entzündungen. Wenn jedoch starke Blutergüsse auftreten, vermeiden Sie NSAID für die ersten 24 Stunden, da sie die Blutung verstärken können. Morphium oder Tramadol wird selten benötigt. Extreme Schmerzen deuten in der Regel auf eine schwerere Verletzung wie einen Bruch hin.

Ausruhen Je nach Schwere der Verletzung, 24-72 Stunden ausruhen. Ist dies nicht möglich, immobilisieren und unterstützen Sie das Gelenk durch Bandagieren oder Schienung (*siehe* S. 189–90).

Eis Sofort mit Eis kühlen, um Schwellung zu reduzieren und Erholung zu beschleunigen. Direkten Hautkontakt vermeiden, weil dadurch Kälteverletzungen entstehen können. Legen Sie das Eis in den ersten 48 Stunden 4-6-mal am Tag für 15 Minuten auf. Wenn unmittelbar nach der Verletzung mit Schutz/Unterstützung mobilisiert werden muss, auch länger. Alternativen zum Eis sind Kaltaerosolspray, ein Kühlpack oder ein mit kaltem Wasser getränktes Tuch.
Kompression Verwenden Sie einen Kreppverband oder eine elastische schlauchförmige Stützbandage, insbesondere bei der Mobilisierung (richtige Größe zur Vermeidung von übermäßigem Druck und vermindertem Blutfluss – distale Durchblutung der Gliedmaßen prüfen). Dies wird dazu beitragen, die Verletzung zu lindern, weitere Schäden zu reduzieren.
Erhöhte Lagerung Eine erhöhte Lagerung der Extremität wird Schwellungen reduzieren. Ein verletzter Arm sollte in einer hohen Armschlinge über Herzhöhe gelagert werden (*siehe* S. 191) und ein verletztes Bein sollte mit dem Fuß höher als die Hüfte gelagert werden. So lang wie möglich erhöht lagern.
Mobilisierung Die Bewegung des verletzten Gelenks oder der Muskulatur unterstützt die Regeneration, sofern sie kontrolliert wird. Bei der Mobilisierung unmittelbar nach der Verletzung muss diese durch Schienen oder Tapen mit Kompression geschützt werden. Bei Mobilisierung nach 24-72 Stunden einen Kompressionsverband einsetzen, erhöht lagern und schrittweise zur normalen Bewegung zurückkehren.

Spezielle Verletzungen

Schürfwunden, Prellungen, Brandwunden durch Tauwerk

Anzeichen & Symptome	Behandlung
□ Sehr häufig, meist sehr schmerzhaft □ Evtl. kontaminiert □ Große Prellungen (mit Hämatomen) können sich infizieren und Abszesse bilden	□ Gründlich reinigen, Fremdkörper entfernen und steril verbinden □ Antibiotika Creme/Salbe/oral □ Abszesse evtl. einschneiden und entleeren (*siehe* S. 183)

Schulterverletzung

Übermäßige Belastung kann die Schultermuskulatur (Rotatorenmanschette) schädigen. Durch häufig wiederholte Tätigkeiten können sich Sehnen und Schleimbeutel entzünden.

Anzeichen & Symptome	Behandlung
□ Eingeschränkte Beweglichkeit des Arms □ Schmerzen bei Bewegung □ Plötzliches Auftreten ist meist eine Zerrung oder ein Muskelfaserriss. Sehnen- und Schleimbeutelentzündung treten meist allmählich auf	□ Ruhen – In schweren Fällen muss fixiert werden (breite Armschlingen). □ NSAID □ Schrittweise Rückkehr zur Mobilität □ Ändern der Aktivitätsmethode

Verletzung des Ellbogens und Handgelenks

Diese Gelenke neigen zu wiederholten Belastungsverletzungen wie einer Sehnenscheidenentzündung. Eine Verletzung der Ellbogenspitze kann eine Schleimbeutelentzündung verursachen.

Anzeichen & Symptome	Behandlung
□ Eingeschränkte Beweglichkeit des Arms □ Schmerzen bei Bewegung und Schließen der Faust □ Schwellung am Ellbogen (Schleimbeutelentzündung), die sich weich und instabil anfühlt. Schwellung kann fest und schmerzhaft sein □ Entzündung – Rötung, Schwellung, Wärme	□ Ruhen & Handgelenk schienen □ Gurt um die Unterarmmuskulatur (nicht zu eng) bei Winscher-Ellbogen. □ Starke flüssigkeitsbedingte Schwellung: Absaugen mit Nadel/Spritze. Ärztlichen Rat holen. □ Bei Infektionsanzeichen Antibiotika.

Knieverletzungen

Bänder, Schleimbeutel, Sehnen und Knorpel im Knie dienen der Stabilisierung des Gelenks. Sie können durch Verletzungen beschädigt werden, die wochenlang einschränken und eine Evakuierung erfordern. Häufiges Knien verursacht oft eine Schleimbeutelentzündung vor der Kniescheibe.

Anzeichen & Symptome

- □ Schwellungen (das Knie kann bei schweren Verletzungen schnell und stark anschwellen)
- □ Eingeschränkte, schmerzhafte Bewegung
- □ Instabilität bei Lastaufnahme ist ein Anzeichen für Verletzungen der Bänder
- □ Ein »Blockieren« des Knies in Bewegung ist ein Zeichen von Knorpelschäden im Inneren des Knies
- □ Entzündung – Rötung, Knie ist warm

Behandlung

- □ Ruhe, Eisbeutel, Kompression, erhöhte Lagerung
- □ Schmerzmittel (NSAID)
- □ Bei schweren Verletzungen fixieren (schienen) und evakuieren.
- □ Starke Schwellungen mit Nadel und Spritze absaugen. Zunächst ärztlichen Rat einholen.
- □ Bei Anzeichen einer Infektion, Antibiotika geben
- □ Vorsichtige Mobilisierung, so wie sie toleriert wird

Knöchelverletzungen

Verletzte Knöchel verlieren meist ihre Stabilität, daher ist bei der Mobilisierung Vorsicht geboten. Der Unterschied zwischen einem Bruch und einer Verstauchung ist schwierig auszumachen. Auf einem Schiff werden beide Verletzungen gleich behandelt. Die große Achillessehne befindet sich an der Rückseite des Fußgelenks und kann durch eine plötzliche Belastung (z. B. Springen auf das Dock) reißen. Eine derartige Verletzung setzt den Betroffenen außer Gefecht.

Anzeichen & Symptome

- □ Anzeichen & Symptome
- □ Schwellungen, Bluterguss
- □ Schmerzen bei Bewegung
- □ Eine Lücke in der Achillessehne, die man fühlen kann
- □ Schmerzempfindlichkeit über den Knöchelknochen (mediale & laterale)

Behandlung

- □ Ruhe, Eisbeutel, Kompression (Bandagen), erhöhte Lagerung
- □ Schmerzmittel (NSAID)
- □ Bei Verdacht auf eine Verletzung der Achillessehne muss der Knöchel geschient und ärztlicher Rat eingeholt werden.
- □ Vorsichtige Mobilisierung (evtl. instabil)

Schmerzen im unteren Rücken

Rücken und Boote passen nicht gut zusammen, und ungewohnte Bewegungen können den Rücken verletzen: Muskeln, Bänder, Bandscheiben und Nerven können beteiligt sein. Selten ist eine Rückenverletzung gravierend und erfordert eine Evakuierung. Im Zweifelsfall holen Sie ärztlichen Rat ein.

Anzeichen & Symptome

- □ Welche Bewegungen macht den Schmerz schlimmer/besser?
- □ Wo spürt man den Schmerz: lokal im Rücken, in den Beinen, einseitig oder beidseitig?
- □ Vorherige Rückenprobleme?

Nervenprobleme

- □ Probleme beim Wasserlassen/Stuhlgang?
- □ Brennende Schmerzen, Taubheit oder Kribbeln

Behandlung

- □ Ausruhen, aber eine frühzeitige, vorsichtige, sanfte Mobilisierung angehen.
- □ Vorsicht bei Aktivitäten (kein schweres Heben, Rücken gerade halten)
- □ Schmerzmittel (NSAID)
- □ Verwendung von niedrig dosiertem Benzodiazepin (Diazepam 1–5 mg) kann helfen
- □ Bei Anzeichen von Nervenproblemen, holen Sie ärztlichen Rat ein und evakuieren

SCHMERZTHERAPIE

Für die Stärke von Schmerzen gibt es keine allgemeingültige Regel, daher ist das Schmerzempfinden des Verletzten die Grundlage für seine Behandlung. Wenn der Verletzte sagt, er habe Schmerzen, glauben Sie ihm.

Die Behandlung von Schmerzen ist von größter Bedeutung. Schmerzen demoralisieren, demotivieren und verursachen körperlichen Stress für den Betroffenen. Die Schmerzkontrolle fördert die körperliche und emotionale Regeneration, ermöglicht Schlaf und Mobilität, reduziert Komplikationen und beschleunigt die Heilung.

Ursachen für Schmerzen

- □ Sichtbare Wunden
- □ Brüche
- □ Entzündungen
- □ Schwellungen
- □ Abszesse
- □ Nervenschäden
- □ Entzündung/Verletzung von Organen
- □ Verminderte Durchblutung von Organen (z. B. des Herzens)
- □ Zunehmende Sensibilität (Vorschädigung des Nervs)

Anzeichen

In der Regel wird der Verletzte in der Lage sein zu sagen, ob er Schmerzen hat, aber manchmal kann dies aufgrund von Verwirrtheit, Sprach- oder Bewusstseinsverlust nicht möglich sein. In diesen Fällen gibt es Anzeichen, die auf die Existenz und den Schweregrad der Schmerzen hinweisen.

- □ Schmerzverzerrtes Gesicht
- □ Patient krümmt sich
- □ Verwirrtheit
- □ Unruhe
- □ Kalt bei Berührung
- □ Patient ist blass
- □ Schwitzen
- □ Schwindel, Erbrechen
- □ Lokalisieren von Schmerzen auf einen Punkt hin
- □ Erhöhte Herzfrequenz
- □ Erhöhte Atemfrequenz
- □ Atemzüge werden tiefer

Behandlung

Die sofortige Kontrolle der Schmerzen ist vorrangig, gefolgt von längerfristigen Maßnahmen zur Reduktion der Schmerzen auf ein erträgliches Maß, während der Heilung oder bis zur Evakuierung.

Medikamente Morphium oder Tramadol (intramuskulär injiziert) bieten eine schnelle Schmerzkontrolle, können aber Übelkeit verursachen. Also geben Sie gleichzeitig ein Medikament gegen Übelkeit. Zur längerfristigen Schmerzlinderung verwenden Sie regelmäßig Paracetamol und NSAID (*siehe* Schmerzleiter, S. 212). Diese helfen, den Bedarf an Morphium oder Tramadol, welche Krankheiten, Verstopfung und Schläfrigkeit verursachen, zu vermeiden. Diese Medikamente sollten für den Notfall aufbewahrt werden.

Lokale Betäubung Kann verwendet werden, um die Nerven zu betäuben und Schmerzen zu lindern. Besonders nützlich für Oberschenkelfrakturen, Fingerblockaden und Wundheilung (*siehe* S. 184–185). Schienen Sie fixieren Brüche und reduzieren die Bewegung der Knochen, wodurch der Schmerz abnimmt. Reposition Brüche und Luxationen zu reponieren, reduziert das Risiko auf Blutungen, Schwellungen und Nervenschäden.

Erhöhte Lagerung Eine verletzte Extremität erhöht zu lagern, reduziert Schwellungen und Schmerzen. Eine frühzeitige Mobilisierung wird möglich.

Kühlen Verstauchungen und Muskelverletzungen können gekühlt werden, um Schwellungen und Schmerzen zu reduzieren. Das Gleiche gilt für Verbrennungen.

Wärme/Hitze Lindert Muskelbeschwerden an den Tagen nach der Verletzung. Achten Sie darauf, keine Verbrennungen zu verursachen. Auf einem Boot können Sie eine Wärmflasche oder eine heiße Kompresse benutzen, die sie in ein Handtuch einwickeln.

Verbände Wunden verbinden reduziert die Schmerzen, die bei willkürlichem Kontakt mit der Wunde entstehen können.

KRANKHEITEN UND SYMPTOME

- **Neurologische Erkrankungen**
- **Augenkrankheiten**
- **Zahn- und Munderkrankungen**
- **HNO-Erkrankungen**
- **Erkrankungen im Brustraum**
- **Erkrankungen im Bauchraum**
- **Gynäkologische Erkrankungen**
- **Harnwegs-, Nieren- und Genitalerkrankungen**
- **Infektionen**
- **Seekrankheit**
- **Hautkrankheiten**
- **Bisse und Stiche**
- **Überdosis und Vergiftung**
- **Psychische Erkrankungen**

NEUROLOGISCHE ERKRANKUNGEN

Wenn etwas mit dem Gehirn ganz oder teilweise schiefgeht, kann es zu Bewusstseinsverlust, Lähmung, Krampfanfällen, Kopfschmerzen oder Verhaltensänderungen kommen. Einige neurologische Erkrankungen beginnen spontan, ohne dass ein entsprechender Auslöser vorliegt.

Das Gehirn kann von verschiedenen Störungen betroffen sein, darunter: Blutungen im und um das Gehirn herum; Infektionen des Gehirns oder der umgebenden Hirnhaut; Blutgerinnsel, die die Durchblutung reduzieren können; niedriger Blutdruck; niedriger Blutzucker und Sauerstoffmangel. Epilepsie, Migräne und Ohnmacht können ohne offensichtliche Hirnanomalien auftreten.

Schweregrad bewerten
- □ Krankengeschichte
- □ Untersuchung

Kollaps? Bewusstlos? → **1** →

Wiederbelebungs-ABC *siehe* S. 30

Notfallmanagement eines Bewusstlosen *siehe* S. 36–38	**Diagnose Bewusstlosigkeit** *siehe* S. 39

Anzeichen schwere Erkrankung → **2** →
- □ Verlust Bewusstsein
- □ Krampfanfälle
- □ Erhöhte Körpertemperatur und Ausschlag
- □ Lichtempfindlichkeit & Nackensteifheit
- □ Lähmungen oder Schwäche
- □ Extrem starke Kopfschmerzen

Sofortige Behandlung → **3** →
- □ ABC-Beurteilung (O_2, wenn verfügbar)
- □ Krampfanfälle behandeln (*siehe* S. 40)
- □ IV-Zugang legen für Medikamente/Flüssigkeit
- □ Bei niedrigem Blutdruck, Flüssigkeit geben
- □ Bei niedrigem Blutzucker, Zucker geben
- □ Evtl. Antibiotika, Schmerzmittel geben

Spezielle Krankheiten → **4** →
- □ Kopfschmerzen
- □ Blutung im/ins Gehirn
- □ Hirnhautentzündung
- □ Epilepsie
- □ Schlaganfall/akute Durchblutungsstörung im Gehirn

Überwachung fortsetzen
Auf Verschlechterung achten →
- □ Puls, Blutdruck
- □ Körpertemperatur
- □ Pupillen
- □ Atemfrequenz
- □ Blutzucker
- □ GKS *siehe* S. 169

Früh ärztlichen Rat holen

1 Krankengeschichte & Untersuchung

- □ Evtl. ist eine Kommunikation mit dem Verletzten aufgrund seiner Verwirrtheit nicht möglich.
- □ Nutzen Sie andere Informationsquellen – Besatzungsmitglieder, medizinischer Fragebogen, Angehörige über das Funk- oder Satellitentelefon, Armbänder mit medizinischen Warnhinweisen.
- □ Manche Symptome entwickeln sich erst nach einer Zeit, untersuchen Sie daher regelmäßig.

Wichtige Punkte der Krankengeschichte

- □ Haben die Symptome plötzlich eingesetzt oder haben sie sich über ein paar Tage hinweg entwickelt?
- □ Ist das schon einmal passiert?
- □ Wurde das Bewusstsein verloren?
- □ Krampfanfälle (generelle/lokalisierte)?
- □ Extrem starke Kopfschmerzen?
- □ Liegt Nackensteifheit vor?
- □ Schmerzt ein Blick in grelles Licht?
- □ Gibt es Ausschläge am Körper?
- □ Schwächen in Armen/Beinen
- □ Nimmt der Verletzte Aspirin, Clopidogrel, Warfarin.

Wichtige Punkte bei der Untersuchung

Schauen

- □ Offensichtliche Krankheitssymptome – Blässe, Krampfanfälle, Ausschläge irgendwo am Körper?
- □ Pupillengröße und Reaktion auf Licht
- □ Zeitlich/örtlich orientiert?

Bewegen

- □ Bitten Sie den Verletzten, seine Arme/Beine zu bewegen. Gibt es Schwächen, Lähmungen?
- □ Bewegen Sie die Extremitäten des Verletzten und achten auf Steifheit, Schlaffheit
- □ Kopf vorsichtig nach vorn beugen, bis das Kinn die Brust berührt. Bei Schmerzen stoppen.

2 Anzeichen schwere Erkrankung

Bewusstlosigkeit Die Bewertung nach dem ABC-Schema hat Priorität. Bezüglich Ursachen/Behandlung *siehe* S. 41–43.

Krampfanfälle Wenn die Anfälle länger als 5 Minuten andauern, müssen sie behandelt werden. Bezüglich Ursachen/Behandlung *siehe* S. 40.

Erhöhte Körpertemperatur & Ausschläge Beides sind Anzeichen einer Infektion. Der Ausschlag wird nicht weiß, wenn darauf gedrückt wird.

Lichtempfindlichkeit Der Verletzte empfindet Schmerzen, wenn er in helles Licht hineinschaut. Nackensteifheit Bei dem Versuch, das Kinn auf die Brust zu legen, empfindet der Verletzte starke Schmerzen.

Lähmung oder Schwäche Eine Lähmung auf einer Körperseite – Beine oder Arme können beteiligt sein, oder auf einer Gesichtsseite - kann ein Zeichen für einen Schlaganfall oder eine Blutung sein.

Kopfschmerzen Ein sehr starker Kopfschmerz kann durch eine Subarachnoidalblutung (Hirnblutung), Meningitis oder einen Schlaganfall verursacht werden (*siehe* unten).

3 Sofortige Behandlung

Schmerztherapie Bei starken Kopfschmerzen kann eine Schmerzbehandlung erforderlich sein. Verwenden Sie Paracetamol und Codein nach Bedarf, aber vermeiden Sie möglichst Morphium. NSAID können hilfreich sein, sollten aber nicht zum Einsatz kommen, wenn eine Blutung im Kopf vermutet wird, da sie die Blutung verschlimmern können. Verwenden Sie bei Bedarf Medikamente gegen Übelkeit.

Blutzucker Korrigieren Sie den Blutzuckerspiegel, wenn er sehr niedrig/hoch ist (*siehe* S. 59).

Antibiotika Vorzugsweise intravenös geben, wenn Anzeichen einer Infektion vorliegen und wenn die Möglichkeit einer Meningitis besteht (*siehe* unten).

Gabe von Flüssigkeit Bei niedrigem Blutdruck ist die Gabe von Flüssigkeit notwendig, allerdings ist eine zu große Menge bei bestimmten Krankheiten nicht förderlich. Holen Sie bezüglich des Flüssigkeitshaushaltes und der benötigten Menge ärztlichen Rat ein.

4 Spezielle Bedingungen

Kopfschmerzen

Kopfschmerzen sind sehr häufig und meist kein Problem, aber schwere oder anhaltende Kopfschmerzen (die trotz Behandlung mit viel Flüssigkeit, einfachen Schmerzmitteln und Ruhepausen länger als 24 Stunden anhalten) sollten ernst genommen werden.

URSACHEN FÜR KOPFSCHMERZEN

ERNSTE ABER SELTENE URSACHEN

Hirnhautentzündung	→ *Siehe* gegenüberliegende Seite
Blutung im/ins Gehirn	→ *Siehe* gegenüberliegende Seite
Kohlenmonoxid-Vergiftung	→ *Siehe* gegenüberliegende Seite

WENIGER ERNSTE, HÄUFIGERE URSACHEN

Anzeichen & Symptome	Behandlung
Anspannung/Müdigkeit □ Allgemeine Kopf- und Nackenschmerzen □ Schlafmangel □ Dehydrierung	□ Ausreichend Ruhe □ Ausreichende Flüssigkeitszufuhr □ Aufgabe an Bord tauschen (Steuern/trimmen) □ Schmerzmittel
Dehydrierung □ Durst □ Lethargie, Müdigkeit □ Geringe Menge dunkler Urin □ Harte Arbeit, schwitzen □ Tropisches Klima	□ Achten Sie darauf, viel Flüssigkeit zu trinken, besonders in heißen Klimazonen und bei harter Arbeit. □ Arbeiten Sie als Team, um die Flüssigkeitsversorgung aufrechtzuerhalten. □ Achten Sie auf die Farbe des Urins – wird er dunkel, mehr trinken.
Sinusitis □ Schmerzempfindlich an der Wange/ Augenbraue □ Fieber □ Übelriechender Ausfluss aus der Nase oder dem Rachenraum	□ Antibiotika □ Schmerzmittel □ Nase putzen vermeiden □ Dampf-Inhalation kann helfen □ Nicht tauchen oder fliegen
Migräne □ Gibt es eine Vorgeschichte mit Migräne? □ Schmerz ist meist auf einer Kopfseite □ Störung der Sehschärfe (verschwommen, Lichtblitze, sogar Erblinden)	□ Schmerzmittel □ Im Dunkeln und Stille ruhen □ Auf Hydrierung achten □ Evtl. Medikamente gegen Übelkeit □ Meiden Sie Schokolade, Zitrusfrüchte, Käse
Sonnenstich □ Vorgeschichte mit Sonneneinwirkung ohne geeigneten Schutz □ Schwere Arbeit unter direkter Sonneneinwirkung □ Gerötete, schmerzhafte, juckende Haut, Blasenbildung	□ Von der Sonne fernhalten □ Sonnenschutzmittel auftragen, Hut & Hemd tragen □ Abkühlen (Kleidung anfeuchten, Hut) □ Schmerzmittel □ Auf Hydrierung achten □ Evtl. Medikamente gegen Übelkeit
Alkohol/Drogen □ Vorgeschichte mit Alkoholmissbrauch □ Nitrate (Glyceroltrinitrat-Spray) □ Dehydrierung	□ Bestimmte verschreibungspflichtige Medikamente vermeiden, wenn sie evtl. die Ursache sind – suchen Sie einen Arzt auf □ Moderater Alkoholgenuss

Subarachnoidalblutung (Blutung im/ins Gehirn)

Sie ist das Ergebnis eines gerissenen Blutgefäßes im Kopf, das Blutungen und Schmerzen verursacht. Der Zustand ist lebensbedrohlich und kann plötzlich zu Bewusstlosigkeit führen.

Anzeichen & Symptome

- □ Plötzlich auftretender extremer Kopfschmerz – wie ein Schlag auf den Hinterkopf
- □ Verwirrtheit, Benommenheit
- □ Nackenschmerzen, Erbrechen
- □ Krampfanfälle/Verlust des Bewusstseins

Behandlung

- □ Bewertung nach ABC-Schema (S. 30), O_2 geben
- □ Krampfanfälle behandeln (*siehe* S. 40)
- □ Schmerztherapie & Ruhe
- □ Ärztlichen Rat einholen
- □ Dringend evakuieren

Hirnhautentzündung (Meningitis)

Wenn die Infektion eine Entzündung der Membran verursacht, die das Gehirn bedeckt, spricht man von einer Meningitis. Dieser Zustand ist lebensbedrohlich, wenn er nicht erkannt und nicht schnell mit Antibiotika behandelt wird. Es gibt Impfungen, die vor Antritt der Reise in Betracht gezogen werden sollten.

Anzeichen & Symptome

- □ Fieber & Kopfschmerzen über mehrere Stunden
- □ Steifer Nacken
- □ Lichtempfindlichkeit
- □ Evtl. Ausschlag, dessen Farbe bei Druck bleibt
- □ Später – Bewusstlosigkeit, Schock

Behandlung

- □ Bewertung nach ABC-Schema (S. 30), Vitalzeichen
- □ Antibiotika (vorzugsweise IV)
- □ Schmerzmittel gegen Kopf- und Nackenschmerzen
- □ Ärztlichen Rat einholen
- □ Dringend evakuieren

Epilepsie (bez. Kontrolle der Krampfanfälle – *siehe* S. 40)

Evtl. ist bekannt, dass der Verletzte an Epilepsie leidet und Medikamente einnimmt, aber Seekrankheit kann die Aufnahme oraler Medikamente verhindern, was zu Krampfanfällen führt. Nach dem Anfall wird der Verletzte schläfrig sein (in der postiktalen Phase – *siehe* S. 40)

Anzeichen & Symptome

- □ Krampfanfälle (generelle/lokalisierte)
- □ Einnässen, auf die Zunge beißen
- □ Ursachen:
  - Keine Absorption der Medikamente
  - Infektion
  - Alkoholentzug

Behandlung

- □ ABC-Schema (*siehe* S. 30), O_2
- □ Verletzungen vermeiden, aber nicht fixieren.
- □ Stabile Seitenlage
- □ Anfall behandeln (*siehe* S. 40)
- □ Ärztlichen Rat einholen
- □ Dringend evakuieren

Schlaganfall & akuter ischämischer Anfall (TIA)

Durch eine Blutung oder ein Blutpfropfen im Gehirn kann ein Schlaganfall hervorgerufen werden. Ein Blutpfropfen kann auch eine TIA hervorrufen, die ähnliche Symptome hat, wie ein Schlaganfall. Aber die Symptome sollten innerhalb einer Stunde verschwinden. Beide Zustände können lebensbedrohlich sein.

Anzeichen & Symptome

- □ Lähmung einer Körperhälfte, einer Extremität oder Gesichtshälfte
- □ Schwierigkeiten beim Sprechen/Schlucken
- □ Probleme mit dem Sehen
- □ Veränderte Empfindung/schlechte Koordination
- □ Kopfschmerzen & evtl. Krampfanfälle

Behandlung

- □ ABC-Schema (*siehe* S. 30), O_2 geben
- □ Krampfanfälle behandeln (*siehe* S. 40)
- □ Stabile Seitenlage bei Bewusstlosigkeit
- □ Schmerztherapie ggfs.
- □ Ärztlichen Rat einholen
- □ Dringend evakuieren

AUGENKRANKHEITEN

Das Auge ist in der Augenhöhle und hinter dem Augenlid relativ gut geschützt, so dass schwere Erkrankungen relativ selten sind. Die Umwelt kann jedoch erhebliche Probleme verursachen: Wind, Schnee, UV-Blendung, Müdigkeit und mangelnde Hygiene beeinträchtigen das Auge, insbesondere bei Crewmitgliedern, die Kontaktlinsen oder Brillen tragen.

Nur wenige Behandlungen von Augenerkrankungen sind auf einem Boot durchführbar, wie z. B. Antibiotika-Tropfen oder Salbe, Betäubungstropfen, Feuchthalten, Ruhe und Schutz. Jedoch sind diese Maßnahmen bei den meisten Beschwerden wirksam. Einige Symptome, wie Blindheit und schmerzhafte rote Augen, erfordern sofortige medizinische Beratung und dringende Evakuierung.

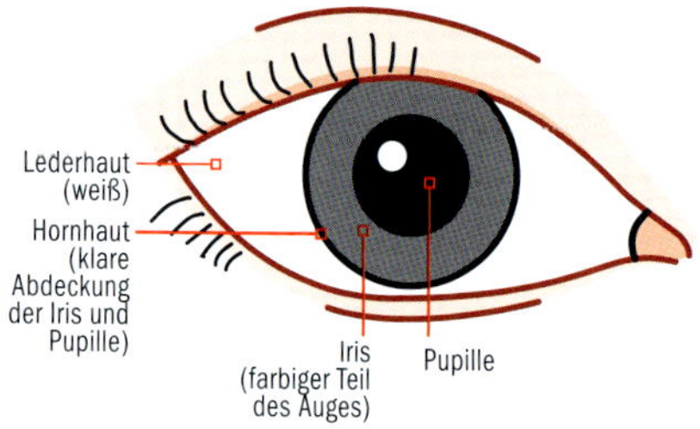

Vorderansicht Auge

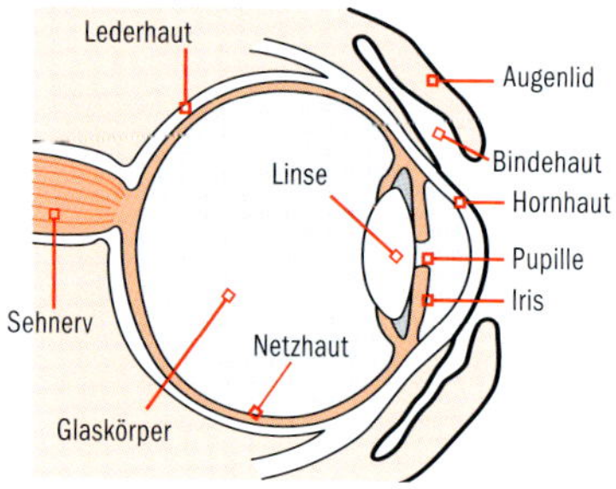

Seitenansicht Auge

Krankengeschichte & Untersuchung

- □ Der Verletzte hat evtl. eine Vorgeschichte mit Augenproblemen, die einen Hinweis zur Diagnose geben könnte.
- □ Die Untersuchung muss in einem sicheren und stabilen Umfeld (wie eine Koje/Kajüte) stattfinden, das gut ausgeleuchtet (z. B. mit einer Kopflampe) sein sollte.
- □ Vergleichen Sie beide Augen, um herauszufinden, ob beide Seiten betroffen sind.

Wichtige Punkte der Krankengeschichte

- □ Wie schnell sind die Symptome aufgetreten?
- □ Gibt es Schmerzen? Sind diese bei Lichteinfall schlimmer?
- □ Verschwommene, schlechte, doppelte Sicht?
- □ Ausfluss aus dem Auge (klebrig)?
- □ Frühere Probleme mit den Augen/Sicht?
- □ Augen-OP (Grauer Star/ Laser)?
- □ Kontaktlinsen oder Brille?
- □ Diabetes, Glaukom, Arthritis?
- □ Werden Medikamente für die Augen genommen?

Wichtige Punkte bei der Untersuchung

Schauen (beide Seiten vergleichen)

- □ Rötung der Lederhaut, Ausfluss?
- □ Schwelllungen um das Auge/die Lider?
- □ Größe und Reaktion der Pupillen?
- □ Blut oder Eiter vor der Iris?
- □ Trübung der Hornhaut oder Linse (Pupille sollte klar schwarz erscheinen)
- □ Unter die Augenlider schauen (*siehe* S. 82–83)

Fühlen (beide Seiten vergleichen)

- □ Drücken Sie vorsichtig auf den Augapfel – ist das schmerzhaft oder sehr angespannt?
- □ Augenhöhle, Augenlider schmerzempfindlich?

Bewegen

- □ Bitten Sie den Verletzten, auf ihren Finger in 30 cm Abstand zu schauen. Bewegen Sie den Finger langsam hoch/runter und zu beiden Seiten. Der Kopf soll nicht bewegt werden. Nach Doppelsichtigkeit fragen und genau auf die Augenbewegungen achten.
- □ Bewegungen, die Schmerzen bereiten, notieren

Sehschärfe mit einem kleingedruckten Text in normalem Abstand prüfen

Verwendung von fluoreszierenden Tropfen zur Unterstützung der Augenuntersuchung

- □ Fluoreszenzfarbstoff färbt Abrieb und Geschwürbildung der Hornhaut grünlich, wenn sie mit blauem Licht beleuchtet wird.
- □ Ein paar Tropfen des lokalen Betäubungsmittels Oxybuprocain (0,5% oder 1%) in das untere Augenlid tropfen (Fluoreszenzfarbstoff brennt).
- □ Nach zwei Minuten, tropfen Sie wenige Tropfen Fluoreszein in das untere Augenlid.
- □ Schließen Sie das Auge für circa eine Minute und entfernen das überflüssige Fluoreszein.
- □ Untersuchen Sie die Hornhaut mit einer Lupe und hellem Licht (blau, falls vorhanden).
- □ Färben Sie die Augen einzeln, im Abstand von 30 Minuten.

Anzeichen für schwere Augenkrankheiten

Blindheit: auf einem oder beiden Augen; kann schmerzhaft sein.
Abnehmende Sehschärfe: der Patient sieht verschwommen
Rotes Auge: besonders wenn das Auge selbst schmerzhaft ist (*siehe* unten)
Reaktionslose Pupille: wenn helles Licht in das Auge fällt
Trübe Hornhaut/Linse: die Pupille sollte klar sein und schwarz

Ärztlichen Rat einholen

Ursache für »rote Augen«

Gravierend

- □ Akutes Glaukom - verschwommenes Sehen, schmerzhaftes Auge
- □ Akute Iritis - verschwommenes Sehen, Schmerzen, Lichtempfindlichkeit
- □ Hornhautentzündung/Geschwürbildung (Keratitis)
- □ Orbitale Cellulite - Schwellung und Rötung um das Auge herum
- □ Augenverletzung (*siehe* S. 84-85)

Ärztlichen Rat einholen

Weniger gravierend

- □ Zu langer Einsatz von Kontaktlinsen
- □ Bindehautentzündung/Skleritis
- □ Meeresblindheit
- □ Subkonjunktivale Blutung
- □ Fremdkörper im Auge (*siehe* S. 84)

Besondere Bedingungen

Probleme mit den Kontaktlinsen

Die Umgebung auf einem Boot ist nicht geeignet für Kontaktlinsen. Sie sind schwieriger sauber zu halten, Einmal-Linsen sind schwieriger auszutauschen und alle Sorten leiden unter der Sonne, dem Wind und dem Salz im Wasser/in der Luft.

- □ Linse sitzt im Auge fest: mit reichlich steriler, normaler Kochsalzlösung auswaschen; vielleicht wird eine zweite Person zum Herausnehmen der Linse benötigt.
- □ Wunde, trockene Augen: *siehe* S. 120
- □ Bindehautentzündung: Tragen Sie keine Linsen mehr bis die Infektion vollständig abgeklungen ist; sterilisieren Sie die Linsen.
- □ Hornhautablösung: ein Problem bei längerem Gebrauch. Linsen nicht mehr tragen; Behandlung *siehe* S. 84
- □ Linse verloren: kann noch im Auge sein, aber schwer zu sehen. Untersuchen Sie die Innenseite der Lider gründlich, besonders das Oberlid (*siehe* S. 83).

Trockene Augen

Trockene Augen entstehen durch die Einwirkung von Meer, Sonne, Salz und Wind. Besonders gefährdet sind Linsenträger.

Anzeichen & Symptome

- Gerötete, schmerzende und juckende Augen
- Meist sind beide Augen betroffen
- Kontaktlinsen wurden lange getragen

Behandlung

- Benutzen Sie künstliche Tränenflüssigkeit (z. B. Hypromellose)
- Tragezeit der Linsen reduzieren
- Augen mit Sonnenbrille schützen
- Antibiotische Salben können die Augen befeuchten und Schmerzen lindern

Meeresblindheit

Dieser Zustand ist vergleichbar mit Schneeblindheit oder Hornhautblitzen. Die UV-Strahlen der Sonne verbrennen das Auge und wegen der Reflektionen von der Wasseroberfläche, dafür besteht auf See ein besonders hohes Risiko.

Anzeichen & Symptome

- Kann nach nur 2–3 Stunden Einwirkung auftreten
- Stark schmerzende, gerötete Augen
- Gesicht kann Sonnenbrand zeigen
- Helles Licht tut evtl. im Auge weh
- Kopfschmerzen sind häufig
- Meist sind beide Augen betroffen

Behandlung

- Vorbeugen ist besser – Sonnenbrillen mit gutem seitlichem Schutz tragen
- Zuerst nach Fremdkörpern im Auge suchen
- Geben Sie lokale Betäubungstropfen gegen die Schmerzen und orale Schmerzmittel gegen die Kopfschmerzen
- Antibiotische Salben befeuchten das Auge und lindern die Schmerzen

Bindehautentzündung

Eine Bindehautentzündung ist an Bord ein ernsthaftes Problem, denn die gesamte Crew kann sich anstecken. Benutzen Sie keine Textilien gemeinsam. Meist sind beide Augen betroffen.

Anzeichen & Symptome

- Rotes, schmerzhaftes Auge (Hornhaut ist nicht rot)
- Eiteraustritt – bakterielle Infektion
- Wässriger Ausfluss – virale Infektion

Behandlung

- Antibiotische Salben/Tropfen über 5 Tage
- Eine virale Bindehautentzündung wird ohne Behandlung verschwinden
- Augentropfen mit Antihistamin, falls eine allergische Reaktion vermutet wird

Hornhautentzündung/Geschwürbildung (Keratitis)

Keratitis kann zu Narbenbildung führen, die das Sehvermögen dauerhaft beeinträchtigen kann. Zu den Ursachen gehören Infektionen, übermäßiger Gebrauch von Kontaktlinsen und Hornhautablösung. Verwenden Sie keine Steroidtropfen bei einer möglichen Hornhautinfektion – dies kann die Entzündung verschlimmern.

Anzeichen & Symptome

- Gerötetes und schmerzendes Auge
- Lichtempfindlichkeit
- Tränendes Auge
- Trübung der Hornhaut bei bakterieller Infektion
- Verschwommene Sicht

Behandlung

- Geschwüre leuchten grünlich bei fluoreszierender Färbung
- Antibiotische Tropfen/Salben
- Ärztliche Hilfe holen, wenn das Sehvermögen gefährdet ist

Subkonjunktivale Blutung

Anzeichen & Symptome	Behandlung
□ Ein Auge ist beunruhigend gerötet □ Sicht ist nicht beeinträchtigt □ Keine offensichtliche Ursache (Bagatellverletzung, Einsatz von Medikamenten wie Aspirin, Warfarin)	□ Keine besondere Behandlung notwendig □ Sollte nach 2-3 Wochen verschwinden □ Sollte es wiederholt vorkommen, überprüfen Sie den Blutdruck und die Medikamente

Orbitale Cellulite

Entzündung der Augenhöhle, in der sich das Auge befindet, die eine Gefahr für das Sehvermögen darstellt. Antibiotika sollten IV gegeben werden.

Anzeichen & Symptome	Behandlung
□ Schmerzendes, gerötetes Auge □ Schwellung um das Auge, sodass Lider evtl. geschlossen sind □ Möglicher Verlust der Sehkraft □ Fieber und Unwohlsein	□ Antibiotika IV □ Flüssigkeitszufuhr □ Evtl. Schmerzmittel □ Sofort ärztliche Hilfe holen □ Schnellstmögliche Evakuierung organisieren

Akutes Glaukom

Ein Ansteigen des Flüssigkeitsdrucks im Auge kann das Sehen gefährden. Meist ist nur ein Auge betroffen. Pilocarpin 0,5% Tropfen stehen evtl. für die Notfallbehandlung zur Verfügung.

Anzeichen & Symptome	Behandlung
□ Schmerzen, Übelkeit, Erbrechen □ Rote Augen um die Hornhaut, die trübe sein könnte □ Verschwommene Sicht, Lichthöfe □ Halbdilatierte/nicht reagierende Pupille □ Vorgeschichte mit Glaukom o. Ä.	□ Pilocarpin 0,5% Tropfen alle 15-30 Minuten in das betroffene Auge – Pupille wird sich verengen □ Ausruhen und aufrecht sitzen □ Evtl. Medikament gegen Übelkeit □ Medizinischen Rat einholen und evakuieren

Akute Iritis (akute Uveitis)

Der Verletzte kann frühere Schübe gehabt haben und eine Krankheit wie Arthritis haben.

Anzeichen & Symptome	Behandlung
□ Plötzlich auftretender Schmerz □ Gerötetes Auge um die Hornhaut herum □ Tränende Augen, verschwommenes Sehen □ Lichtempfindlichkeit □ Kleine, ggf. unregelmäßige Pupille	□ Keine besondere Behandlung auf See □ Ausruhen, Schmerzmittel □ Steroid-Augentropfen können helfen, aber konsultieren Sie einen Arzt. □ Dringend evakuieren

Infektion des Augenlids

Anzeichen & Symptome	Behandlung
□ Gerstenkorn: kleine Beule, die sich aus dem Wimpernfollikel entwickelt – kann auf natürliche Weise abfallen □ Hagelkorn: entzündete Drüse im Augenlid, die sich zu einem Abszess oder Knoten entwickeln könnte, der das Sehvermögen beeinträchtigt	□ Warmes, feuchtes Tuch um den kleinen Löffel wickeln und ihn auf das Auge drücken; alle paar Stunden wiederholen □ Antibiotische Salben/Tropfen □ Ein Hagelkorn kann eine Operation benötigen

MUND UND ZAHNERKRANKUNGEN

Zahnprobleme und Mundgeschwüre können zu einer Beeinträchtigung werden und ein Crewmitglied auf die Rolle eines Passagiers reduzieren. Die gesamte Crew sollte einige Monate vor der Abreise eine gründliche zahnärztliche Untersuchung durchführen lassen, insbesondere bei Reisen in entlegene Ozeane.

Das Boot sollte ein standardmäßiges Zahnreparaturset mit sich führen, das Gegenstände wie provisorisches Füllmaterial und einige grundlegende Werkzeuge für einfache zahnärztliche Eingriffe enthält. Ein anderer wichtiger Gesichtspunkt ist die Kontrolle von Symptomen wie Schmerzen, Schwellungen und Infektionen. Ziehen Sie an Bord keine Zähne, außer es ist absolut notwendig.

Krankengeschichte & Untersuchung

- □ die Untersuchung an einem sicheren/stabilen Ort vornehmen, z. B. in einer Koje, die gut ausgeleuchtet ist (z. B. mit einer Kopflampe).
- □ Behandlungen lassen sich leichter ausführen, wenn man hinter dem Kopf steht.
- □ Sinusitis (Nebenhöhlenentzündung) kann Zahnschmerzen ähneln. Zahnschmerzen sind manchmal im Gesicht und in den Ohren zu spüren.

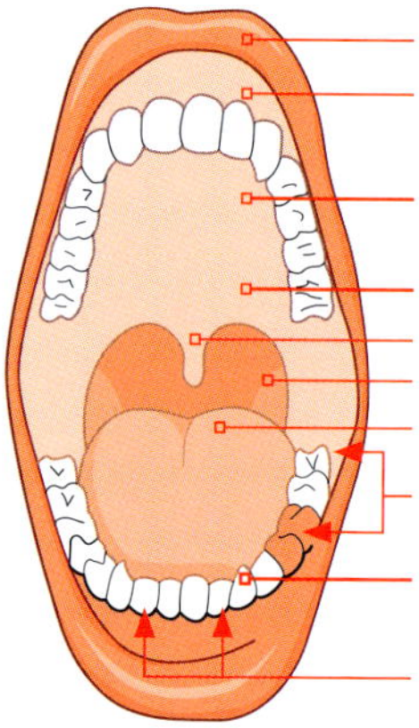

Vorderansicht Mund

Wichtige Punkte der Krankengeschichte

- □ Lage/Stärke der Schmerzen?
- □ Fieber, Unwohlsein?
- □ Vorgeschichte der Verletzung?
- □ Gibt es übel schmeckenden/riechenden Ausfluss/Geruch aus Mund oder Nase?
- □ Ausgeschlagene Zähne/Zahnprothesen entfernen
- □ Gab es zuvor Zahnprobleme?

Wichtige Punkte bei der Untersuchung

Schauen

- □ Alle Zähne untersuchen – Kronen/Füllungen notieren
- □ Zahnfleisch, Zunge (oben & unten) und Lippen auf Entzündungen, Schwellungen und Ausfluss überprüfen

Fühlen

- □ Nach lockeren, schmerzempfindlichen Zähnen suchen
- □ Lippe, Zunge, Wangen auf Schmerzempfindlichkeit, Schwellungen, Geschwüre untersuchen
- □ Auf die Wange, unter dem Auge und auf die Stirn klopfen, um auf Sinusitis zu prüfen

Dokumentieren Befunde für jeden Zahn

Eine Füllung ersetzen

- □ Stabile Arbeitsposition; gutes Licht; Wattepad verwenden, um Zahn/Loch trocken zu halten.
- □ Hohlraum sanft sondieren, lose Füllstücke entfernen
- □ Drücken Sie eine kleine Menge der Füllungsmischung aus dem Dentalset hinein (zum Mischen, Anweisungen beachten)
- □ Fest hineindrücken und Füllen des Lochs wiederholen (nicht über die Zahnoberfläche hinausragen lassen)
- □ Mit einem feuchten Wattepad zwischen den Zähnen für einige Minuten zusammenbeißen

Besondere Bedingungen

Zahnschmerzen

Anzeichen & Symptome	Behandlung
□ Kann durch abgebrochenen Zahn oder lose Füllung entstehen □ Schmerzen beim Trinken von kalten/heißen Getränken □ Schmerzen in Zahn oder Wange; Ohrenschmerzen □ Kann zum Wurzel- oder Zahnfleischabszess führen	□ Schmerzmittel □ Antiseptische Mundspülung □ Antibiotika bei Fieber und lokaler Entzündung □ Füllung ersetzen, wenn sie herausgefallen ist (*siehe* S. 122)

Wurzel- und Zahnfleischabszess

Anzeichen & Symptome	Behandlung
□ Schmerzen/Schwellung/Entzündung des Zahnfleisches □ Kann sich in den Mund entladen □ Kann sich ausbreiten und eine Schwellung der Wange oder Schwierigkeiten beim Öffnen des Mundes auslösen – dies ist ein Notfall	□ Orale Antibiotika & Schmerzmittel □ Antiseptische Mundspülung □ Das Anstechen des Abszesses ist möglich, wenn seine Oberfläche straff ist □ Ärztlichen Rat einholen, wenn die Situation sich verschlechtert

Ausgefallene oder ausgeschlagene Zähne

Anzeichen & Symptome	Behandlung
□ Versuchen, den Zahn zu finden und ihn in Speichel/Milch aufbewahren; versuchen, ihn innerhalb von 30 Minuten wieder zu implantieren □ Nicht mit der Zahnwurzel hantieren □ Nach anderen Verletzungen suchen □ Abgebrochenen/herausgefallenen Zahn schienen	□ Zahn/Lücke mit steriler Kochsalzlösung reinigen □ Wiedereinsetzen auf die gleiche Höhe wie andere Zähne – 10 Minuten lang an Ort und Stelle halten □ Schienen mit Zinnfolie, die über die Zähne gewickelt wird, oder Füllmaterial, das zwischen den sorgfältig getrockneten Zähnen eingeklemmt wird □ Schmerzmittel & Antibiotika

Zerbrochene Kronen, Brücken und Gebisse

Anzeichen & Symptome	Behandlung
□ Es gibt verschiedene Arten von Kronen □ Brücken sind auch unterschiedlich und meist schwer zu ersetzen □ Gebissträger sollten ein Ersatzgebiss mitführen, denn der Superkleber ist vielleicht nicht erfolgreich	□ Manchmal ist es möglich, eine Krone zu kleben – konsultieren Sie einen Zahnarzt □ Beide Oberflächen müssen gesäubert/getrocknet werden. Nutzen Sie hierzu den Zahnkleber aus ihrem Kit. □ Empfindliche Zahnlücken müssen evtl. zum Schutz provisorisch gefüllt werden.

Mundgeschwüre und Lippenherpes

Anzeichen & Symptome	Behandlung
□ Kann von einer Verletzung (Zähne) stammen □ Bakterielle Infektion: blutendes Zahnfleisch & schlechter Atem □ Herpes-Infektion: viele kleine Bläschen	□ Bei bakteriellen Infektionen: Antibiotika, antiseptische Mundspülung □ Lippenherpes: frühzeitig Aciclovir-Salbe auftragen

HNO-ERKRANKUNGEN

Kalte, strapaziöse und feuchte Bedingungen machen Boote zu Brutstätten für Infektionen von Hals, Nase und Ohren (HNO). Die Behandlung zielt auf die Linderung der Symptome ab, während die Infektion, meist viral, nach der üblichen Zeit abklingt. Bei Anzeichen für eine bakterielle Infektion (Eiter aus der Nase, den Ohren oder an den Mandeln), sollten Antibiotika gegeben werden.

Die verschiedenen Kanäle und Hohlräume im Kopf sind gute Lagerstätten für Fremdkörper, was zu Komplikationen führen kann. Tauch- und Flugreisen zum oder vom Boot können Schmerzen oder einen Riss des Trommelfells (Barotrauma) und Schmerzen in den Nebenhöhlen verursachen, wenn sie blockiert sind. Eine blutende Nase mag trivial erscheinen, kann aber durch den Blutverlust lebensbedrohlich werden, wenn sie unvermindert weiterlaufen darf.

Krankengeschichte & Untersuchung

- □ die Untersuchung an einem sicheren/stabilen Ort vornehmen, z. B. in einer Koje, die gut ausgeleuchtet ist (z. B. mit einer Kopflampe).
- □ Beide Seiten vergleichen.
- □ Stecken Sie keine Gegenstände in das Ohr, außer einem Otoskop. Sollten Sie eins benutzen, vergewissern Sie sich, dass Sie genau wissen, wie man es benutzt.

Wichtige Punkte der Krankengeschichte

- □ Lage/Stärke der Schmerzen?
- □ Ist der Schmerz schlimmer, wenn man versucht, mit blockierter/geschlossener Nase auszuatmen, die Nase zu putzen, die Wange/Stirn abzuklopfen?
- □ Taubheitsgefühl?
- □ Gefühl, man habe etwas im Hals stecken?
- □ Vorgeschichte mit HNO-Problemen?

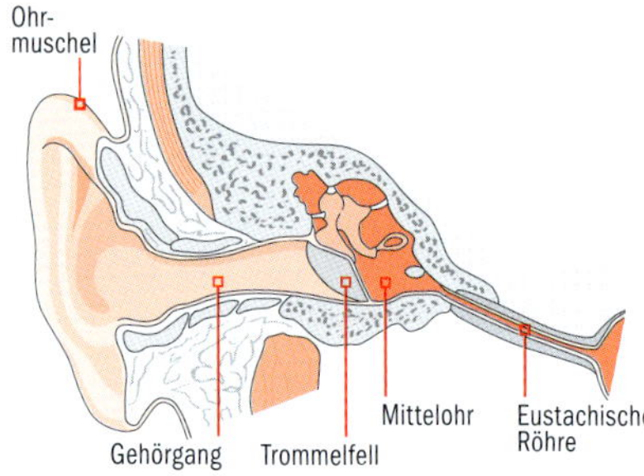

Vorderansicht Ohr

Wichtige Punkte bei der Untersuchung

Schauen (beide Seiten vergleichen)

- □ Bei guter Beleuchtung in die Ohren, Nase, den Mund schauen (falls vorhanden, die Ohren mit dem Otoskop untersuchen)
- □ Eiter in Ohren, an den Mandeln, in der Nase
- □ Entzündete Mandeln, Hals, Gehörgang
- □ Fremdkörper oder Ohrenschmalz in den Ohren

Fühlen

- □ Klopfen Sie auf Wange/Stirn – bei Sinusitis schmerzhaft.

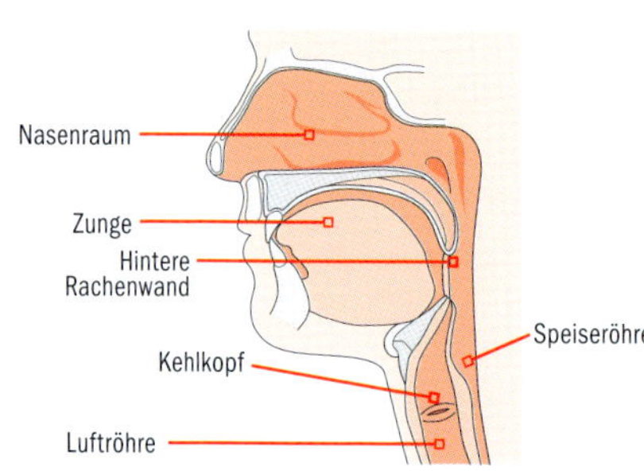

Seitenansicht von Nase und Mund

Verwendung eines Otoskops

- Benutzen Sie das Otoskop vorsichtig – bei Schmerzen, Untersuchung sofort unterbrechen
- Vorsichtig die Ohrmuschel nach oben und zurückziehen, um den Gehörgang gerade zu machen
- Nehmen Sie für jeden Patienten und jedes Ohr eine neue Spitze

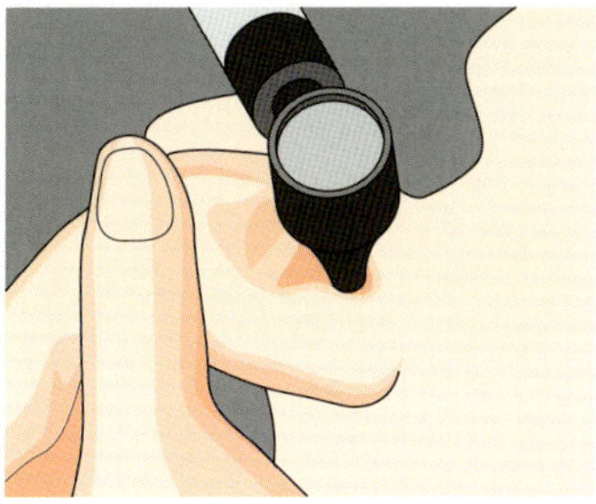

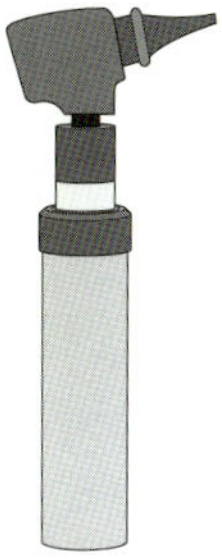

Besondere Bedingungen

Zu viel Ohrenschmalz

Anzeichen & Symptome	Behandlung
- Zunehmende Taubheit	- Täglich wenige Tropfen Olivenöl (oder Ohrentropfen) über ein paar Tage - KEINE Wattestäbchen benutzen - Muss evtl. von einem Arzt gespült werden

Infektion des äußeren Ohres

Anzeichen & Symptome	Behandlung
- Schmerzen und Ausfluss aus dem Ohr - Entzündeter Gehörgang, evtl. durch Ohrenschmalz verstopft, Sekretion, Schwellung - Ziehen an der Ohrmuschel bereitet Schmerzen	- Antibiotische Ohrentropfen - In schweren Fällen – orale Gabe von Antibiotika - Vorsichtige Reinigung des Ohrs mit sterilem Wasser - Tauchen, Schwimmen, Flugreisen vermeiden

Mittelohrentzündung

Anzeichen & Symptome	Behandlung
- Schmerzen und Taubheit - Evtl. Unwohlsein mit Husten, Erkältung - Entzündetes Trommelfell durch das Otoskop - Trommelfell kann »ploppen« - Schmerzlinderung, eitriger Ausfluss	- Orale Antibiotika - Schmerzmittel - Abschwellendes Mittel (Pseudoephedrin) kann hilfreich sein - Tauchen, Schwimmen, Flugreisen vermeiden

Barotrauma

Anzeichen & Symptome	Behandlung
- Schmerzen in den Ohren bei Druckveränderung und blockierter Eustachischer Röhre - Trommelfell ist evtl. rot und entzündet - Trommelfell kann reißen – Blut aus dem Ohr - Bei Schwindel und Krankheit ärztlichen Rat einholen	- Orale Antibiotika bei Trommelfellriss - Tauchen, Schwimmen, Flugreisen vermeiden, bis Besserung eintritt

Fremdkörper in Ohr, Nase und Rachen (evtl. ist medizinische Hilfe notwendig)

Anzeichen & Symptome	Behandlung
Ohr Taubheit, Ausfluss, Reizung; Insekt kann Summen im Ohr verursachen **Nase** Ausfluss, Reizung; Gefahr des Einatmens des Fremdkörpers **Rachen** Husten, Keuchen, kann Ersticken verursachen (*siehe* S. 44–45); Objekt oft weit hinten auf der Zunge, bei den Mandeln; Gefühl, dass ein Objekt im Rachen ist, kann anhalten	**Ohr** Olivenöl kann das Objekt weicher machen; versuchen, unter direkter Sicht zu entfernen; nicht bohren und Verletzungen des Gehörgangs verursachen. **Nase** Erst versuchen, Objekt hinauszuschnaufen oder unter direkter Sicht zu entfernen – kann Hilfe benötigen, wenn es weit hinten in der Nase sitzt. **Rachen** Zungenspatel unter direkter Sicht benutzen – Pinzette verwenden

Sinusitis

Anzeichen & Symptome	Behandlung
□ Schmerzen beim Klopfen auf die Wange (unterhalb des Auges) oder die Stirn (über der Augenbraue) □ Fieber, Kopfschmerz □ Eitriger Ausfluss	□ Orale Antibiotika □ Schmerzmittel □ Mittel zum Abschwellen der Nase

Halsschmerzen und Mandelentzündung

Anzeichen & Symptome	Behandlung
□ Fieber, Kopfschmerz □ Leichte Schluckbeschwerden □ Tonsillitis – entzündete Mandeln, zu beiden Seiten des Mundes, am Ende der Zunge (Zungenspatel benutzen), manchmal mit sichtbarem Eiter	□ Paracetamol, Ibuprofen einnehmen □ Bei Mandelentzündung evtl. Antibiotika nehmen □ Kein Amoxicillin nehmen – kann zu Ausschlag führen □ Wenn Schluckbeschwerden bei Flüssigkeiten auftreten, ärztlichen Rat einholen

Nasenbluten

Anzeichen & Symptome	Behandlung
□ Bei anhaltender Blutung kann sich ein Schock entwickeln □ Die meisten Blutungen kommen aus dem Inneren der vorderen Nase □ Blutungen aus dem hinteren Teil der Nase sind gravierender (schwierig zu kontrollieren) □ Blut könnte geschluckt werden, ist daher außen nicht sichtbar □ Prüfen Sie, ob der Betroffene Warfarin, Aspirin, Clopidogrel nimmt – ist dies der Fall, muss ein Arzt konsultiert werden	□ Aufrecht sitzen; Blut nicht schlucken □ Weichen Teil der Nase für 10 Minuten fest drücken; überprüfen; ggfs. nochmal Druck ausüben □ Bei anhaltender Blutung, Gaze/Mullbinden zuschneiden, in Paraffinsalbe/Vaseline tränken; fest in die Nase drücken, aber einen Faden zum Entfernen herausgucken lassen; nach 48 h entfernen; Arzt aufsuchen □ Bei katastrophaler Blutung, einen mit Gleitmittel versehenen Foley-Katheter in die Nase einführen, Ballon aufblasen und fest nach vorn ziehen – nur unter ärztlicher Aufsicht

ERKRANKUNGEN IM BRUSTRAUM

Segeln auf dem Meer ist nicht länger das Privileg von jungen und fitten Seglern. Ältere Crewmitglieder haben häufiger Probleme mit ihrem Herz oder ihrer Lunge, was sich durch die Strapazen des Segelns verschlechtern kann. Unter erschwerten Bedingungen können auch bei jungen und vermeintlich fitten Menschen bisher unbekannte Probleme auftauchen.

Asthma ist ein weit verbreitetes Beispiel – eine Erkältung und körperliche Arbeit können einen Anfall auslösen. Vor dem Ablegen sollten Sie eine genaue Vorstellung vom Zustand der Crew bekommen.

Schweregrad bewerten

- ☐ Krankengeschichte
- ☐ Untersuchung

Kollaps? → 1 → **Bewusstlos?**

Wiederbelebungs-ABC *siehe* S. 30

Herzinfarkt diagnostizieren *siehe* S. 48–49

Pneumothorax diagnostizieren *Siehe* S. 88–89

Anzeichen schwere Erkrankung → 2

- ☐ Schock-Zustand, bleiche Haut, schweißnass
- ☐ Verwirrt, desorientiert
- ☐ Blaue Lippen und Finger (Zyanose)
- ☐ Brustschmerz
- ☐ Kurzatmigkeit
- ☐ Keuchender, prasselnder oder stiller Brustkorb

3

- ☐ **Ursachen für Brustschmerzen**
- ☐ **Ursachen für Kurzatmigkeit**

Sofortige Behandlung → 4

- ☐ ABC-Beurteilung (O_2, wenn verfügbar)
- ☐ IV-Zugang/Flüssigkeit geben und bei Schock hinlegen
- ☐ Bei Kurzatmigkeit weiterhin gerade aufrecht sitzen bleiben
- ☐ Schmerzmittel bei Schmerzen
- ☐ Antibiotika bei grünlichem Speichel-Auswurf/Fieber

Spezielle Krankheiten → 5

- ☐ Herzinfarkt/Angina
- ☐ Pneumothorax
- ☐ Hoher Blutdruck
- ☐ Asthma
- ☐ Entzündung im Brustraum
- ☐ Blutgerinnsel in der Lunge und den Beinen
- ☐ Verdauungsbeschwerden
- ☐ Schmerzen im Bewegungsapparat

Überwachung fortsetzen →

- ☐ Puls
- ☐ Blutdruck
- ☐ Atemfrequenz
- ☐ Körpertemperatur
- ☐ Rosa oder blaue Lippen und Finger

AUF VERSCHLECHTERUNG ACHTEN

Früh ärztlichen Rat holen

1 Krankengeschichte & Untersuchung

- □ Beurteilung nach dem ABCDE-Schema (*siehe* S. 32) hat absoluten Vorrang.
- □ Ein blau angelaufener, sehr blasser Patient ist ein sehr schlechtes Zeichen – holen Sie sofort ärztliche Hilfe.
- □ Der Patient könnte eine Vorgeschichte mit Herz/Lungen-Problemen haben.
- □ Finden Sie heraus, welche Medikamente er einnimmt.

Wichtige Punkte der Krankengeschichte

- □ Haben die Symptome plötzlich eingesetzt oder haben sie sich über ein paar Tage hinweg entwickelt?
- □ Schmerzen im Brustraum:
  - Wo (bis zum Kiefer, bis in den Arm)?
  - Wie schwer (so schlimm wie nie)?
  - Wodurch werden sie schlechter/besser?
- □ Kurzatmigkeit:
  - Hat etwas Bestimmtes zur Verschlechterung geführt?
  - Gab es offensichtliche Auslöser?
  - Kann der Betroffene in ganzen Sätzen sprechen oder nur ein paar Worte?
- □ Speichel (und Farbe)
- □ In/an den Beinen Schmerzen/Schwellungen?
- □ Kürzlich Bewegungsmangel/Flugreise
- □ Vorgeschichte mit ähnlichen Anfällen
- □ Normale Medikamente

Wichtige Punkte bei der Untersuchung

Schauen
- □ Aussehen des Verletzten (blau/weiß/fiebrig/geschwitzt)
- □ Offensichtliche Atemprobleme, evtl. beim aufrechten, vorwärts gelehnten Sitzen
- □ Schmerzempfindliche Schwellung der Waden

Fühlen
- □ Puls, Durchblutung
- □ Brustwand ist empfindlich
- □ Lage der Trachea (Luftröhre)

Hören
- □ Atemgeräusche in der Brust (mit Stethoskop) sind vorhanden/fehlen?
- □ Scharfe oder knisternde Atemgeräusche

Dokumentieren

Vitalzeichen, periphere Durchblutung

2 Anzeichen schwere Erkrankung

Blasse und feuchte Haut Diese Symptome sind meist auf starke Schmerzen oder niedrigen Blutdruck zurückzuführen. Es gibt viele Ursachen, darunter Herzinfarkt (*siehe* S. 48–49), Pneumothorax (*siehe* S. 88–89) oder schwere Verdauungsstörungen (*siehe* S. 135).

Verwirrtheit, Orientierungslosigkeit Sehr niedriger Blutdruck, Sauerstoffmangel oder Infektionen wie Meningitis (*siehe* S. 117) können zu verworrenen Gedanken führen.

Blaue Lippen oder Finger Sauerstoffmangel oder niedriger Blutdruck können den Kreislauf beeinflussen und die Lippen/ Finger blau werden lassen.

Brustschmerzen Der Schmerz kann überall im Brustraum empfunden werden. Wenn er drückend, zentral und im Kiefer oder am linken Arm zu spüren ist, kommt er wahrscheinlich vom Herzen.

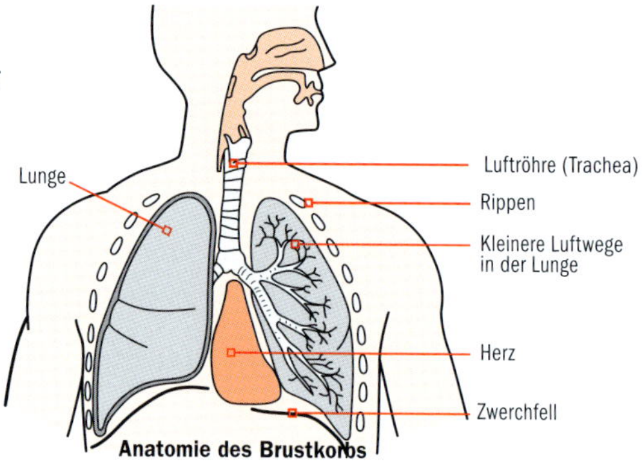

Anatomie des Brustkorbs

Kurzatmigkeit Atembeschwerden können sich als erhöhte Frequenz oder tiefere Atemzüge manifestieren. In schweren Fällen setzt sich der Verletzte auf, stützt sich mit den Armen nach vorne ab und die Muskeln im Nacken stehen vor lauter Anstrengung vor.
Keuchen Sie benötigen möglicherweise kein Stethoskop, um starkes Keuchen zu hören. Es ist in der Regel ein Zeichen von Asthma, aber auch Herzprobleme und Lungenentzündungen können das Keuchen verursachen.
Knistern Die Atmung mit begleitenden knisternden Geräuschen kann ein Zeichen für eine Lungenentzündung oder Herzprobleme sein.
Stiller Brustkorb Fehlende Brustgeräusche durch ein Stethoskop sind bei einem Patienten, der mit seiner Atmung zu kämpfen hat, sehr bedrohlich. Holen Sie sofort ärztliche Hilfe.

3 Ursachen

Ursachen für Kurzatmigkeit

- □ Asthma
- □ Pneumothorax
- □ Lungenembolie (Blutgerinnsel in der Lunge)
- □ Angstzustände
- □ Herzprobleme
- □ Trauma
- □ Lungenentzündung

Ursachen für Brustschmerzen

- □ Herzinfarkt
- □ Angina
- □ Pneumothorax
- □ Lungenembolie
- □ Verdauungsstörung
- □ Angstzustand
- □ Lungenentzündung
- □ Trauma

4 Sofortige Behandlung

Wenn der Verletzte offensichtliche Atembeschwerden oder blaue Lippen oder Finger hat, suchen Sie sofort einen Arzt auf und veranlassen Sie nach Möglichkeit eine sofortige Evakuierung. Geben Sie Sauerstoff, wenn verfügbar.
Schock Ein Schock muss sofort behandelt werden. Legen Sie den Verletzten hin und lagern die Beine oberhalb des Herzens. Infusionskanüle legen und Flüssigkeit geben (*siehe* Abbildung rechts und S. 172–173), zunächst 500 ml, dann den Blutdruck kontrollieren. Holen Sie sofort ärztliche Hilfe.
Kurzatmigkeit Den Betroffenen aufrecht sitzen lassen – die Lunge funktioniert so besser. Sauerstoff geben, wenn verfügbar. Versuchen Sie, die Ursache der Atemnot herauszufinden – *siehe* Liste oben und Anzeichen/Symptome und Behandlungen bestimmter Erkrankungen.
Brustschmerzen Er sollte in jedem Fall behandelt werden. In schwerwiegenden Fällen Morphium IM injizieren (*siehe* Abbildung rechts und S. 175), ansonsten Paracetamol und NSAID (zuerst überprüfen, ob kein Magengeschwür oder Asthma vorliegt). Versuchen Sie, die Ursache herauszufinden – *siehe* Liste oben und Anzeichen/Symptome und Behandlungen bestimmter Erkrankungen.
Antibiotika Bei Fieber und grünem Auswurf Antibiotika verwenden – intravenös, wenn der Betroffene schlecht aussieht, eine Temperatur von über 39°C hat und kurzatmig ist.

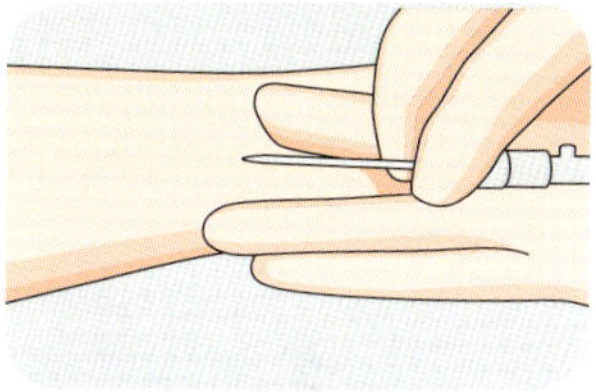
Venenzugang (IV) legen

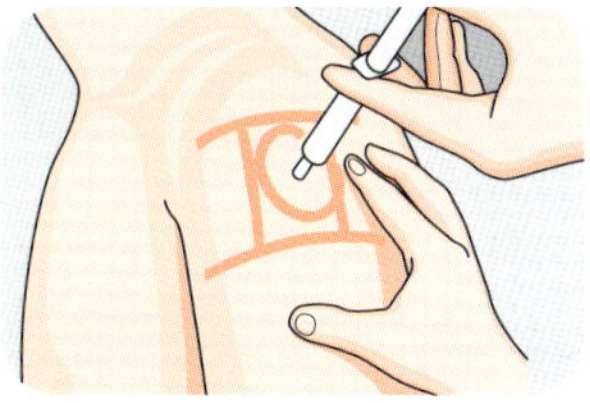
IM-Injektion

5 Besondere Bedingungen

Pneumothorax → *Siehe* S. 88–89

Verdauungsbeschwerden → *Siehe* S. 135

Herzinfarkt/Angina

Herzinfarkte und Angina (Schmerzen am Herzen) sind im Alter häufiger. Rauchen, Bluthochdruck, Diabetes und eine frühere Angina/Herzinfarkt erhöhen die Wahrscheinlichkeit auf einen Herzinfarkt. Die Angina ist weniger gravierend als ein Herzinfarkt. Sie wird durch schwere Arbeit hervorgerufen und sollte bei Ruhe vorübergehen. Einfach ausgedrückt, ist es das Stadium vor einem Herzinfarkt und ein Zeichen dafür, dass es dem Herzen nicht gut geht. Ein Patient, der an Angina leidet, sollte von einem Arzt gesehen, vollständig beurteilt und behandelt werden, bevor er das Boot besteigt. Reisen in kalte Klimazonen und abgelegene Ozeane könnten für sie zu gefährlich sein.

Anzeichen & Symptome

- Zentraler, drückender Brustschmerz – kann auch im linken/rechten Arm, Kiefer, Hals und Bauch auftreten.
- Schmerz ist anhaltend bei einem Herzinfarkt
- Schmerz bei Angina bessert sich in Ruhe
- Schwitzen, blass, kurzatmig
- Schwindel und Erbrechen
- Möglicher Kollaps durch niedrigen oder sehr hohen Blutdruck

Behandlung

- **Im Zweifelsfall wie einen Herzinfarkt behandeln** (*siehe* S. 48–49)
- O_2 geben, wenn verfügbar
- Schmerzen mit Morphium 5–10 mg IM-Injektion behandeln, wenn sehr stark und kaltschweißig
- Nitroglyzerinspray versuchen (zwei Hübe unter die Zunge)
- Im Zweifelsfall Aspirin 250 mg geben
- Ausruhen und Anstrengung/Stress vermeiden
- Ärztlichen Rat einholen und evakuieren

Asthma

Asthma gibt es immer häufiger. Die Krankheit verursacht eine erhebliche Anzahl von Todesfällen und ist daher ernst zu nehmen. Der Zustand kann durch Staub, Tiere, Pollen, kalte Luft, Arbeit, Infektionen und Emotionen ausgelöst werden. Auf einem Schiff können die Symptome besser oder schlimmer werden, das hängt von der Person ab. Prävention und frühzeitige Behandlung sind der Schlüssel zur Vermeidung von Problemen. Schweres Asthma und häufige Krankenhausaufenthalte sollten lange Reisen ausschließen.

Anzeichen & Symptome

- Kurzatmigkeit, hohe Atemfrequenz
- Röcheln beim Ausatmen
- Bei gefährlichen schweren Anfällen kann es auch nur zu leichtem Röcheln kommen. Schauen Sie den Verletzten an – wenn er nicht gut aussieht, geht es ihm auch nicht gut!
- Fassbrust
- Lungenentzündung und Husten
- Bleich, erschöpft, aufrecht sitzend, nach vorn abgestützt
- Kann keine ganzen Sätze reden (sehr ernst)
- Peak-Flow <50 % als normal
- **Asthmatikern keine NSAID oder Betablocker geben**

Behandlung

- Weiter aufrecht sitzen lassen & O_2 geben
- Salbutamol-Inhalator geben – 2 Hübe alle 15 Minuten
- Wenn keine Besserung eintritt, eine Inhalationshilfe (Spacer) verwenden, oder improvisieren – eine Plastiktüte aufblasen, 10 Hübe Salbutamol hineingeben, den Patienten 6 Atemzüge machen lassen
- Mit Salbutamol fortfahren, bis Besserung eintritt
- Prednisolon 50 mg oral geben oder, bei schwerem Anfall, IV-Zugang legen und Dexamethason-21-dihydrogenphosphat, 100 mg IV geben
- Antihistamine geben (IV oder oral)
- Medizinischen Rat einholen und evakuieren

Lungenentzündung (Pneumonie)

Infektionen in der Brustkorbgegend können von einer Virusinfektion, die Reizhusten verursacht, bis hin zu einer lebensbedrohlichen Lungenentzündung reichen.

Anzeichen & Symptome	Behandlung
□ Fieber, Unwohlsein □ Kurzatmigkeit, hohe Atemfrequenz □ Husten mit grünlichem Auswurf □ Evtl. Keuchen, stechende Brustschmerzen □ Knisternde, raue Atemgeräusche	□ Bei starkem Unwohlsein (Atemfrequenz >40 pro Minute, blau gefärbt), O_2 geben, wenn verfügbar. □ Antibiotika über 5 Tage (bei Fieber >39 °C & großem Unwohlsein, IV geben) □ Tritt keine Besserung ein, ärztlichen Rat einholen

Hoher Blutdruck (normal <140/90, gefährlich >160/110)

Der Betroffene kann eine Vorgeschichte mit Bluthochdruck haben und wird dann Medikamente mitführen. Unkontrollierter Bluthochdruck kann die Folge einer längeren Seekrankheit sein (wenn der Betroffene keine Tabletten genommen hat) oder durch Vergessen/Verlieren von Tabletten.

Anzeichen & Symptome	Behandlung
□ Kopfschmerzen □ Brustschmerz □ Schwindel, Erbrechen □ Verwirrtheit, in schweren Fällen Krampfanfälle	□ Blutdruck über 160/110 oder Symptome – ärztlichen Rat einholen □ Medikamente gegen Übelkeit geben & die normale Medikation

Blutgerinnsel in der Lunge (Lungenembolie – PE) und in den Beinen (tiefe Venenthrombose – DVT)

In den Bein- und Oberschenkelvenen können sich Blutgerinnsel bilden. Diese können sich lösen und in der Lunge festsetzen. Große PE können starke Brustschmerzen und einen plötzlichen Tod verursachen. Mache Crewmitglieder sind anfälliger für Blutgerinnsel und für gewöhnlich wissen sie das. Wahrscheinlich nehmen sie (oder haben genommen) Warfarin und/oder Aspirin. Durch Übergewicht, Rauchen, die Anti-Baby-Pille, Frakturen des Beckens und der unteren Extremitäten, wenig Bewegung und Dehydrierung steigt das Risiko. Wenn der Betroffene mit einer großen PE kollabiert, können Sie wenig tun, außer einer Reanimation.

Anzeichen & Symptome	Behandlung
□ Plötzliche Kurzatmigkeit □ Brustschmerzen auf einer Seite □ Husten mit blutigem Auswurf □ Evtl. Schock oder sogar Herzstillstand □ Geschwollener, schmerzhafter Unter-/Oberschenkel	□ Kollabiert – ABC-Schema (*siehe* S. 30) □ O_2 geben, wenn verfügbar □ Schmerzmittel: Morphium 5-10 mg IM □ Aspirin 300 mg oral □ Ärztlichen Rat holen und dringende Evakuierung organisieren

Schmerzen im Bewegungsapparat

Schmerzen an einem bestimmten Punkt an der Thoraxwand können sehr stark sein, haben aber keine offensichtliche Ursache, und der Person kann es ansonsten gut gehen. Besonders schmerzhaft können Entzündungen der Rippen-Knorpel-Verbindungen (Costochondritis) sein.

Anzeichen & Symptome	Behandlung
□ Plötzliches Auftreten an bestimmtem Punkt □ Schmerz kann tiefes Einatmen verhindern □ Schmerzempfindlichkeit über dem Schmerzpunkt	□ Andere Ursachen ausschließen □ Schmerzmittel □ Die Besserung kann ein paar Tage auf sich warten lassen

ERKRANKUNGEN IM BAUCHRAUM

Schmerzen und das Aufblähen des Bauches sind auf See beunruhigende Symptome, da es viele mögliche Ursachen gibt, mehr oder weniger schwerwiegend. Es ist wichtig, Anzeichen von Infektionen, Bauchentzündungen (Peritonitis) und Darmverschlüssen frühzeitig zu erkennen und mit Antibiotika und intravenöser Flüssigkeit zu behandeln.

Verstopfung kommt auf Schiffen häufig vor, besonders wenn gefriergetrocknete Lebensmittel verwendet werden; achten Sie auf kontinuierliche ausreichende Flüssigkeitszufuhr. Andere Ursachen für Bauchschmerzen sind Angina, Infektionen im Brustkorb, Harnwegsinfektionen (*siehe* S. 140), gynäkologische Erkrankungen (*siehe* S. 136–137) und diabetische Komplikationen (*siehe* S. 58–59).

Schweregrad bewerten
- ☐ Krankengeschichte
- ☐ Untersuchung

Kollaps? → **1** → **Bewusstlos?** → **Wiederbelebungs-ABC** *siehe* S. 30

Anzeichen schwere Erkrankung → **2** →
- ☐ Im Schockzustand, blass, feucht
- ☐ Starke Bauchschmerzen
- ☐ Anzeichen einer Peritonitis
- ☐ Darmverschluss/Blähungen
- ☐ Blut im Erbrochenen/Stuhl
- ☐ Gelbsucht
- ☐ Fieber

3
- ☐ **Ursachen der Peritonitis**
- ☐ **Ursachen des Darmverschlusses**

Sofortige Behandlung → **4** →
- ☐ ABC-Beurteilung (O_2, wenn verfügbar)
- ☐ IV-Zugang und Flüssigkeiten bei Schock
- ☐ Schmerzmittel (evtl. Morphium)
- ☐ Antibiotika bei Fieber
- ☐ Nasensonde (NG) bei Übelkeit
- ☐ Medikamente gegen Übelkeit

Spezielle Krankheiten → **5** →
- ☐ Darmverschluss/ Peritonitis
- ☐ Verstopfung
- ☐ Durchfall & Erbrechen
- ☐ Verdauungsbeschwerden
- ☐ Blutungen in den Darm
- ☐ Schmerzen beim Stuhlgang
- ☐ Gynäkologische Erkrankungen (*siehe* S. 136–137)

Überwachung fortsetzen →
- ☐ Puls
- ☐ Blutdruck
- ☐ Atemfrequenz
- ☐ Körpertemperatur
- ☐ Urinausscheidung
- ☐ Blutzucker

AUF VERSCHLECHTERUNG ACHTEN

Früh ärztlichen Rat holen

1 Krankengeschichte & Untersuchung

- Symptome/Anzeichen können sich langsam entwickeln; dem Betroffenen kann es über Stunden/Tage allmählich schlechter gehen.
- Frühere Bauch-OPs können wichtig sein: Suchen Sie nach Narben, allerdings kann die OP-Narbe eines endoskopischen Eingriffs schwer zu finden sein.
- Führen Sie keine rektale/vaginale Untersuchung durch, es sei denn, Sie sind geschult und haben jemanden, der Ihnen hilft.

Wichtige Punkte der Krankengeschichte

- Lage/Stärke der Schmerzen?
- Was macht Schmerzen schlimmer/besser (essen, tief einatmen, Antisäurepräparate, erbrechen)?
- Gibt es Übelkeit/Erbrechen/Durchfall/Verstopfung?
- Bei Frauen: Wann ist die Menstruation? Gibt es andere gynäkologische Probleme? (*siehe* S. 136)
- Vorherige Bauch-Probleme?

Wichtige Punkte bei der Untersuchung

Schauen
- Fiebrig, blass, gelblich?
- Aufblähung des Bauchs?
- Narben (um den Bauchnabel)?
- Blut im Erbrochenen/Stuhl?

Fühlen
- Schmerzen bei vorsichtigem Druck/Klopfen auf den Bauch
- Sind größere Unregelmäßigkeiten zu fühlen?

Hören
- Darmgeräusche mit Stethoskop

Dokumentieren Vitalzeichen, Blutzucker, Urinmenge, Urin-Stick-Test

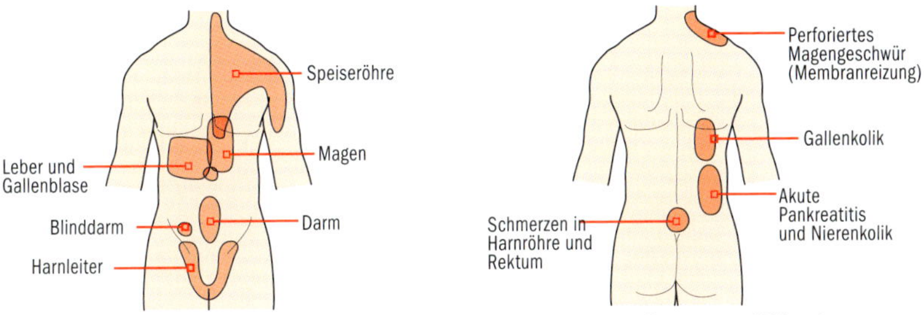

Schmerzstellen im Bauchraum im Zusammenhang mit bestimmten Organen und Erkrankungen

2 Anzeichen schwere Erkrankung

Schock, blass und kaltschweißig Deutet auf starke Schmerzen oder einen niedrigen Blutdruck hin.
Harter/empfindlicher Bauch deutet auf eine Peritonitis hin.
Darmverschluss Erbrechen von grüner Galle, das Ausbleiben von Kot oder Blähungen und abdominale Spannungen deuten auf einen Darmverschluss hin.
Blut im Erbrochenen/Stuhl Blut im Erbrochenen (frisch oder schwärzlich – wie Kaffeesatz) weist auf eine Blutung aus dem Magen oder dem ersten Teil des Dünndarms hin. Blut im Stuhl, das schwarz und sehr übelriechend sein kann, kann von Hämorriden oder dem unteren Teil des Darms stammen.
Gelbsucht Ein Leberproblem ist die häufigste Ursache für Gelbsucht – oft Gallensteine.
Fieber Eine Infektion, angezeigt durch Fieber, kann bedeuten, dass der Darm sehr krank, perforiert ist oder dass eine Niere infiziert ist.

3 Ursachen

Ursachen der Peritonitis

- Loch in der Darmwand
- Blinddarmentzündung
- Magengeschwür
- Pankreatitis
- Gallensteine
- Gyn. Probleme

Ursachen des Darmverschlusses

- Schwere der Verstopfung
- Pankreatitis
- Vorherige Operation
- Darmverschlingung
- Hernie (Leistenbruch)

4 Sofortige Behandlung

Schock Ein Schock muss sofort behandelt werden. Verletzten hinlegen und die Beine oberhalb des Herzens lagern. Infusionskanüle legen (*siehe* S. 172–173) und IV Flüssigkeit geben (zunächst 500 ml, dann den Blutdruck kontrollieren). Holen Sie sofort ärztliche Hilfe.

Schmerzmittel Der Patient benötigt etwas gegen die Schmerzen. Morphium oder Tramadol kann IM zur Behandlung von starken Schmerzen verwendet werden. Verwenden Sie NSAID erst, wenn Sie sicher sind, dass es keine Magengeschwüre oder Blutungen gibt.

Antibiotika Bei Anzeichen einer Infektion (Temperatur über 37,5°C, akuter Abdomen, Darmverschluss) frühzeitig Antibiotika verabreichen. Geben Sie diese IV, wenn der Patient sich erbricht oder die Temperatur über 39°C ist. Verwenden Sie ein Breitbandantibiotikum und Metronidazol (*siehe* S. 206).

Nasensonde Der Schlauch sollte geöffnet bleiben und an einem Beutel befestigt werden, damit Erbrochenes abfließen kann und Schmerzen und Blähungen reduziert werden.

Medikamente gegen Übelkeit Verabreichen Sie Medikamente gegen Übelkeit zur Vorbeugung von Erbrechen und auch bei Verwendung von Morphium oder Tramadol. Der Notfallkoffer kann mehrere Arten enthalten; konsultieren Sie bezüglich der Medikamente, die Sie verwenden sollten, einen Arzt.

5 Besondere Bedingungen

Darmverschluss/Peritonitis (akuter Abdomen)

Diese lebensbedrohlichen Zustände müssen in einem frühen Stadium entdeckt werden. Die Behandlung an Bord kann die Ursache eindämmen (obwohl diese nicht bekannt sein könnte), bis eine dringende Evakuierung organisiert werden kann.

Anzeichen & Symptome

- ☐ Starke Bauchschmerzen
- ☐ Schmerzen bei vorsichtigem Drücken oder Klopfen
- ☐ Harter Bauch, möglicherweise aufgebläht
- ☐ Fieber
- ☐ Erbrechen (grüne Galle)
- ☐ Auf Leistenbruch prüfen – schmerzhafte Schwellung in der Leiste am oberen Ende des Beins
- ☐ »Klingende« Darmgeräusche oder Stille
- ☐ Blutzucker überprüfen und die Brust auf Anzeichen von Angina und Infektionen untersuchen

Behandlung

- ☐ Bei Kollaps, Beurteilung mit ABC-Schema
- ☐ IV-Zugang und 500 ml Flüssigkeit
- ☐ Starke Schmerzen mit Morphium oder Tramadol behandeln. Ärztlichen Rat einholen
- ☐ Antibiotika IV geben
- ☐ Medikamente gegen Übelkeit
- ☐ Säurehemmende Behandlung (*siehe* Verdauungsbeschwerden, andere Seite)
- ☐ NG-Sonde (*siehe* S. 186) und Ablaufbeutel
- ☐ Urinmenge überwachen – gut ist ein Minimum von 0,5 ml/kg/Stunde

Verstopfung?

Gefriergetrocknete Lebensmittel müssen ordnungsgemäß wieder mit Wasser versetzt werden. Die normale Darmtätigkeit variiert sehr, von 3 Stuhlgängen pro Tag bis zu einem Stuhlgang alle 3–4 Tage.

Anzeichen & Symptome

- ☐ Kein Stuhlgang (oder weniger, harter Stuhl) über 2–3 Tage länger als normal bei dieser Person
- ☐ Krampfende Bauchbeschwerden
- ☐ Im Ernstfall: aufgeblähter Bauch

Behandlung

- ☐ Durch gute Hydratation und ballaststoffreiche Ernährung vermeiden (auf verdünnten Urin achten)
- ☐ Behandlung mit Stimulanzien (Bisacodyl)

Durchfall & Erbrechen

Die Ursache ist meist eine Lebensmittelvergiftung, selten eine Baucherkrankung. Schwindel und Erbrechen allein können ein Hinweis auf Seekrankheit oder Schwangerschaft sein. Achten Sie streng auf die Hygiene.

Anzeichen & Symptome	Behandlung
☐ Erbrechen/Durchfall oder beides ☐ Bauchkrämpfe ☐ Dehydrierung ☐ Das Erbrochene kann gelb, grün, blutig sein ☐ Der Stuhl kann wässrig, schwarz oder blutig sein	☐ Behandlung ☐ Auf Hydrierung achten – rehydrierende Getränke ☐ IV Flüssigkeit kann bei schwerer Dehydrierung und anhaltendem Erbrechen notwendig werden ☐ Medikament gegen Übelkeit (Metoclopramid) ☐ Medikamente gegen Durchfall (Loperamid)

Verdauungsbeschwerden

Verdauungsstörungen treten auf Schiffen bedingt durch eine Ernährungsumstellung, unregelmäßige und schnell verzehrte Mahlzeiten, Stress und Müdigkeit häufig auf. Der Schmerz einer schweren Verdauungsstörung kann mit einem Herzinfarkt verwechselt werden (und umgekehrt).

Anzeichen & Symptome	Behandlung
☐ Schmerz im Oberbauch oder der Brust ☐ Der Schmerz kann brennend oder stechend sein ☐ Magensäure kann in den Mund zurücklaufen	☐ Einfache Antazida ☐ Medikamente, die die Säure im Magen reduzieren (Omeprazol)

Blutungen in den Darm

Die Ursache für Blut im Erbrochenen sind wahrscheinlich ein blutender Magen oder ein Zwölffingerdarmgeschwür. Blut im/auf dem Stuhl stammt höchstwahrscheinlich von blutenden Hämorrhoiden oder aus einem anderen Teil des unteren Darms. Die Behandlungsmöglichkeiten sind eingeschränkt und der Kranke sollte evakuiert werden.

Anzeichen & Symptome	Behandlung
☐ Erbrochenes enthält frisches Blut oder Blut, das wie Kaffeemehl aussieht ☐ Frisches Blut an der Oberfläche des Stuhls oder schwarzer Teerstuhl (Meläna) ☐ Es kann sich ein Schock entwickeln ☐ Inspizieren Sie den Anus, wenn Blut auf dem Stuhl/Toilettenpapier ist ☐ Vorgeschichte mit Magengeschwür	☐ Bei Schock IV-Zugang und 500 ml Flüssigkeit – ärztlichen Rat einholen ☐ Medikamente, die die Säure im Magen reduzieren (Omeprazol); eine Sorte benutzen, die im Mund absorbiert wird ☐ Urinmenge überwachen – mindestens 0,5 ml/kg/Stunde anvisieren ☐ Medizinischen Rat einholen und evakuieren

Schmerzen beim Stuhlgang

Es kann sehr unangenehm und qualvoll sein und dazu führen, dass der Stuhlgang vermieden wird, wodurch sich eine schwere Verstopfung entwickelt. Einfache Behandlungsmethoden können an Bord effektiv sein.

Anzeichen & Symptome	Behandlung
☐ Schmerzen beim Stuhlgang, schlimmer mit festem Stuhl ☐ Spuren von Blut auf dem Stuhl ☐ Hämorrhoiden können aus dem Anus hervortreten ☐ Eine Analfissur kann sichtbar sein	☐ Auf Hydrierung achten, damit Stuhl weich bleibt ☐ Verstopfung vermeiden (*siehe* S. 134) ☐ Schmerzlinderung – Lidocaingel, das vor dem Stuhlgang in den Anus gerieben wird, kann helfen.

GYNÄKOLOGISCHE ERKRANKUNGEN

Weibliche Geschlechtsorgane können mehrere Probleme, sowohl als Teil ihrer normalen Funktion (Menstruation, Schwangerschaft) als auch als Folge von Krankheiten (Infektion) verursachen.

Die Untersuchung eines anderen Besatzungsmitglieds in einem so sensiblen Bereich erfordert Vertrauen und Diskretion auf beiden Seiten. Eine innere Untersuchung der Vagina ist wahrscheinlich nicht von Nutzen, es sei denn, Sie sind ausgebildet und verfügen über Erfahrung. Wenn Sie Zweifel haben, ob Sie fortfahren sollen, holen Sie sich ärztlichen Rat.

Menstruation und Verhütung

Auch eine normale Menstruation (Zyklus von ca. vier Wochen) erfordert etwas Planung, bevor Sie das Dock verlassen. Es gibt Möglichkeiten, den Zyklus zu kontrollieren oder sogar vollständig zu unterdrücken, wenn die Frau dies wünscht. Eine Rücksprache mit dem Hausarzt sechs Monate vor einer langen Reise gibt die Möglichkeit, neue Verhütungsmittel und Zykluskontrollen auszuprobieren und ggfs. zu ändern. Es gibt mehrere Alternativen zur Pille, was langfristige Verhütung und Unterdrückung der Menstruation angeht:

Depot-Spritze Eine Injektion sorgt für Verhütung über drei Monate. Während der ersten drei Monate der Behandlung kann es zu Schmierblutungen mit anschließender Unterdrückung der Menstruation kommen.

Implantat Empfängnisverhütende Implantate bieten eine Verhütung für bis zu drei Jahre. Sie können jederzeit entfernt werden. In den ersten drei Monaten können Schmierblutungen auftreten. Danach wird die Menstruation unterdrückt.

Intrauterine (IU) Verhütungsmittel Sie werden in die Gebärmutter eingeführt, verhüten sofort und nach drei bis sechs Monaten verringert sich die menstruale Blutung.

Schwangerschaft

Eine Schwangerschaft verursacht tiefgreifende Veränderungen im Körper einer Frau, und einige Symptome können eine Behandlung an Bord erforderlich machen. Komplikationen im Zusammenhang mit der Schwangerschaft können gelegentlich schwerwiegend sein und schwere Bauchschmerzen und starke vaginale Blutungen verursachen. Die beiden gravierendsten Probleme sind Fehlgeburten und ektopische Schwangerschaften (*siehe* S. 137). Eine Seekrankheit kann durch die Schwangerschaft verschlimmert werden; konsultieren Sie einen Arzt, bevor Sie Medikamente gegen Übelkeit geben.

Krankengeschichte & Untersuchung

- Seien Sie diplomatisch und diskret.
- Gynäkologische Erkrankungen können die Ursache für ein akutes Abdomen und einen Kollaps sein.
- Führen Sie keine vaginale Untersuchung durch, außer Sie sind darin trainiert.
- Vorgeschichte mit gynäkologischen Problemen?
- Ist ein Test an Bord, sollte er frühestmöglich durchgeführt werden. Diese Tests sind einfach durchzuführen und liefern sofort ein Ergebnis.

Weibliche Fortpflanzungsorgane

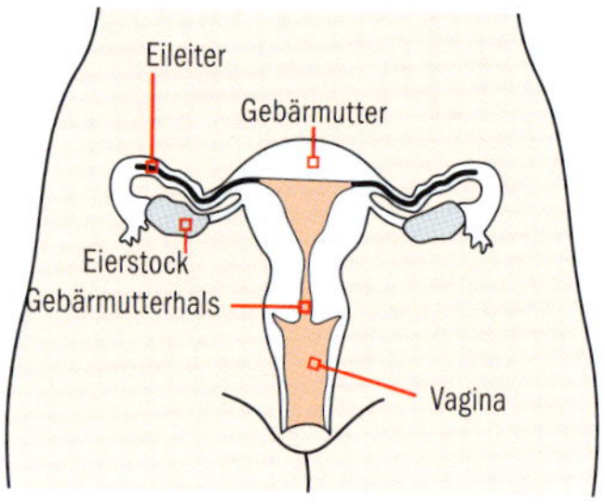

Wichtige Punkte der Krankengeschichte
□ Schmerzen im Becken/Bauchraum? □ Ist eine Schwangerschaft möglich? □ Blutung/Ausfluss aus der Vagina? □ Hat sich der Menstruations-Zyklus verändert? - Keine Blutung oder eine Zwischenblutung? - Mehr Blut/Schmerz als normal? □ Schmerz beim Wasserlassen und häufiger? □ Verhütungsmethode? □ Anzahl und Verlauf früherer Schwangerschaften?

Wichtige Punkte bei der Untersuchung
Schauen □ Blass, erleidet Schmerzen, im Schock, fiebrig? □ Ausfluss (auf einem Wattepad) prüfen **Fühlen** □ Bauch auf Schmerzempfinden, Anspannung, Schwellung aus dem Becken prüfen **Hören** □ Darmgeräusche mit Stethoskop **Dokumentieren** Vitalzeichen, Schwangerschaftstest, Urin-Stick-Test

Besondere Bedingungen

Vaginale Blutung

Der normale Menstruationszyklus kann durch Stress, Müdigkeit, Wechsel der Empfängnisverhütung oder Schwangerschaft unregelmäßig werden. Unerwartete Blutungen können durch Fehlgeburt, ektopische Schwangerschaft, Geschlechtsverkehr oder Infektion verursacht werden. Holen Sie ärztlichen Rat ein.

Anzeichen & Symptome	Behandlung
□ Anzeichen für Schock – bleich, kaltschweißig □ Empfindlicher Bauch □ Versuchen sie die Blutmenge zu bestimmen – gibt es Koagel? □ Schwangerschaftstest und Urin-Stick-Test	□ Schock mit IV-Flüssigkeit behandeln □ Schmerzmittel □ Methylergometrin und Tramexamsäure können Blutungen bei Fehlgeburten reduzieren.

Ektopische Schwangerschaft

Hierbei setzt sich das befruchtete Ei im Eileiter fest, statt in die Gebärmutter zu wandern. Während der Embryo wächst, verursacht es Schmerzen und kann evtl. den Eileiter sprengen, wodurch schwere Blutungen in den Bauchraum auftreten können. Die Blutung aus der Vagina kann hingegen gering sein.

Anzeichen & Symptome	Behandlung
□ Anzeichen für Schock – blass, kaltschweißig □ Starke Bauchschmerzen (einseitig) □ Passiert meist um die 6–8 Woche nach der letzten Periode □ Schwangerschaftstest fällt meist positiv aus	□ Schock behandeln – hinlegen/Füße hoch □ IV-Flüssigkeit – 1 l geben und ärztlichen Rat einholen □ Schmerzmittel □ Schnellstmögliche Evakuierung organisieren

Vaginaler Ausfluss

Auffällig grüner, gelber oder wässriger Ausfluss, vaginale Beschwerden und Schmerzen beim Urinieren sind Anzeichen einer Infektion. Ein stark riechender, schwarzer Ausfluss kann von einem vergessenen Tampon herrühren. Der Ausfluss sollte versiegen, sobald der Tampon entfernt wurde. Es könnten aber Antibiotika notwendig sein, wenn die Patientin sich fiebrig/unwohl fühlt.

Anzeichen & Symptome	Behandlung
□ Veränderung in der Farbe/Menge des Ausflusses □ Fieber, Unwohlsein, häufiges Wasserlassen □ Schmerzen/Beschwerden im Bauchraum	□ Bei weißem, dickem Ausfluss ist eine Behandlung gegen Pilzbefall (Clotrimazol-Pessar) sinnvoll □ Infektionen mit Ciprofloxacin und Metronidazol behandeln

HARNWEGS-, NIEREN- UND GENITALERKRANKUNGEN

Erkrankungen der männlichen und weiblichen Genitalien treten auf Booten häufiger auf, da dort eine regelmäßige Hygiene schwieriger ist. Sie können eine ernsthafte Gefahr für die Gesundheit darstellen.

Eine Infektion der Harnwege ist ein häufiges Problem, aus anatomischen Gründen vor allem bei Frauen. Sowohl männliche als auch weibliche Genitalien können sich infizieren, was extrem unangenehm und schmerzhaft werden kann. Einige dieser Infektionen können sexuell übertragen werden, daher ist es sinnvoll, Safer Sex zu praktizieren und Kondome zu verwenden. Infektionen der Niere können zu einem starken Unwohlsein und eventuell zu einem Schock mit hohem Fieber führen. Wenn Sie eine Infektion der Nieren vermuten, holen Sie ärztlichen Rat.

Die männlichen Hoden im Hodensack sind anfällig für Verletzungen, Verdrehung und Infektionen, die erhebliche Schmerzen verursachen. Die Verdrehung der Hoden ist ein Notfall, der nach Möglichkeit innerhalb von 12 Stunden operiert werden muss. Die Untersuchung erfordert beiderseitiges Vertrauen und Diskretion. Wenn Sie Zweifel haben, was Sie untersuchen sollen, konsultieren Sie einen Arzt.

Blut im Urin

Blut im Urin kann alarmierend sein, besonders wenn der Urin vollständig rot ist – was bereits durch relativ wenig Blut verursacht werden kann. Beruhigen Sie den Betroffenen und behandeln ihn entsprechend der möglichen Ursache. Es ist unwahrscheinlich, dass der Verletzte durch Blut im Urin in einen Schockzustand gerät. Wenn die Blutung jedoch einige Tage andauert, kann der Verletzte beginnen, anämisch (blutarm) zu werden – und Symptome wie Blässe, Lethargie und Unwohlsein zeigen. Ist dies der Fall, konsultieren Sie einen Arzt und organisieren die Evakuierung.

Ursachen für Blut im Urin

- ☐ Infektion der Harnwege – *siehe* S. 140
- ☐ Nierensteine – *siehe* S. 141
- ☐ Vaginalblutung, die den Urin färbt
- ☐ Trauma (z. B. Beckenfraktur, *siehe* S. 96–97, oder durch Einführen eines Blasenkatheters), das aber abklingen sollte.
- ☐ Verwendung von Medikamenten wie Warfarin, Aspirin, Clopidogrel, Apixaban, etc. – ist dies der Fall, konsultieren Sie einen Arzt
- ☐ Andere Erkrankungen der Nieren und des Nierentrakts – konsultieren Sie einen Arzt, sobald Sie an Land sind.
- ☐ Die Rotfärbung des Urins kann durch Medikamente (Rifampicin) und Lebensmittel wie Rote Beete (in großen Mengen) verursacht werden.

Krankengeschichte & Untersuchung

- Seien Sie diplomatisch und diskret.
- Führen Sie keine vaginale/rektale Untersuchung durch, außer Sie sind darin geschult.
- Bei einer Genitalinfektion können auch Sexualpartner infiziert sein. Dies kann zu Verlegenheit führen, aber das Problem muss gelöst werden. Seien Sie so sensibel wie möglich.

Wichtige Punkte der Krankengeschichte

- Ort und Stärke der Schmerzen (einschließlich Hoden, Hodensack und Bauch)
- Menge & Farbe des Ausflusses
- Schmerz und häufiges Wasserlassen
- Farbe & Geruch des Urins
- Wunden, Schwellungen oder Geschwüre an den Genitalien oder um den Anus
- Sexualkontakte
- Urin mit Urin-Stick-Test testen
- Schwangerschaftstest bei Frauen

Wichtige Punkte bei der Untersuchung

Schauen

- Aussehen (blass, erleidet Schmerzen, fiebrig, im Schock)
- Entzündungen, Wunden, Knoten, Ausfluss
- Geschwollener, rötlich-blauer Hodensack

Fühlen

- Unterbauch wg. schmerzhafter/geschwollener Blase
- Seiten wg. Schmerzempfindlichkeit über Nieren
- Hodensack & Hoden wg. Schwellungen/Schmerzempfinden

Besondere Bedingungen

Harnverhalt

Die häufigsten Ursachen auf einem Boot sind Infektionen, Becken- oder Genitaltrauma, Blutgerinnsel in der Blase, Medikamente (Antihistaminika und einige Antidepressiva) und Bewusstseinsverlust, wenn dieser länger anhält.
Ein Katheter muss durch die Harnröhre in die Blase gelegt werden (*siehe* S. 187).

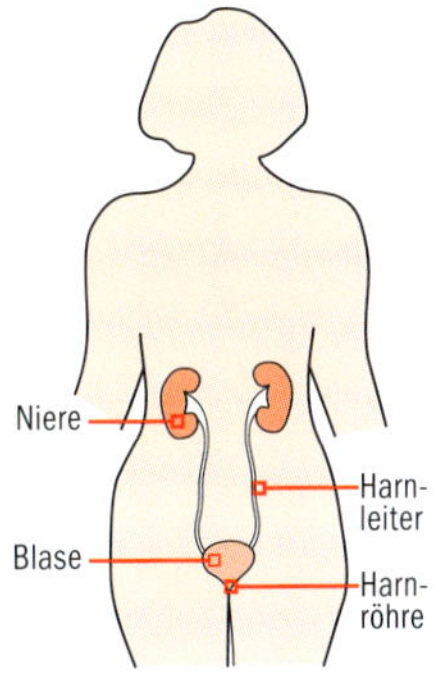

Weiblicher Harntrakt

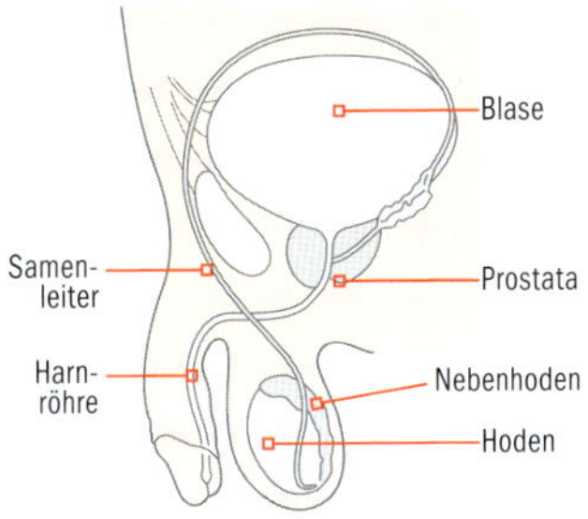

Männlicher Harntrakt

Das sollte nicht versucht werden, wenn sich nach einem Unfall Blut im Urin befindet. Die Alternative ist ein suprapubischer Katheter (durch die Bauchdecke). Das Legen eines suprapubischen Katheters ist ein spezielles Verfahren (*siehe* S. 188) und Sie müssen sich von einem Arzt anleiten lassen.

Anzeichen & Symptome

- Patient kann nicht urinieren, obwohl der Drang vorhanden ist
- Gefüllter und schmerzender Unterbauch
- Trauma-Vorgeschichte
- Anzeichen für Infektion

Behandlung

- Vor dem Legen eines Katheters konsultieren Sie einen Arzt – der Zustand des Patienten könnte sich verschlechtern.
- Ein suprapubischer Katheter kann erforderlich sein (*siehe* S. 188)
- Katheter belassen und evakuieren

Hodenschmerzen/Hodentorsionen

Der Schmerz der Hodentorsion (Verdrehen) tritt plötzlich auf, ist sehr stark und kann dazu führen, dass sich der Verletzte erbricht. Die Schmerzen werden durch mangelnde Durchblutung des Hodens verursacht. Der Hoden stirbt ab, es sei denn, die Verdrehung wird schnell (innerhalb von 12 Stunden) behoben. Dies geschieht in der Regel operativ, was auf einem Boot natürlich nicht möglich ist. Das manuelle Lösen kann unter ärztlicher Anleitung versucht werden, ist aber möglicherweise nicht erfolgreich.

Anzeichen & Symptome

- Plötzliches Einsetzen von starken Hodenschmerzen
- Sehr empfindlicher Hoden bei leichter Abtastung
- Hodensack wird evtl. rot und geschwollen
- Keine Vorgeschichte eines Traumas – Schmerzen können Verletzten aufwecken

Behandlung

- Starke Schmerzmittel & Medikamente gegen Übelkeit
- Ärztlichen Rat einholen & versuchen Verdrehung manuell zu lösen
- Unabhängig vom Erfolg dringend evakuieren

Manuelles Lösen eines verdrehten Hodens

- Legen Sie den Patienten in eine Koje mit dem Hodensack nach oben.
- Halten Sie den betroffenen Hoden sanft, aber fest in den Fingern und rotieren Sie ihn in Richtung des inneren Oberschenkels auf seiner Seite (das heißt, drehen Sie seinen rechten Hoden in der Draufsicht gegen den Uhrzeigersinn und seinen linken Hoden im Uhrzeigersinn). In dieser Drehrichtung funktioniert es meistens.
- Der Schmerz wird sofort nachlassen, aber manchmal sind mehr als eine Drehung notwendig.
- Sollte der Schmerz stärker werden, versuchen Sie in die andere Richtung zu drehen.

Hodenschmerzen/Nebenhodenentzündung

Ein Teil oder der gesamte Hoden kann sich entzünden. Die übliche Ursache ist eine Infektion, möglicherweise sexuell übertragbar. Normalerweise ist nur ein Hoden betroffen. Es ist wichtig, eine Unterscheidung zur Hodentorsion zu treffen – im Zweifelsfall einen Arzt aufsuchen.

Anzeichen & Symptome

- Schrittweiser Beginn von Schmerzen aus einem Hoden
- Hodensack kann rot und geschwollen werden
- Fieber und Schmerzen beim Wasserlassen
- Urin-Stick-Test zeigt evtl. Blut & Eiweiß im Urin

Behandlung

- Schmerzen können gelindert werden, wenn der Betroffene sich hinlegt und den Hodensack sanft anhebt (z. B. auf einem aufgerollten Handtuch)
- Schmerzmittel
- Bei Anzeichen einer Infektion, Antibiotika geben

Infektion des Harntrakts

Die Infektion kann alle Teile der Harnwege betreffen, von der Harnröhre bis zur Niere. Sie kommen bei beiden Geschlechtern vor, sind aber bei Frauen häufiger. Durch eine Infektion der Niere kann der Patient sich sehr unwohl fühlen, mit hohem Fieber, möglicher Sepsis und Schock.

Anzeichen & Symptome

- Fieber
- Infektion der Niere: starkes Unwohlsein, möglicher Schock, laterale Schmerzen
- Schmerzen & häufiges Wasserlassen
- Unit-Stick-Test: positiv auf Eiweiß, Blut, weiße Blutkörperchen, Nitrit

Behandlung

- Bei Schock: IV-Zugang/Flüssigkeit & ärztlichen Rat einholen
- Schmerzmittel
- Antibiotika (IV bei starkem Unwohlsein)
- Hydratisiert halten – auf dünnen Urin achten

Nierensteine

Eine permanent zu geringe Flüssigkeitszufuhr kann auf See in heißem Klima zur Bildung von Steinen in der Niere führen, was zu starken Schmerzen - an der Seite und bis in die Leiste - führt, wenn die Steine abgehen. Die Steine können im Harnleiter oder der Blase stecken bleiben und eine Blockade verursachen. Durch die Infektion kann Blut in den Urin gelangen.

Anzeichen & Symptome	Behandlung
□ Plötzliche starke Schmerzen an der Seite □ Übelkeit & Erbrechen, Fieber □ Unit-Stick-Test: positiv auf Eiweiß, Blut, weiße Blutkörperchen, Nitrit	□ Immer auf genügend Flüssigkeitszufuhr achten □ Schmerzmittel - Paracetamol, NSAID □ Bei Fieber, Antibiotika geben □ Tritt keine Besserung ein, konsultieren Sie einen Arzt

Sexuell übertragbare Infektionen (STI)

Einige STI sind sehr ernst (Syphilis, HIV), wohingegen andere zwar relativ einfach zu behandeln (Chlamydien, Gonorrhöe), aber immer noch eine ernste Angelegenheit sind. Sexuelle Kontakte müssen trotz des Eingriffs in die Privatsphäre zurückverfolgt und behandelt werden. Sollte der Verdacht auf eine solche Krankheit bestehen, vermeiden Sie jeglichen sexuellen Kontakt (auch oral).

Anzeichen & Symptome	Behandlung
□ Grünlicher, auffälliger Ausfluss aus Penis oder Vagina □ Schmerzen beim Wasserlassen, Wunden an Genitalien	□ Es ist wahrscheinlich, dass die Ursache auf dem Boot nicht ermittelt wird. □ Antibiotika (z. B. Ciprofloxacin)

Wunden & Bläschen im Genitalbereich

Geschwüre, Blasen und Wunden sind in der Regel die Folge einer Infektion, möglicherweise einer STI. Herpes-Bläschen und Geschwüre kommen meist zahlreich vor und sind schmerzhaft. Meist geht ihnen ein leichtes Kribbeln voraus und bereits jetzt sollte man die Aciclovir-Salbe auftragen. Bei der Syphilis kommen meist einzelne, schmerzlose, deutlich abgegrenzte Geschwüre vor. Bakterielle Infektionen können Schwellungen und Abszesse (evtl. in den Schamlippen) verursachen; diese können sich selbst entleeren, benötigen aber manchmal Antibiotika und sogar chirurgische Eingriffe. Genitalwarzen und kleine weiße Dellwarzen erfordern keine Behandlung an Bord, vermeiden Sie aber sexuellen Kontakt und teilen sich keine Handtücher oder Bettwäsche.

Vorhautprobleme

Die Vorhaut kann sehr stark anschwellen, wenn sie über die Spitze des Penis zurückgezogen und nicht wieder zurückgeschoben wird. Eine Infektion kann aufgrund einer STI oder schlechter Körperpflege zu einer Entzündung des Penis unter der Vorhaut führen.

Anzeichen & Symptome	Behandlung
□ Geschwollene, zurückgezogene Vorhaut - kann sehr vergrößert sein □ Entzündung und weißlicher Ausfluss unter der Vorhaut. Evtl. gibt es Schmerzen beim Wasserlassen	□ Lidocain-Gel gegen Schmerzen auf die Vorhaut auftragen, dann sanftes, langes Drücken, um die Schwellung zu reduzieren. Vorhaut in die normale Position bringen □ Infektion - gründliches, regelmäßiges Waschen unter der Vorhaut. Clotrimazol-Creme/ Antibiotika, wenn keine Besserung eintritt/bei schweren Infektionen

INFEKTIONEN

Einmal auf See ist ein Boot eine isolierte Umgebung und neue Infektionen können sich ihren Weg nicht an Bord bahnen. Was jedoch an Bord kommt, bleibt auch an Bord. Achten Sie daher bereits im Hafen auf mögliche Überträger von Infektionen.

Überträger von Infektionen

Essen und Milch Nicht durchgegartes oder unbehandeltes Essen und Milch sind besondere Risikofaktoren.

Wasser Um die Kontamination zu minimieren, muss das gesamte Wasser sauber oder behandelt sein, bevor es in die Tanks gelangt. Es kann ratsam sein, Trinkwasser vorher abzukochen.

Kleidung und Bettzeug Mikroorganismen und größere Schädlinge können sich in der Wäsche einnisten.

Crewmitglieder Mitglieder der Besatzung können Infektionen wie Lebensmittelvergiftung, sexuell übertragbare Infektionen (STI) und Grippe haben.

Prävention

Verhalten Jeder ist für seine Handlungen selbst verantwortlich. Sie sollten nicht an Bord gehen, wenn Sie wissen, dass Sie eine ansteckende Krankheit haben. Halten Sie hohe Standards bei der persönlichen Hygiene und beim Kochen ein.

Sauberkeit des Bootes Hygiene ist sehr wichtig. Legen Sie eine Reihenfolge fest, in der jedes Crewmitglied mitverantwortlich für die tägliche Reinigung des gesamten Bootsinneren ist.

Impfungen Vor der Reise in die meisten Länder werden entweder Impfungen oder Auffrischungen empfohlen. Bei Einlaufen in einige Häfen ist ein Nachweis über die Gelbfieberimpfung erforderlich. Bei Malaria ist eine Prophylaxe erforderlich.

Reisen Infektionen wie Malaria und Tollwut können an Orten außerhalb des Hafens endemisch sein. Informieren Sie sich über das Risiko und treffen Sie geeignete Vorkehrungen.

Maßnahmen gegen Bisse Vorsichtsmaßnahmen wie Moskitonetze, lange Hosen, Langarmshirts und Insektenschutzmittel können in einigen Häfen erforderlich sein, und sicherlich auch auf Reisen in Gebiete, in denen Moskitos häufig vorkommen.

Kontamination Kontakt mit Körperflüssigkeiten, insbesondere Blut, sollte vermieden werden. Tragen Sie Handschuhe bei der Versorgung von Wunden.

Wundversorgung Im Allgemeinen sollten Wunden jeden Tag kontrolliert und neu verbunden werden (mit sauberen Händen, sterilen Handschuhen und einem sterilen Verband).

Behandlung

Die Behandlung zielt darauf ab, die Infektion unter Kontrolle zu bekommen und eine Verbreitung zu verhindern.

Isolation Vermeiden Sie die Verwendung derselben Bettwäsche, Handtücher und Kleidung, um das Übertragungsrisiko zu verringern. Wenn eine Person gegen eine Krankheit wie die Windpocken immun ist, sollte sie sich allein um die kranke Besatzung kümmern.

Hygiene Sauberkeit ist unerlässlich, um die Ausbreitung von Infektionen zu verhindern. Hautinfektionen wie etwa Impetigo können außer Kontrolle geraten, wenn die Hygiene unterdurchschnittlich ist.

Antibiotika Nachdem alle Vorsichtsmaßnahmen getroffen wurden, sind Antibiotika die letzte Maßnahme. Generell sollten Anzeichen einer Infektion auf einem Boot mitten auf dem Meer besser behandelt werden als an Land, da die Folgen einer unbehandelten Infektion gravierender sind.

Infektionen	Organismus	Standort	Übertragung	Anzeichen & Symptome	Behandlung	Impfschutz
Malaria	Einzeller	Afrika, Nord- und Süd-amerika, Asien, Süd-Europa	Moskito	Inkubationszeit 7 Tage–mehrere Monate. Tägliches hohes Fieber, Schwitzen, Kopfschmerzen, Muskelschmerzen, Durchfall, Gelbsucht, Schock, Krampfanfälle, Koma, Herzversagen.	Bei Symptomen konsultieren Sie einen Arzt und evakuieren dringend. Vermeiden Sie Mückenstiche. Evtl. Doxycyclin, Proguanil und Atovaquone geben.	Nein, aber es werden schützende Medika mente empfohlen. Ärztlichen Rat einholen.
Gelbfieber	Virus	Afrika, Südamerika	Moskito	Inkubationszeit 3–7 Tage. Kopfschmerzen, Fieber, Schüttelfrost, Schmerzen, Erbrechen, Magenschmerzen, Gelbsucht, Darmblutung, Schock.	Keine direkte Behandlung. Symptomatische Behandlung, Schocke behandeln und dringend evakuieren.	Ja, in manchen Ländern Pflicht.
Hepatitis A	Virus	Meist Entwicklungsländer	Fäkal-oral (ungewaschene Lebensmittel)	Fieber, Schüttelfrost, Erbrechen, Müdigkeit, Gelbsucht, heller Stuhl, dunkler Urin.	Symptomatische Unterstützung, Hydratisierung, Isolierung, bis sich die Crew erholt hat, kein Alkohol.	Ja
Typhus/ Paratyphus	Bakterien	Weit verbreitet (besonders Asien)	Fäkal-oral (ungewaschene Lebensmittel)	Inkubationszeit 8–21 Tage. Fieber, Kopfschmerzen, Husten, Bauchschmerzen, Durchfall/ Verstopfung, ausbleichender Ausschlag am Bauch, Darmblutung, Schock.	Isolieren; strenge Hygiene gegen Ausbreitung; Antibiotika – Ciprofloxacin. Medizinischen Rat einholen (Symptome sind Malaria ähnlich) und evakuieren.	Ja
Dengue-Fieber	Virus	Südost-Asien, Südamerika, Karibik	Moskito	Fieber, Kopfschmerzen, Schmerzen, fleckiger Ausschlag, der erbleicht, selten Blutungen aus Nase und Darm, Schock.	Symptomatische Unterstützung, Fieber kontrollieren und Hydratisierung. In schweren Fällen und bei Blutungen evakuieren. Moskitos vermeiden.	Nein
Wurmbefall	Verschiedene Würmer	Nord- und Südamerika, Asien, Afrika	Infiziertes Wasser, Seen, Flüsse; fäkal-oral	Würmer im Stuhl und Erbrochenem. Hautausschläge und analer Juckreiz in der Nacht. Einige Würmer verursachen schwere Krankheiten.	Nicht in infiziertem Wasser baden. Strenge Einhaltung der Hygiene. Bei bekannter Infektion Mebendazol.	Nein
Befall durch Schädlinge	Läuse, Flöhe und Milben (Krätze), sowie Zecken	Weit verbreitet	Kleidung, Bettzeug, Sexualkontakt, Tiere (Haustiere und wilde)	Juckreiz an Kopf, Leiste, Haut, infizierten Bissen; Krätze - lange Bohrlöcher zwischen den Fingern, Handgelenken. Andere Krankheiten können durch Flöhe, Läuse und Zecken übertragen werden, einschließlich Typhus, Borreliose, Pest, Zeckenenzephalitis (FSME).	Malathion/Maldison oral für Krätze und Läuse. Antihistamin gegen Juckreiz. Gründliche Behandlung des Bootes mit Langzeit-Insektizid für Flöhe. Zecken vorsichtig mit einer Pinzette entfernen. Auf andere Krankheitssymptome achten.	Nein (Impfung ist erhältlich für Borreliose und FSME).

SEEKRANKHEIT: BEURTEILUNG

Seekrankheit ist in einer Crew nicht nur für den Einzelnen belastend, sondern kann auch den Betrieb des gesamten Schiffes ernsthaft beeinträchtigen und sogar in Gefahr bringen. Daher ist es unerlässlich, das Ausmaß der Krankheit bei den Crewmitgliedern des Schiffes zu beurteilen und ein effektives Management vor der Fahrt einzurichten. Bei mehr als 95 Prozent der Segler kann Seekrankheit verhindert oder wirksam behandelt werden. Die Mehrheit wird ihre Seebeine innerhalb von 72 Stunden wiedererlangt haben.

Sobald sich die Seekrankheit manifestiert hat, werden eine häufige Neubewertung der Situation und geeignete Maßnahmen in den allermeisten Fällen verhindern, dass ein Drama zu einer Krise wird.

Strukturierte Bewertung

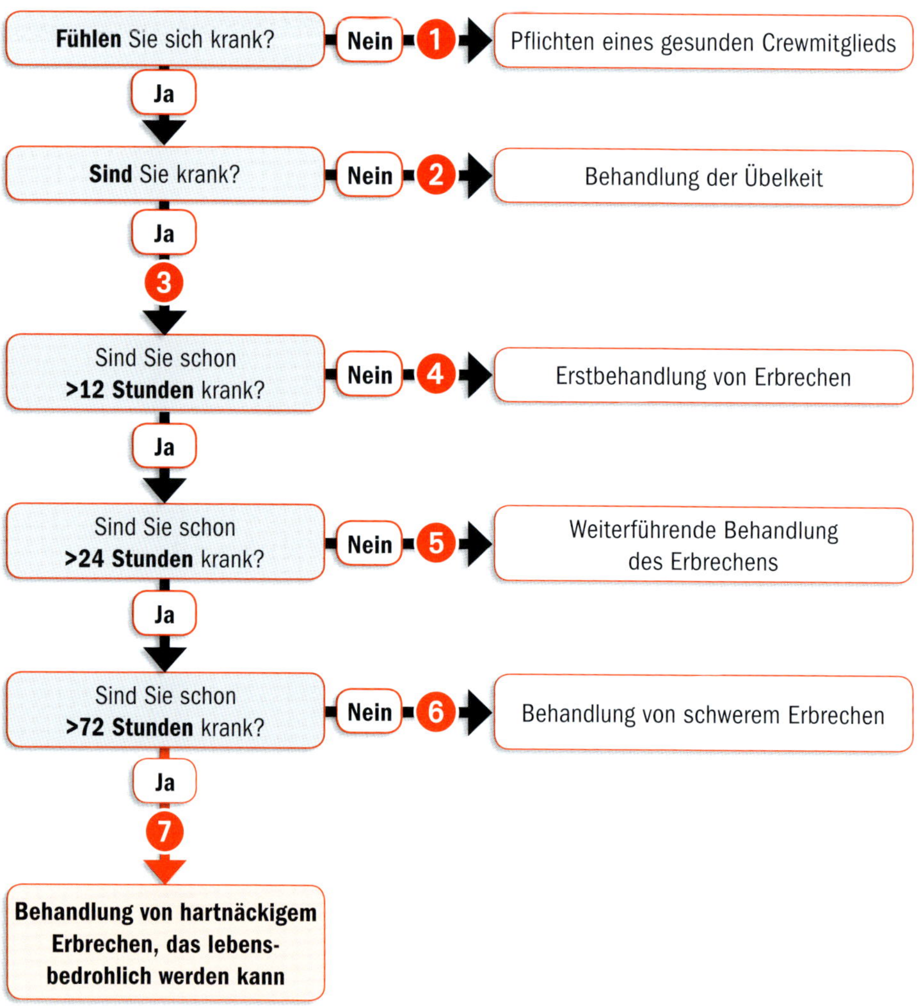

1 Pflichten eines gesunden Crewmitglieds

Crewmitglieder, die gegen Seekrankheit resistent sind, müssen möglicherweise die Aufgaben der Kranken übernehmen, wie z.B. Arbeiten an Deck, das Navigieren unter Deck und das Kochen. Die Erkrankten könnten unkoordiniert sein und in schweren Fällen desorientiert. Jemand sollte dafür verantwortlich sein, dass ihre Lifebelts jederzeit gesichert sind, sodass sie beim Erbrechen nicht über Bord gehen. Derjenige sollte einen Eimer, feuchte Tücher, eine Wasserflasche und trockene Kekse bereithalten. Die seekranke Besatzung kann zum Rudergang ermutigt werden, da sie so der Bewegung des Schiffes folgen können und den Horizont im Auge behalten, was die Anpassung der Seebeine beschleunigt.

2 Behandlung der Übelkeit

Crew, die an Übelkeit leidet, sollte: orale Medikamente gegen Seekrankheit einnehmen; sich ausreichend ausruhen und häufig kleine Mahlzeiten essen; Aktivitäten wie Kochen, Navigieren und Arbeiten am Motor vermeiden; positiv denken. Bezüglich der Behandlung *siehe* S. 147.

3 Der sichere Weg, sich zu übergeben

Am besten übergibt man sich in einen Eimer, der dann über die Reling entleert werden kann. Beim Erbrechen in Lee immer einhaken und sich vergewissern, dass der Wachführer weiß, dass man dort ist. Behalten Sie das Boot im Auge und sorgen für Ihre Sicherheit. Erbrechen Sie sich auf gar keinen Fall unter Deck (nur in ein geschlossenes Gefäß), weil Sie ansonsten andere zum Erbrechen verleiten.

4 Erstbehandlung von Erbrechen

Weiterhin orale Medikamente gegen Seekrankheit einnehmen. Eine ausreichende Flüssigkeitszufuhr ist wichtig, versuchen Sie also weiterhin zu trinken und essen trockene Kekse, wenn möglich. Halten Sie sich trocken und warm. An Deck picken Sie den Lifebelt ein und bitten einen Kollegen, Sie im Auge zu behalten. Wenn es hilft, versuchen Sie sich zu beschäftigen, vielleicht mit einem Rudergang.

5 Weiterführende Behandlung des Erbrechens (12–24 Stunden)

Mehr als 12 Stunden krank zu sein, wirkt sehr entmutigend, außer für einige seltsame Seelen! Die Erkrankten müssen aufgemuntert werden und sollten nicht lange an Deck bleiben. Kojen in der Mitte des Bootes sind ideal, da dort die Schiffsbewegungen weniger zu spüren sind. Verabreichen Sie nach Möglichkeit zusätzliche Arten von Medikamenten gegen Seekrankheit.

6 Behandlung von schwerem Erbrechen (24–72 Stunden)

Orale Medikamente dürften jetzt nicht mehr wirksam sein. Verwenden Sie Tabletten, die im Mund zergehen und absorbiert werden, oder Zäpfchen. Es sollten auch Elektrolyt-Ersatzflüssigkeiten eingesetzt werden.

6 Behandlung von hartnäckigem Erbrechen (>72 Stunden)

Die Situation ist ernst und kann eine Evakuierung erforderlich machen. Mit der geeigneten Behandlung kann dies jedoch vermieden werden. Die Risiken sind: schwere Dehydratation, die zum Schock führt; Unterkühlung; Schwäche und Entkräftung sowie schwere Verstopfung. Es sollte eine gründliche Bewertung des Kranken vorgenommen werden, einschließlich peripherer Durchblutung (*siehe* S. 167), Puls, Blutdruck und Urinausscheidung. Jetzt sollten Injektionen mit Medikamenten gegen Seekrankheit zum Einsatz kommen. Ein Ausgleich des Flüssigkeitshaushaltes kann IV oder rektal notwendig werden. **Holen Sie frühzeitig ärztlichen Rat ein.**

SEEKRANKHEIT: VORBEUGUNG UND BEHANDLUNG

»Unter einem Baum oder im Schatten einer alten Kirche sitzen« ist ein guter Rat für diejenigen, die unter hartnäckiger Seekrankheit leiden. Die große Mehrheit kann die Seekrankheit jedoch unter Kontrolle bekommen.

Ursache

Das Gleichgewichtsorgan im Innenohr leitet Bewegungsinformationen an das Gehirn weiter, um ihm zu helfen, die Körperposition und das Gleichgewicht zu erhalten. Diese Nervenimpulse werden von optischen Signalen und dem Lageempfinden der Gelenke verstärkt. Die Schiffsbewegungen senden widersprüchliche Informationen an das Gehirn, wodurch die Seekrankheit ausgelöst wird. Der genaue Mechanismus ist jedoch nur unzureichend bekannt.

Zusätzliche Reize, wie Gerüche und Geschmack, spielen ebenso eine Rolle wie Kälte, Anspannung und Angst; aber Darmbeschwerden sind ein sekundäres Phänomen, so dass spezielle Diäten wenig Einfluss auf die Vorbeugung der Krankheit haben.

Mechanismus der Seekrankheit

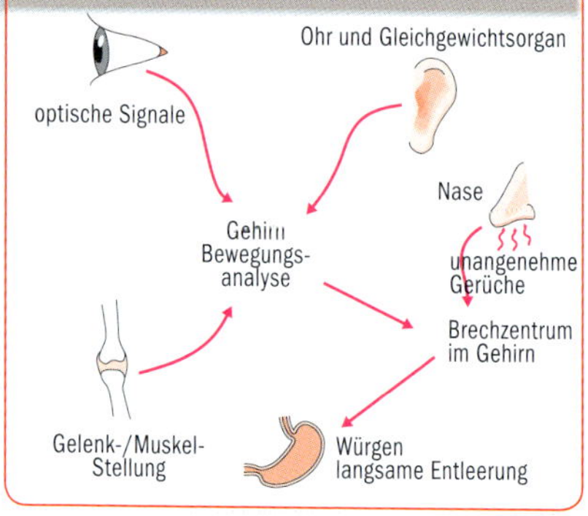

Anzeichen & Symptome der Seekrankheit

Magen

- □ Appetitlosigkeit
- □ Völlegefühl im Magen
- □ Übelkeit
- □ Erbrechen/würgen
- □ Evtl. Blut im Erbrochenen

Gehirn

- □ Blässe und Schwitzen
- □ Schwindel, Antriebslosigkeit
- □ Gähnen, übermäßiges Atmen
- □ Kopfschmerzen, Unwohlsein
- □ Trockener Mund oder Zunahme des Speichels

Prävention

- □ Schwere Mahlzeiten, Alkohol und Partydrogen vor dem Segeln meiden.
- □ Beginnen Sie 12–24 Stunden vor dem Einschiffen mit Mitteln gegen Seekrankheit; vor einer längeren Reise sollten geeignete Medikamente gefunden werden.
- □ Schlafen Sie in der Nacht vor der Abreise an Bord und ruhen sich gut aus.
- □ Ziehen Sie sich angemessen an: Tragen Sie mehr Kleidung, als Sie brauchen, und nicht weniger.
- □ Beschäftigen Sie sich und machen Sie keine Kartenarbeit, navigieren Sie nicht, gehen Sie nicht unter Deck oder kochen.
- □ Bleiben Sie an der frischen Luft. Richten Sie Ihren Blick auf das Land, die Wolken, Sterne oder den Horizont, je nachdem, was Ihnen einen stabilen Referenzpunkt liefert. Gehen Sie, wenn möglich, ans Ruder.
- □ Trinken Sie viel Flüssigkeit, nehmen Sie kleine Mengen Wasser (oder zuckerhaltige Getränke) und kleine, häufige Snacks, auch wenn Sie weiterhin krank sind. Es wird Ihnen dadurch besser gehen.
- □ Seien Sie schließlich positiv und glauben Sie an eine schnelle Erholung.

Behandlung

Es gibt viele Medikamente, die darauf abzielen, eine Seekrankheit in den Griff zu bekommen. Sie arbeiten auf einer Vielzahl von chemischen Wegen im Gehirn und Darm und erzeugen jeweils einen etwas anderen Effekt. Jeder Einzelne wird ein bestimmtes Medikament (oder eine Kombination von Medikamenten) finden, welche(s) mit minimalen Nebenwirkungen am besten wirkt.

Die am häufigsten verwendeten Medikamente sind in der folgenden Tabelle aufgeführt. Beginnen Sie oben in der Tabelle, bis Sie eine Lösung finden, die für Sie akzeptabel ist. Kombinieren Sie keine Medikamente, die dieselbe Wirkweise haben. Wenn Sie verschreibungspflichtige Medikamente einnehmen, ist es sehr wichtig, vor der Einnahme von Medikamenten gegen Seekrankheit den Hausarzt zu konsultieren, da diese Wechselwirkungen haben und schädlich sein können.

Medikament	Einnahme	Dosis	Wirkweise	Anmerkung
Cinnarizin	oral	30 mg 6-12 Stunden vor Abreise dann 15 mg alle 8 Stunden	Antihistaminikum	Obgleich es sich um ein Antihistaminikum handelt, hat es in der Regel kaum sedierende Wirkung (nur in der Schweiz erhältl.)
Dimenhydrinat	oral	50 mg alle 6-8 Stunden	Antihistaminikum	Schläfrigkeit, kann evtl. von Vorteil sein
	Zäpfchen	150 mg 1-2x pro Tag rektal		
Scopolaminhydrobromid	Pflaster hinter dem Ohr	Pflaster alle 72 Stunden ersetzen, auf der jeweils anderen Seite	Anticholinerge	sedierende Wirkung, trockener Mund; seltener Schwierigkeiten beim Wasserlassen. Vorsicht beim Umgang mit dem Pflaster, ein versehentlicher Kontakt kann die Pupillen erweitern und die Sicht trüben. Nach dem Anbringen Hände waschen.

Alternative Behandlungsformen

Mehrere alternative Behandlungen können für einige Crewmitglieder gut funktionieren: Armbänder können Akupressur oder elektrische Impulse über den Neiguan-Akupunkturpunkt (P6) liefern. Ingwer-Wurzel (1 g alle 8 Stunden) kann auch helfen.

HAUTKRANKHEITEN

Sonne, Salzwasser, Hitze, Kälte, Feuchtigkeit und körperliche Arbeit schädigen die Haut. Bei schlechten Bedingungen neigt die Haut dazu, dicker und unempfindlicher zu werden, insbesondere an den Fingern, die nach etwa einer Woche vergrößert aussehen können (sogenannte »Wurstfinger«).

Man sollte einfache Maßnahmen ergreifen, um die Haut so weit wie möglich zu schützen, bevor teurere, komplizierte Behandlungen notwendig werden.

Schutzmaßnahmen

Zeit in der Sonne reduzieren Halten Sie immer nach, wieviel Zeit Sie bereits in der Sonne verbracht haben.
Schutzkleidung gegen Sonne Tragen Sie einen breitkrempigen Hut, lange Ärmel, lange Hosenbeine und Handschuhe, um den Handrücken zu schützen, wenn Sie am Ruder stehen.
Routinemäßiger Sonnenschutz Physikalische Schutzschirme wie z. B. Cremes auf Zink- oder Titanoxidbasis oder hochwirksame chemische Schutzschilde (>SPF 15) mit Para-Aminobenzoesäure oder Cinnamat verwenden. Wasserfeste Cremes sind ideal.
Sonnenbrille Diese sollten einen seitlichen Schutz haben. Eine Brille oder sogar ein Helm mit Visier kann bei sehr rauen Bedingungen erforderlich sein.
Handschuhe Tragen Sie beim Steuern, Trimmen oder bei Arbeiten an Deck Handschuhe. Große Fausthandschuhe sind bei Kälte besonders gut beim Steuern.
Schuhe oder Stiefel Tragen Sie jederzeit an Deck und an Land einen Fußschutz.
Regelmäßige Feuchtigkeitspflege Tragen Sie am Ende jeder Wache Feuchtigkeitspflege auf die Hände auf. Es geht hier nicht um Kosmetik, sondern darum, die Hände und Finger in einwandfreier Form zu halten, damit sie besser funktionieren.
Boots-Hygiene Die Sauberkeit an Bord ist unentbehrlich, um das Infektionsrisiko gering zu halten (*siehe* S. 142).
Persönliche Hygiene Übernehmen Sie Verantwortung für Ihre eigene Hygiene. Achten Sie besonders auf die Füße und Leistengegend. Diese Bereiche sind anfällig für Pilzinfektionen. Trocknen Sie diese Bereiche so gründlich wie möglich und belüften sie.
Kleidung Vergewissern Sie sich, dass Ihre Kleidung frei von Ungeziefer (Flöhe usw.) ist, bevor Sie an Bord gehen. Wechseln Sie so oft wie möglich die Kleidung.
Infektionen Behalten Sie ihre eigene Haut und die der Anderen im Auge. Intervenieren Sie frühzeitig, wenn es Anzeichen von Entzündungen, Ausschlag, Juckreiz, Flecken, Furunkel oder Stichen gibt.

Besondere Bedingungen

Sonnenbrand

Wind, UV-Licht, das von der Meeresoberfläche reflektiert wird, und mangelnder natürlicher Schatten erhöhen das Risiko eines starken Sonnenbrandes, der leicht zu verhindern, aber weniger einfach zu behandeln ist.

Anzeichen & Symptome

- Rote, schmerzende Haut, wo sie der Sonne ausgesetzt war
- Dehydrierung, Unwohlsein, Schwindel
- Person friert, fühlt sich aber heiß an
- In schweren Fällen Blasenbildung/ Schwellungen

Behandlung

- Auf Hydrierung achten/im Schatten bleiben
- Paracetamol und NSAID
- Hydrocortison 1% Creme kann helfen
- Blasen nicht öffnen

Ausschläge (inkl. Hitzeausschlag)

Infektionen, allergische Reaktionen und raue Bedingungen an Bord sind häufige Ursachen für Ausschläge unterschiedlichster Art. Ein nicht-bleichender Ausschlag kann auf eine Meningitis hinweisen - *siehe* S. 117

Anzeichen & Symptome	Behandlung
□ Rote, erhabene, fleckige, juckende Blasen (Nesselsucht) - wahrscheinlich eine allergische Reaktion. □ Ausschläge mit Wunden, die Eiter ausstoßen,- sind wahrscheinlich ansteckend. □ Ausschlag in den Achselhöhlen und an der Taille, Brust und Rücken können Hitzepickel sein	□ Nach der Allergie-Quelle suchen und entsprechend behandeln (*siehe* S. 50–51) □ Die Infektion kann bakteriell, viral oder durch Pilzbefall entstanden sein (*siehe* unten) □ Bei Hitzeausschlag die Fläche trocken und sauber halten. Calamin-Lotion oder Hydrokortison

Hautinfektionen

Vor allem Impetigo kann die gesamte Schiffsbesatzung sehr schnell infizieren.

Anzeichen & Symptome	Behandlung
Viral (Gürtelrose) – sehr schmerzhafte Blasen, die aufplatzen und sich verkrusten, in der Regel innerhalb einer Körperzone. Der Betroffene fühlt sich bereits vor dem Ausschlag unwohl. **Bakteriell** □ Impetigo – krustenbildende Blasen, die sich in Flecken ausbreiten; juckend, rot, schmerzhaft □ Zellulitis – schmerzhaft, rot, oberflächlich, breitet sich von einer Wunde aus □ Pilzinfektion – im Regelfall in der Leiste oder zwischen den Zehen. Rötlich, rissige Haut, sich nach außen ausbreitend	**Gürtelrose** Schmerzmittel, Antibiotika nur bei Entzündung der Blasen **Impetigo** Strenge Einhaltung der Hygiene (keine Handtücher teilen etc.). Antibiotika: **Azithromycin** Ärztlichen Rat einholen, wenn sich nach 3 Tagen keine Besserung einstellt. **Zellulitis** Antibiotika: Amoxicillin. Tritt keine Besserung nach drei Tagen ein, ärztlichen Rat einholen. **Pilzinfektion** Miconazolcreme für 10 Tage. Sauber und trocken halten.

Salzwassergeschwür, »Reling-Hintern«, Tropengeschwür

Tropische Geschwüre beginnen mit einem trivialen Kratzer oder einer Wunde am Schienbein, über die sich eine Pustel bildet, die dann nach einigen Tagen aufbricht und ein schmerzhaftes, scharf abgegrenztes Geschwür bildet.

Anzeichen & Symptome	Behandlung
□ Salzwassergeschwür – eine Ansammlung kleinerer Geschwüre verbinden sich, meist an den Armen, Händen □ Reling-Hintern – ein roter, schmerzhafter Ausschlag am Gesäß durch feuchte, warme Hitze und das Sitzen auf der Reling □ Tropengeschwür – nicht heilendes Geschwür	□ Salzwassergeschwür – wenn groß/nicht drainierend, kann Anstechen erfordern. Antibiotika: Amoxicillin □ Reling-Hintern – trocken und belüftet halten: Schmerzmittel, Schutzcreme □ Tropengeschwür – Antibiotika: Amoxicillin/ Metronidazol

Juckreiz

Juckreiz kann durch eine bestehende Erkrankung oder den Kontakt mit neuen Substanzen verursacht werden.

Anzeichen & Symptome	Behandlung
□ Bekanntes Krankheitsbild, bekannte Allergie □ Neuer, andauernder Kontakt (Salzwasser, Sonne, Öl, Treibstoff)	□ Auslösende Substanz entfernen, falls bekannt □ Antihistaminika (Loratadin, Cetirizin), wässrige Cremes, Feuchtigkeitscreme

BISSE UND STICHE

Der Verursacher eines Bisses oder Stiches ist meist nicht bekannt. Die meisten Verletzungen schmerzen nur wenig, jucken, es gibt lokale Schwellungen und ein anhaltendes Unbehagen. Stiche können jedoch manchmal eine starke allergische Reaktion hervorrufen, auch bekannt als Anaphylaxie, besonders, wenn Gift im Spiel ist. Diese Situation ist lebensbedrohlich mit einer gravierenden Prognose, wenn die Behandlung nicht umgehend begonnen wird (*siehe* S. 50–51).

Tiere	Verbreitungsgebiete
Tiere, die stechen/Nesselfieber auslösen	
□ Bienen, Wespen, Hornissen	in allen Gebieten
□ Moskitos	tropische und subtropische Gebiete
□ Quallen	alle Gebiete (außer Arktis & Antarktis)
□ Seeanemonen	alle Gebiete (außer Arktis & Antarktis)
□ Feuerkoralle	tropische und subtropische Gebiete
□ Portugiesische Galeere (Qualle)	alle Gebiete (außer Arktis & Antarktis)
Tiere, die mit Stacheln stechen	
□ Wels	Meer, Flussmündung, Süßwasser
□ Kegelmuscheln	tropische und subtropische Gebiete
□ Seeigel	tropische und subtropische Gebiete
□ Stechfische (Rotfeuerfisch, Drachenkopf, Steinfisch, Hornhecht, Petermännchen)	tropische und subtropische Gebiete (Petermännchen – gemäßigtes Klima)
□ Stachelrochen	Atlantik, Pazifik, Indischer Ozean Süßwasser (Südamerika)
Tiere, die beißen	
□ Haie	alle Gebiete (außer Arktis & Antarktis)
□ Muränen	tropische Gebiete
□ Barrakudas	tropische und subtropische Gebiete
□ Seeschlangen	tropische & subtropische Gebiete (Süß- und Salzwasser)
□ Krokodile, Alligatoren	tropische und subtropische Gebiete
Besonders gefährliche kleine Meerestiere, die Todesopfer gefordert haben	
□ Riesenqualle (Seewespe)	Südostasien/Nordaustralien
□ Hornhecht	Karibik, Westafrika, Japan, Indischer Ozean
□ Irukandji Würfelqualle	Südostasien/Nordaustralien
□ Blauflügelige und -gefleckte Oktopusse	Indische/Pazifische Tropen
□ Blumenseeigel	Indische/Pazifische Tropen

Prävention

- □ Insektenschutzmittel
- □ Benetzen Sie Ihre Füße im flachen Wasser
- □ Keine grellen Gegenstände im Wasser tragen
- □ Vorsichtig nachts mit einer Taschenlampe tauchen
- □ Nicht mit offenen Wunden schwimmen
- □ Berühren Sie keine unbekannten Tiere oder Korallen
- □ Tragen Sie immer Schuhe und Tauchanzüge
- □ Bedrängen Sie zu keiner Zeit irgendwelche Tiere
- □ Vergewissern Sie sich, dass Ihre Tetanus-Impfung aktuell ist
- □ In risikoreichen Gegenden führen Sie ein Gegengift mit

Allgemeine Symptome von Bissen/Stichen

Typische Symptome	
□ Schmerzen	□ Ausschlag
□ stechender Schmerz	□ Rötung
□ Juckreiz	□ Schwellung

Ungewöhnliche Symptome	
□ Kopfschmerzen	□ Schwindel & Erbrechen
□ Schwäche	□ Muskelschmerzen
□ Schwitzen	□ Brustschmerzen

Anaphylaxie (*siehe* S. 50–51)

Anzeichen & Symptome

- □ Hautrötungen
- □ Anschwellen von Lippe/Augen
- □ Schneller Puls
- □ Ohnmacht
- □ Keuchen in der Brust
- □ Schock

Behandlung

- □ Bei Kollaps Beurteilung mit ABC-Schema
- □ Adrenalin 0,5 mg IM (0,5 ml von 1:1000 Lösung). Erwachsenendosis
- □ Antihistaminikum: Clemastin, 2 mg, Amp. IM
- □ Steroid: Dexamethason-21-dihyd., 100 mg IM/IV
- □ IV-Zugang/Flüssigkeit (500 ml sofort)

Sofortige Behandlung von Bissen/Stichen

Bei Kollaps, Atemschwierigkeiten → *siehe* S. 50–51

Bei großen Bissen, Verletzten sofort aus dem Wasser holen und als Trauma behandeln → *siehe* S. 32–33

Stiche

- □ Vermeiden Sie Stiche oder Tentakel – verwenden Sie Handschuhe.
- □ Der Bereich des Stichs kann mit Essig oder Bikarbonat bestrichen werden, aber das kann die Vergiftung und die Schmerzen verstärken.
- □ Decken Sie die Stelle mit Rasierschaum, Mehl oder einer Paste aus Sand- und Seewasser ab und kratzen mit einem Messer über die Haut, um die Stacheln zu entfernen – so kann die Vergiftung nicht schlimmer werden.
- □ Tauchen Sie den betroffenen Bereich über 60–90 Minuten in sehr warmes Seewasser (so warm Sie aushalten). Dies fördert den Abbau von Gift in der Haut.
- □ Bereich gründlich waschen und Wunden steril verbinden.
- □ Zur Schmerzbehandlung sind Ibuprofengel und Lidocain 2% Gel wirksam.
- □ Gegen Juckreiz – orales Antihistaminikum (Loratadin oder Cetirizin).
- □ Gegen die Entzündungen ist Hydrocortison 1% Creme wirksam.
- □ Betroffenen & Wunden beobachten & auf Anzeichen für Infektionen/Verschlechterung achten.
- □ Bei Anzeichen einer Infektion 2–3-mal täglich Octenidin-haltiges Desinfektionsmittel auftragen.

Bisse und penetrierende Wunden

- □ Wunde gründliche mit Seife und heißem Wasser (steril, wenn möglich) waschen.
- □ Stachel möglichst entfernen. Große Stachel (wie von einem Stachelrochen) NICHT aus der Brust, dem Kopf, Hals oder Bauch entfernen – Blutung kann schlimmer werden.
- □ Blutungen mit direktem Druck stoppen (*siehe* S. 70). Aderpresse, wenn möglich, vermeiden.
- □ Wunde in sehr warmes Wasser (so warm Sie können) über 60–90 Minuten eintauchen.
- □ Wunde mit sterilem Verband abdecken und täglich auf Infektion prüfen.
- □ Breitband-Antibiotikum geben (Amoxicillin oder Ciprofloxacin).
- □ **Tetanus-Status prüfen und Verfügbarkeit von Gegengift.**

ÜBERDOSIS UND VERGIFTUNG

Verschreibungspflichtige Medikamente und Partydrogen können sowohl eine absichtliche als auch eine versehentliche Überdosierung verursachen.

Kohlenmonoxid ist ein Risiko für alle Boote mit Gasherden oder Heizung, Dieselheizungen und bei langen Betriebsstunden des Motors, insbesondere bei unzureichender Belüftung oder schlecht gewarteter Ausrüstung. Chlor ist ein weiteres potenzielles Gift, das freigesetzt werden kann, wenn die Batteriebank mit Meerwasser überflutet wird. Geschlossene Räume stellen immer ein Risiko dar.

Es ist wichtig herauszufinden, was und wie viel eingenommen wurde, damit Schweregrad, Behandlung und mögliche Komplikationen genau beurteilt werden können. Schauen Sie sich um und sammeln Sie Beweise wie Pillenflaschen, Behälter und Rezepte.

Schweregrad bewerten
- ☐ Krankengeschichte
- ☐ Untersuchung

Kollaps? **1** Bewusstlos? → **Wiederbelebungs-ABC** *siehe* S. 30

Anzeichen für Überdosis/Gift → **2**
- ☐ Bewusstseinsverlust/Verwirrtheit
- ☐ Sehr langsame/sehr schnelle Herzfrequenz
- ☐ Niedriger Blutdruck
- ☐ Niedrige/sehr hohe Atemfrequenz
- ☐ Erweiterte oder Stecknadelkopf große Pupillen

Sofortige Behandlung → *siehe* »Notfallmanagement eines Bewusstlosen«, S. 36–38
- ☐ Aus Gefahrenzone entfernen - Vorsicht!
- ☐ ABC-Bewertung (Sauerstoff, falls vorhanden)
- ☐ Versorgung der Atemwege bei Erbrechen
- ☐ Flüssigkeit IV bei niedr. Blutdruck
- ☐ Spezielle Gegengifte (*siehe* unten)

Bestimmte Gifte/Überdosis → **3**
- ☐ Paracetamol
- ☐ Trizyklische Antidepressiva
- ☐ Schlaftablette (Benzodiazepin)
- ☐ Alkohol
- ☐ Kokain/Amphetamin
- ☐ Heroin/Morphium/andere Opiate
- ☐ Kohlenmonoxid
- ☐ Chlor
- ☐ Lösungsmittel

Überwachung fortsetzen
- ☐ Puls/Farbe
- ☐ Blutdruck
- ☐ Atemfrequenz
- ☐ Bewusstseins-Status
- ☐ Blutzucker
- ☐ Urinmenge

AUF VERSCHLECHTERUNG ACHTEN

Früh ärztlichen Rat holen

1 Krankengeschichte & Untersuchung

- ☐ Stellen Sie sicher, dass Sie nicht selbst vergiftet werden
- ☐ Wenn jeder krank wird, könnte es Kohlenmonoxid/Chlorgase in der Kabine geben
- ☐ Schauen Sie nach leeren Pillendöschen/Medikamentenpackungen/Injektionsnadeln/Spritzen.

Wichtige Punkte der Krankengeschichte

- ☐ Der Betroffene kann in der Lage sein, Ihnen alles zu erklären
- ☐ Fragen Sie nach vorherigen medizinischen Problemen
- ☐ Normale Medikamente – Nimmt der Betroffene welche mit »retardierender« Wirkung? Dem Betroffenen kann es später noch schlechter gehen.
- ☐ Alkohol wird meist als freiwillige Überdosis konsumiert

Wichtige Punkte bei der Untersuchung

Schauen

- ☐ Bewusstseinsstatus (Verwirrtheit)
- ☐ Sehr rosig oder blass
- ☐ Pupillen – vergrößert oder klein/reagieren

Fühlen

- ☐ Periphere Durchblutung
- ☐ Flinke Reflexe, Zittern

Dokumentieren Blutzucker, Bewusstseinszustand

2 Anzeichen für Überdosis

Opiate (Morphium/Heroin): Bewusstseinsverlust (LoC), niedriger Blutdruck (BP), niedrige Atemfrequenz, sehr kleine Pupillen
Tricyclische Antidepressiva: LoC, schnelle Herzfrequenz, große Pupillen, sprunghafte Reflexe
Schlaftabletten (Benzodiazepin), Alkohol, tricyclische Antidepressiva (gravierend): LoC, niedriger Blutdruck, niedrige Atemfrequenz, kleine Pupillen, schlapp
Kokain, Amphetamine: Erregung, Zittern, Schwitzen, hohe Herzfrequenz, Übelkeit, Fieber, große Pupillen
Kohlenmonoxidvergiftung: LoC, niedriger Blutdruck, schnelle Atemfrequenz, steife Muskeln, sprunghafte Reflexe, blass oder gerötet (kirschrot)

3 Besondere Bedingungen

In allen Fällen, wenn symptomatisch, ärztlichen Rat einholen und dringend evakuieren.

Paracetamol

Eine Überdosis Paracetamol ist gefährlich. Zu Beginn zeigt es keine Wirkung (der Betroffene erscheint normal), vergiftet aber die Leber über mehrere Tage. Holen Sie ärztlichen Rat ein.

Trizyklische Antidepressiva

Es gibt viele Medikamente dieser Art, sie haben aber alle dieselbe Wirkung bei Überdosierung.

Anzeichen & Symptome

- ☐ LoC, Verwirrtheit, große Pupillen, Fieber
- ☐ Bei großer Überdosis: schnelle Herzfrequenz, aber niedriger Blutdruck

Behandlung

- ☐ Unterstützung – Luftwege frei halten, sicherstellen, dass Erbrochenes nicht eingeatmet wird.
- ☐ Evtl. IV-Flüssigkeit bei niedrigem Blutdruck

Schlaftabletten (Benzodiazepine – Temazepam, Diazepam, Nitrazepam)

Benzodiazepine in Überdosierung betäuben den Betroffenen.

Anzeichen & Symptome

- ☐ Schläfrig, dann LoC
- ☐ Niedriger Blutdruck & Atemfrequenz
- ☐ Kleine Pupillen, entspannter Muskeltonus

Behandlung

- ☐ Unterstützung – Luftwege frei halten, sicherstellen, dass Erbrochenes nicht eingeatmet wird.
- ☐ Flumazenil ist ein Gegenmittel, aber holen Sie zuerst ärztlichen Rat ein.

Alkohol

Eine Überdosis Alkohol kommt häufig vor. Meist werden gleichzeitig Pillen eingenommen.

Anzeichen & Symptome	Behandlung
□ Schläfrig, dann LoC, enge Pupillen	□ Unterstützung – Luftwege frei halten
□ Niedriger Blutdruck, Atemfrequenz & Blutzucker	□ Evtl. IV-Flüssigkeit bei niedrigem Blutdruck
□ Achten Sie auf weitere Anzeichen für eine Vergiftung	□ Evtl. benötigt der Betroffene Zucker (nicht oral bei LoC)

Kokain/Amphetamin

Größere Überdosen von Kokain und Amphetaminen können zu LoC führen, was schwerwiegend ist.

Anzeichen & Symptome	Behandlung
□ Aufregung, Zittern, Schwitzen, Hitze	□ Kühl halten – lauwarmes Tuch, Ventilator
□ Schnelle Herzfrequenz, erweiterte Pupillen	□ IV-Zugang und Flüssigkeit
□ Bei schwerer Überdosis: Krampfanfälle	□ Ärztlichen Rat einholen

Opiate (Morphin/Heroin)

Opiate können über den Mund genommen, geraucht oder gespritzt werden.

Anzeichen & Symptome	Behandlung
□ Stecknadel-Pupillen, schläfrig, dann LoC	□ Unterstützung – Luftwege frei halten
□ Niedriger Blutdruck & Atemfrequenz	□ Naloxon ist ein Gegenmittel, sollte aber unter ärztlicher Aufsicht verabreicht werden
□ Nach Einspritzstellen & Nadeln suchen	

Kohlenmonoxid-Vergiftung

Vergiftungen durch Kohlenmonoxid brechen schleichend aus – die gesamte Crew kann betroffen sein.

Anzeichen & Symptome	Behandlung
□ Lethargie, Kopfschmerz, Schwindel, Erbrechen	□ Achten Sie auf sich selbst
□ Schnelle Atemfrequenz, Brustschmerz	□ Betroffenen an Deck holen, Sauerstoff geben
□ Niedriger Blutdruck und LoC, evtl. Krämpfe	□ Unterstützung – Luftwege frei halten
□ Blass oder (schlimmer) gerötet	□ Krampfanfälle behandeln (*siehe* S. 40)
□ Bei einem LoC sind die Aussichten gravierend	

Chlor

Auslaufende Batteriesäure kann zu einer Chlorvergiftung führen – versiegelte Batterien sind sicherer.

Anzeichen & Symptome	Behandlung
□ Keuchen, husten, Atemlosigkeit	□ Achten Sie auf sich selbst
□ Brustschmerz	□ Betroffenen an Deck holen, Sauerstoff geben
□ Tränende, wunde Augen	□ Salbutamol-Inhalator: 2 Hübe/15 Minuten
□ Atemnot kann sich über mehrere Stunden hinweg verschlimmern	□ Prednisolon 60 mg oral
	□ Evakuieren, bevor Zustand sich verschlimmert

Lösungsmittel (Methanol, Ethylenglykol)

Lösungsmittel können eine versehentliche Überdosierung verursachen. Behälter deutlich beschriften.

Anzeichen & Symptome	Behandlung
□ Schwindel, Erbrechen, niedriger Blutdruck	□ Unterstützen – Luftwege freihalten
□ Verwirrtheit, evtl. Krampfanfälle, dann LoC	□ Blutzucker überprüfen (*siehe* S. 59)
□ Hoher/niedriger Blutzucker	□ Bei Methanol- oder Ethylenglykol-Vergiftung, 150 ml Gin/Wodka/Whisky geben (nur bei Bewusstsein)
□ Die Wirkung kann sich bis zu 36 Stunden verzögern	

PSYCHOLOGISCHE ERKRANKUNGEN

Boote bringen in der Regel die besten Eigenschaften der Crewmitglieder hervor, aber gelegentlich können sie auch die schlimmsten hervorbringen. Es ist ratsam, vor allem bei einer langen Expedition, die Besatzung vorher zu treffen, um mögliche Konflikte zu identifizieren und jedes Besatzungsmitglied auszumachen, das Hilfe und Rat benötigt.

Prävention

Der Aufenthalt auf See kann körperlich und seelisch belastend sein und das kann die Spannungen verschärfen. Wenn Meinungsverschiedenheiten oder Konflikte nicht vor der Abreise gelöst werden können, besteht ein letzter Ausweg darin, das entsprechende Crewmitglied auszutauschen. Es ist wichtig, über alle Probleme Bescheid zu wissen, wegen denen das Crewmitglied in der Vergangenheit behandelt worden ist, wie z. B. Depressionen oder Angstzustände.

Zu den Präventionsstrategien gehören:

- Müdigkeit erkennen, genügend Schlaf bekommen, richtig essen und trinken
- Verständnis dafür haben, dass nicht immer alles reibungslos läuft und sich Pläne ändern
- Sicherstellen, dass kein Crewmitglied isoliert wird oder sich zurückzieht
- Zuweisung geeigneter Rollen, die den Fähigkeiten der einzelnen Crewmitglieder entsprechen
- Den Sinn für Humor und für Verhältnismäßigkeit bewahren

Depressionen

Anzeichen hierfür sind Isolation, Rückzug, Appetitlosigkeit, schlechter Schlaf, Lethargie und Traurigkeit. Das Crewmitglied ist vielleicht schon wegen ähnlicher Episoden behandelt worden. Wenn das Crewmitglied normalerweise Medikamente gegen Depressionen einnimmt, überprüfen Sie, ob er oder sie die vorgeschriebene Dosis einnimmt. Stellen Sie sicher, dass das Besatzungsmitglied nicht isoliert ist und einen Freund hat, dem er oder sie sich anvertrauen kann. Finden Sie heraus, ob es eine bestimmte Ursache für die Symptome gibt.

Angst- und Panikattacken

Extremes Wetter, Unfälle, Unbekanntes und Unerwartetes können zu Angst vor allem Unbekannten führen. Akute Angst ist eine übertriebene Reaktion auf Gefühle von Untergang und Verhängnis, Traurigkeit, mangelnder Kontrolle, zusammen mit körperlichen Symptomen, wie schneller Herzschlag, Atemnot und Schwindel. Sobald diese akute Angst erkannt wird, bringen Sie das Crewmitglied an einen sicheren Ort (eine ruhige Koje, wenn es eine gibt), bis die Krise vorbei ist, und besprechen Sie dann die Dinge mit demjenigen. Diazepam (5 mg oral nach Bedarf) kann die Symptome kontrollieren, bis der Notfall vorbei ist.

Schlafstörungen

Lange Flüge zum Boot, Wechsel der Zeitzonen, harte Arbeit und gestörter Schlaf können in Kombination zu Müdigkeit führen, was die Moral und die Leistung schnell beeinträchtigt. Es ist wichtig, die Abwärtsspirale des zunehmend schlechten Schlafes zu vermeiden, also versuchen Sie, die Reise gut ausgeruht zu beginnen. Unterwegs sollte das Wachsystem so schnell wie möglich eingeführt werden, damit die Besatzungsmitglieder von Anfang an regelmäßig schlafen können. Nach einigen Tagen stellt sich der Körper auf kürzere, häufigere Schlafphasen ein (z. B. 3 Stunden 3-mal in 24 Stunden), aber gelegentlich ist eine längere Schlafdauer (bis zu 6 Stunden) erforderlich.

Notfallmedizinische Maßnahmen

- Reanimation
- Stabile Seitenlage und Logroll-Methode
- Immobilisierung Wirbelsäule
- Puls und Blutdruck
- Beurteilung Bewusstseinsstatus: Glasgow-Koma-Skala (GKS) und AVPU-Schema
- Rehydrierung
- Venöser und intraossärer Zugang
- Injektionen und Infusionen
- OP-Besteck kleinere Eingriffe
- Behandlung Hautverletzungen
- Thoraxdrainagen & Notfall-Dekompression
- Inzision & Drainage eines Abszesses
- Lokalanästhesie: Nervenblockaden und Infiltration
- Schläuche & Katheter einführen
- Schienen, Gips & Schlingen
- Frakturen & Luxationen reponieren

REANIMATION

Die Fähigkeiten, die man zur Wiederbelebung eines Verletzten benötigt, sind relativ einfach zu erlernen und können einen entscheidenden Beitrag zum Überleben leisten.

Sorgen Sie für eine angemessene Schulung und häufiges Üben, damit Sie vorbereitet sind, wenn Sie einem bewusstlosen Opfer gegenüberstehen.

Schutz und Stabilisierung der Halswirbelsäule (HWS)

- In Unfallsituationen kann es zu versteckten Verletzungen der HWS kommen.
- Vermeiden Sie jede unnötige Bewegung des Kopfes und der HWS und fixieren diese (wie unten beschrieben) so schnell wie möglich. Manchmal sind Bewegungen nicht vermeidbar, wenn Sie z. B. den Verletzten aus einer Gefahrensituation bergen. Versuchen Sie trotzdem, ihn/sie so wenig wie möglich zu bewegen.
- Eine manuelle Fixierung der HWS ist nur der erstc Schritt. Die vollständige Immobilisierung beinhaltet das Umlegen einer festen HWS-Schiene um den Hals und die Befestigung des Patienten auf einem Rückenbrett (*siehe* S. 164–165).

Immobilisierung der HWS mit den Händen

- Bewegen Sie sich entschieden aber vorsichtig. Ist der Verletzte bei Bewusstsein, erklären Sie ihm, was Sie machen.
- Lassen Sie niemals los. Sie sind verantwortlich für die Stellung der HWS.
- Bedecken Sie mit Ihren Händen nicht die Ohren. Dadurch könnte sich der Verletzte eingeengt fühlen.

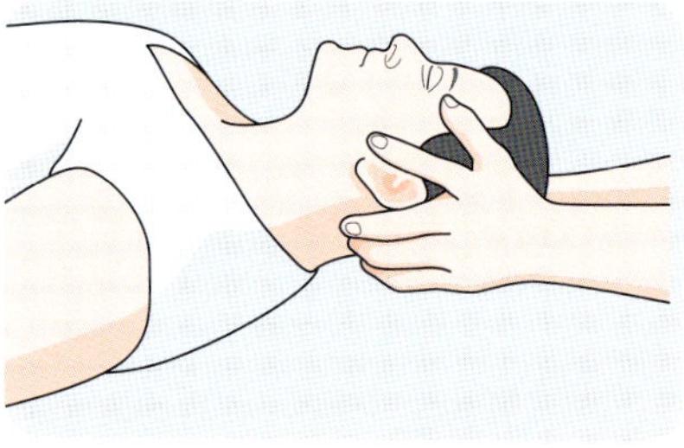

Halten Sie den Kopf, ohne die Ohren zu bedecken, um zu vermeiden, dass es zu Platzangst kommt.

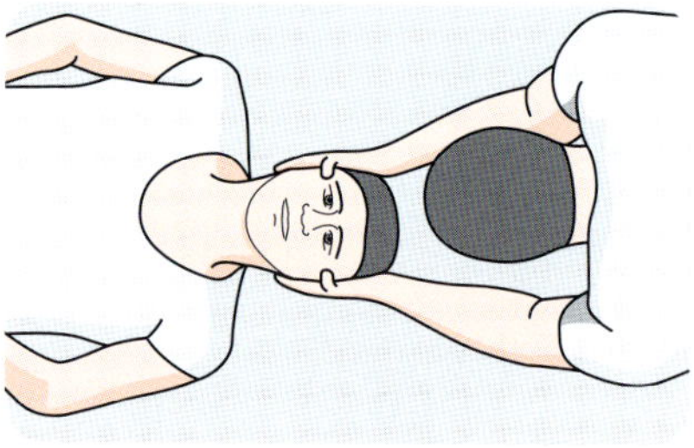

Nehmen Sie eine bequeme Position ein und halten den Kopf so ruhig wie möglich.

Öffnen der Atemwege und Kontrolle der Atmung

Es gibt zwei einfache Handgriffe, die Sie ausprobieren können. Beginnen Sie mit der Kombination aus Neigung des Kopfes und Anheben des Kinns. Überprüfen Sie, ob Sie beim Öffnen der Atemwege erfolgreich waren und ob der Verletzte atmet oder nicht:

- **Schauen** Sie auf die Brust. Bewegt sie sich?
- **Hören** Sie mit dem Ohr am Mund. Gibt es Atemgeräusche?
- **Fühlen** Sie mit der Wange in Mundnähe. Gibt es einen Luftzug?

Wenn es keine Anzeichen für Atmung gibt, versuchen Sie den Esmarch-Handgriff (Vorschieben des Unterkiefers, *siehe* andere Seite) und überprüfen die Atmung erneut.

Kopf nach hinten (überstrecken) & Kinn anheben

- □ Zwei Finger unter das Kinn legen und Kinn nach oben ziehen.
- □ Hand auf die Stirn legen und nach hinten drücken, sodass sich der Kopf wie in der Abbildung nach hinten neigt.
- □ Wenn möglich, diese Bewegungen mit einem Kissen o. ä. unter dem Kopf durchführen.

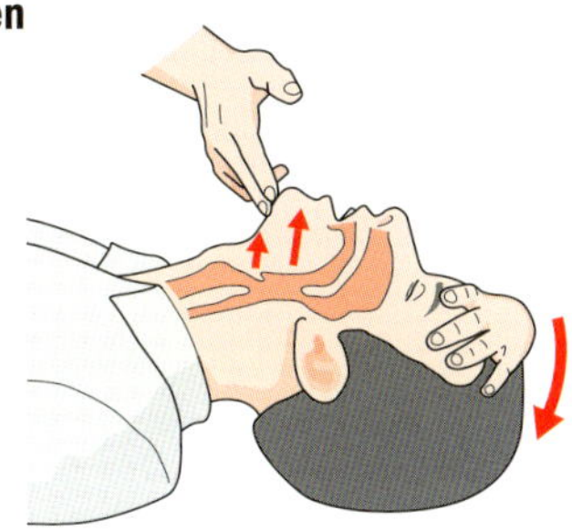

Kopf überstrecken & Kinn anheben

Esmarch-Handgriff

- □ Zwei Finger auf jeder Seite hinter das Kiefergelenk legen, unterhalb des Ohrs.
- □ Kiefer nach vorn drücken, sodass die unteren Zähne vor den oberen Zähnen stehen.
- □ Atmung nochmals prüfen.

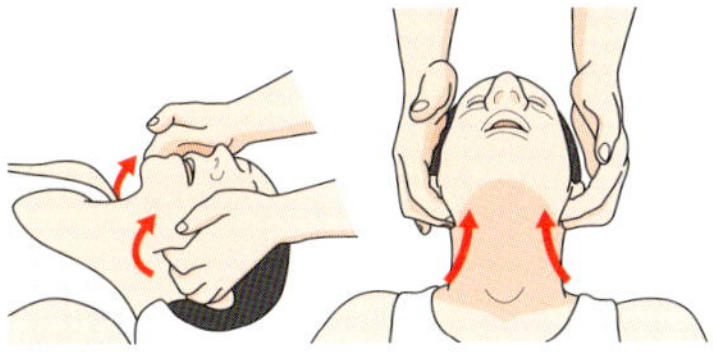

Esmarch-Handgriff

Atemwege mit Hilfsmitteln offen halten

Es gibt zwei einfache Hilfsmittel, die einfach einzuführen sind und die helfen, die Atemwege offen zu halten: der Guedel-Tubus (Oropharyngealtubus) und der Wendl-Tubus (Nasopharyngealtubus). Sobald der Verletzte ohne Ihre Hilfe atmet, haben Sie die Hände frei für andere Arbeiten.

Einführen eines Guedel-Tubus

- □ Die Zunge nicht zurück in den Mund drücken.
- □ Nicht bei einer Person einführen, die nicht vollständig bewusstlos ist – sie könnte erbrechen.

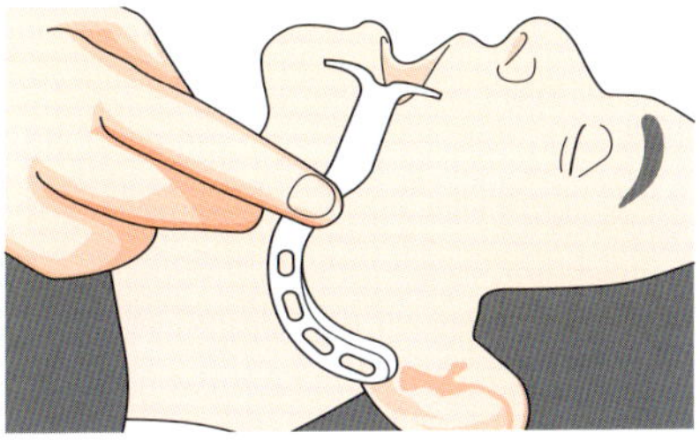

Abmessen der Atemwege – die Länge sollte dem Abstand zwischen Mundwinkel und Ohrläppchen entsprechen.

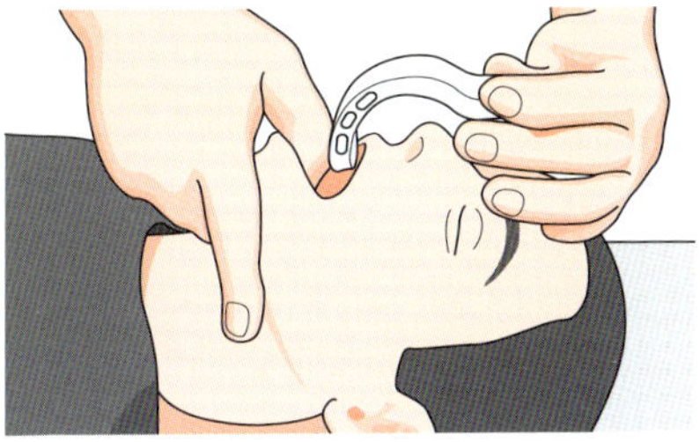

Führen Sie den Tubus kopfüber ein. Keine Gewalt anwenden.

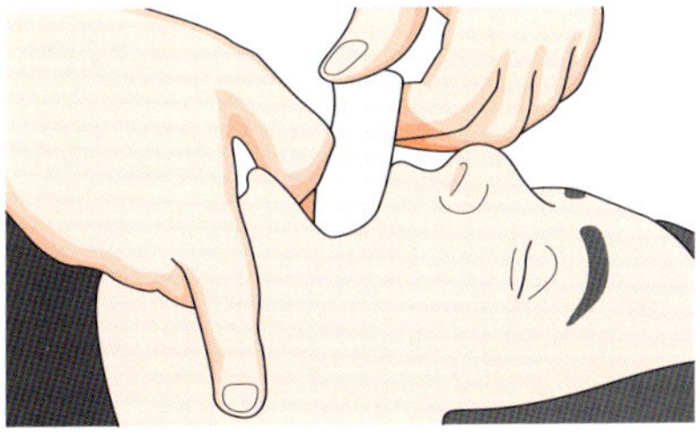

Den Tubus beim Einführen langsam in die korrekte Position drehen.

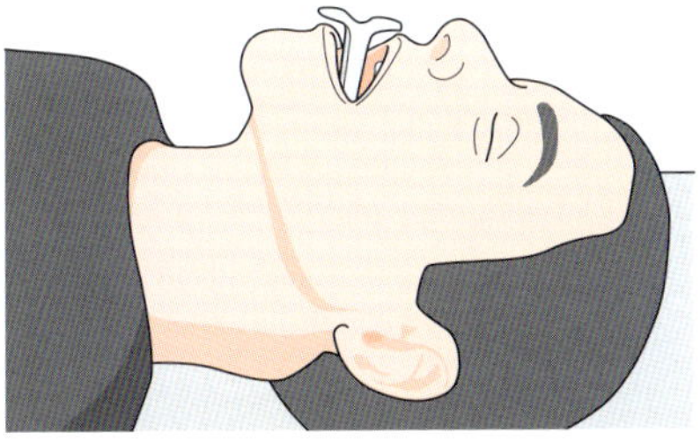

Wenn der Tubus eingeführt ist, sollte das Mundstück zwischen den Vorderzähnen sitzen.

Einführen eines Wendl-Tubus (WT)

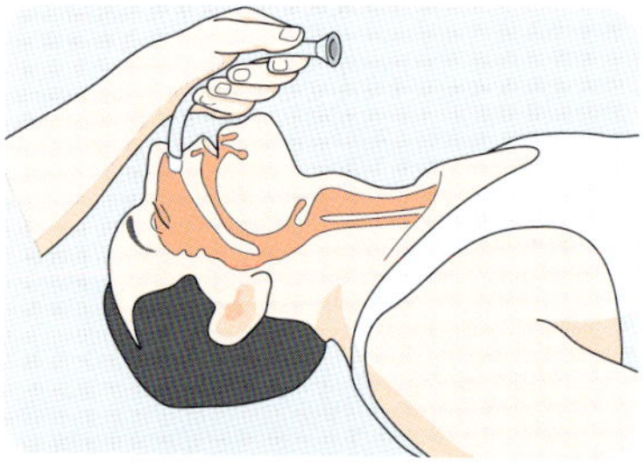
Schieben Sie den Tubus nach hinten und unten.

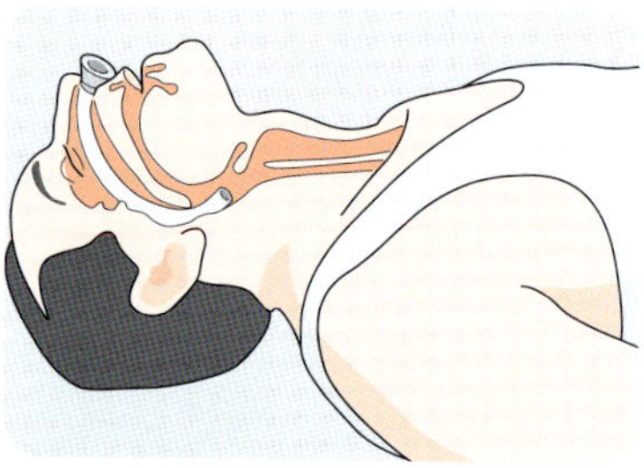
Sobald der Tubus liegt, schaut nur noch das Endstück heraus.

- Die Länge des WT sollte dem Abstand von der Seite der Nase zum Ohrläppchen entsprechen.
- Gleitmittel auf den Tubus auftragen.
- Führen Sie den Tubus in Richtung Hinterkopf und nicht in Richtung Gehirn ein.
- Wenn der Tubus richtig liegt, sollte das Endstück im Nasenloch liegen.
- Wenn ein Sicherheitsstift vorhanden ist, stecken Sie ihn ins Endstück, bevor Sie den Tubus einführen, um zu verhindern, dass der Tubus in der Nase verschwindet.

Achtung: Benutzen Sie niemals einen WT, wenn der Verdacht auf einen Schädelbasisbruch besteht. Anzeichen einer Schädelbasisfraktur sind: offensichtliche Gesichtsverletzungen, Prellungen um die Augen, Prellungen hinter den Ohren und klare Flüssigkeit aus der Nase.

Notfallbeatmung

- Beatmungstubus legen und Atmung prüfen, wie weiter oben beschrieben.
- Bei der Durchführung von Mund-zu-Mund-Beatmung sollten Sie, wenn möglich, eine Beatmungsmaske verwenden (*siehe* Abbildung unten links), um eine Infektion zu verhindern. Wenn verfügbar, geben Sie Sauerstoff durch einen Schlauch, den Sie seitlich unter der Maske platzieren.
- Sie können Notfallbeatmung von beiden Seiten des Verunfallten oder von der Kopfseite her durchführen. Luftwege freihalten, indem Sie den Kopf überstreckt halten, das Kinn anheben oder mit dem Esmarch-Handgriff.

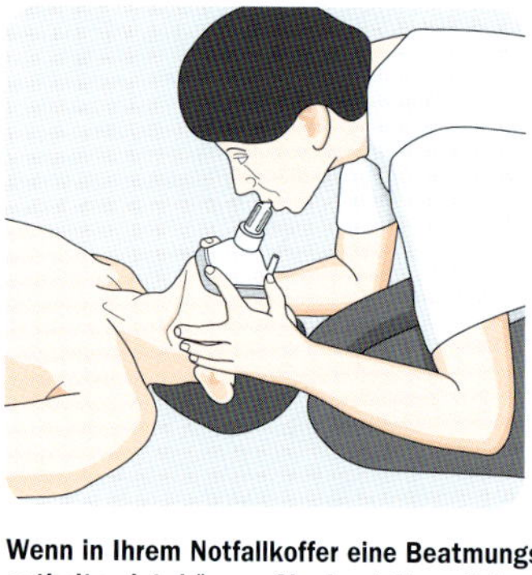
Wenn in Ihrem Notfallkoffer eine Beatmungsmaske enthalten ist, können Sie durch ihren Gebrauch Infektionen vorbeugen.

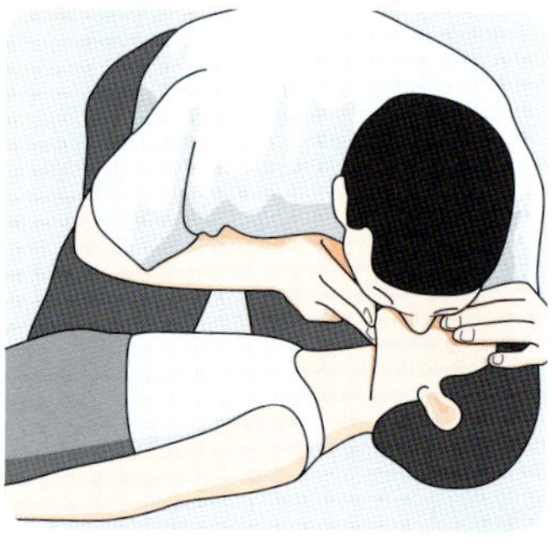
Vergewissern Sie sich, dass die Atemwege offen bleiben, indem Sie den Kopf überstrecken und ggfs. das Kinn anheben.

- Blasen Sie 1-2 Sekunden lang fest, aber sanft in die Maske oder den Mund und achten Sie darauf, dass sich die Brust hebt. Halten Sie gleichzeitig die Nase zu, damit dort keine Luft entweicht.
- Sorgen Sie dafür, dass der Brustkorb sich ein paar Zentimeter anhebt, dann hören Sie auf zu blasen und lassen ihn sich senken.
- Wenn Sie sehr fest blasen müssen und die Brust sich nicht leicht hebt/senkt, sind die Atemwege nicht frei. Verändern Sie die Position des Kopfes so, dass die Atemwege wieder frei sind.

Herzdruckmassage

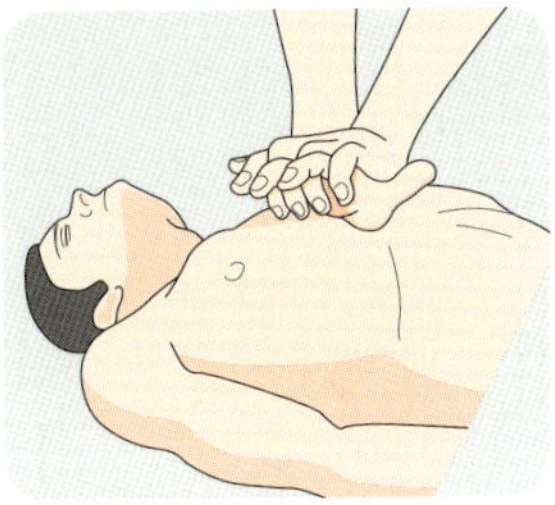
Mit dem Handballen Druck ausüben.

- □ Legen Sie den Patienten mit dem Gesicht nach oben auf eine feste Unterlage und achten Sie dabei auf die richtige Lage der HWS.
- □ Atmung & Puls kontrollieren (*siehe* S. 166–167).
- □ Hände wie abgebildet schließen, mit dem Handballen der unteren Hand in der Mitte der Brust zwischen den Brustwarzen.
- □ Mit durchgedrückten Armen auf den Brustkorb drücken und die Mitte der Brust ca. 5 Zentimeter eindrücken (bei kleineren Personen weniger). Mit einer Frequenz von 100–120 Mal/Minute wiederholen.
- □ Nach 30 Herzdruckmassagen 2-mal Beatmen. Weiter im Wechsel 30-mal Herzdruckmassage und 2-mal Beatmen.

Sichere Defibrillation

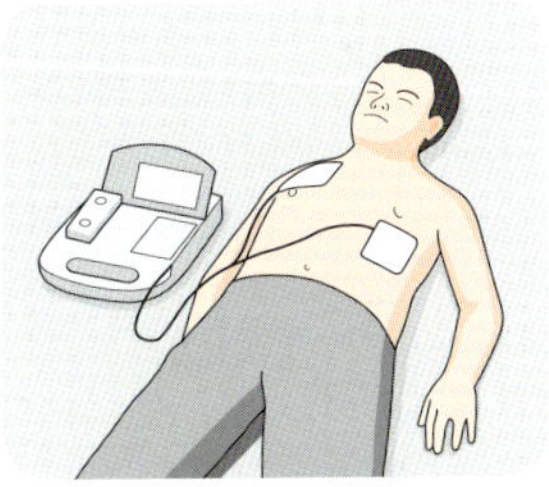
Automatisierter externer Defibrillator

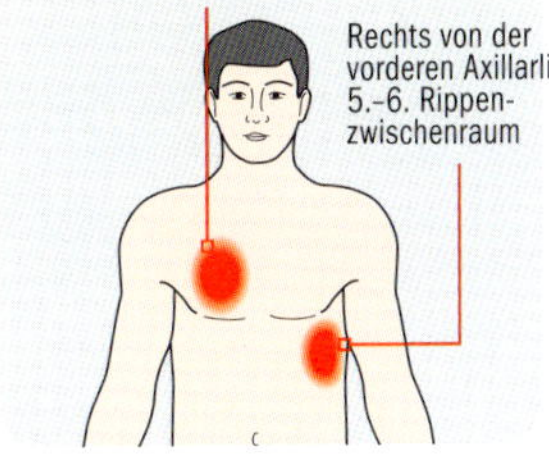

Stellen für die Defibrillator-Pads

- □ Legen Sie den Patienten mit dem Gesicht nach oben auf eine feste Unterlage und achten Sie dabei auf die richtige Lage der HWS.
- □ Atmung & Puls kontrollieren (*siehe* S. 166–167). Mit der Herzdruckmassage fortfahren, bis der AED angeschlossen ist.
- □ Sicherstellen, dass der Patient trocken ist, dass er auf einer trockenen Oberfläche liegt und dass Sie trocken sind. Meerwasser ist ein guter Leiter für Elektrizität.
- □ Befestigen Sie die Defibrillator-Pads wie abgebildet, eines davon genau unterhalb des Schlüsselbeins auf der rechten Seite der Brust und das andere unterhalb und seitlich der linken Brustwarze (bei Frauen nicht auf der Brust).
- □ Entfernen Sie die Sauerstoffmaske und räumen diese aus dem Weg.
- □ Stellen Sie den AED ein und folgen den Anweisungen des Handbuchs.
- □ **JEDE PERSON IM RAUM MUSS SICH VOR DER DEFIBRILLATION VOM VERLETZTEN ENTFERNEN – ES BESTEHT DAS RISIKO, EINEN ELEKTROSCHOCK ABZUBEKOMMEN**
- □ Nach der Defibrillation mit den lebenserhaltenden Maßnahmen fortfahren – Anweisungen des AED befolgen.
- □ Der AED kann einen verbalen oder »piepsenden« Leitfaden für die richtige Kompressionsrate und -tiefe geben.

STABILE SEITENLAGE UND LOG-ROLL-METHODE

Stabile Seitenlage

Nach einem Unfall oder einer Krankheit kann es sein, dass ein Bewusstloser oder halb Bewusstloser nicht in der Lage ist, seine eigenen Atemwege optimal frei zu halten. Das bedeutet, dass:

- □ Die Zunge zurückfallen kann und die Atemwege blockiert.
- □ Speichel in die Luftröhre und die Lunge laufen kann.
- □ Rückfließende Magensäure und Erbrochenes auch in die Lunge geraten kann.

Eine Kontaminierung der Lunge mit Sekreten oder Erbrochenem provoziert eine Lungenentzündung und gefährdet die Genesung. Besonders bei einem Bewusstlosen kann Magensäure in den Mund zurücklaufen und dann ohne äußere Anzeichen in die Lunge geraten.

Vorgehensweise

- □ Sicherstellen, dass der Verletzte stabil ist, seine Atemwege frei sind, er atmet und einen Puls hat.
- □ Liegt ein Beatmungstubus, bleibt dieser liegen (*siehe* S. 159–160)
- □ Verwenden Sie die Log-Roll-Methode (*siehe* nebenstehende Seite), wenn der Verdacht auf eine Wirbelsäulenverletzung besteht.
- □ Richten Sie die Arme und Beine des Betroffenen gerade und achten dabei entsprechend auf die Wirbelsäule. Legen Sie den Arm, der näher bei Ihnen liegt, hoch, sodass die Hand neben dem Kopf liegt (**1**).
- □ Holen Sie den anderen Arm zu sich herüber und legen den Handrücken gegen die Wange auf Ihrer Seite.
- □ Beugen Sie das gegenüberliegende Knie (**2**). Mit einer Hand am gebeugten Knie nutzen Sie das Bein als Hebel und drehen den Verletzten sanft zu sich. Mit der anderen Hand ziehen Sie die Schulter gleichzeitig zu sich herüber (**3**). Begrenzen Sie die Drehung mit Ihren Knien.
- □ Legen Sie den Kopf bequem auf den Handrücken der einen Hand und ziehen Sie das gebeugte obere Bein so weit zu sich, dass der Körper des Verletzten nicht wieder zurückrollen kann (**4**).
- □ Die Arme und das oben liegende Bei sollten einen rechten Winkel bilden, so ist die Stützwirkung am besten.

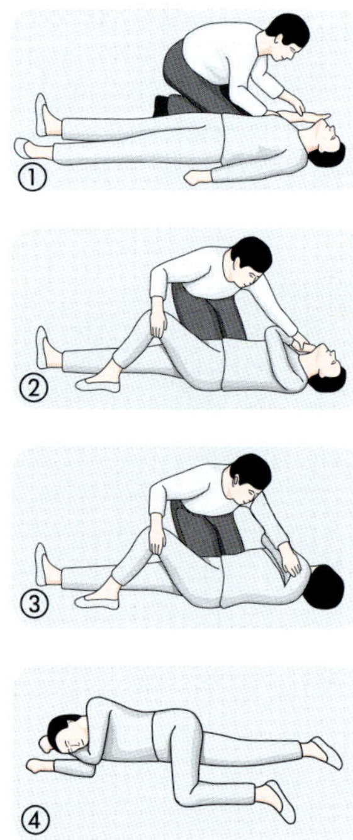

Anmerkung

- □ Kontrollieren Sie häufig nach dem ABC-Schema (*siehe* S. 30), auch sofort nach der Drehung.
- □ Die stabile Seitenlage erlaubt dem Verletzten, ein paar Stunden stabil in dieser Position zu liegen. Wenn das Boot viel rollt, legen Sie zusammengerollte Schlafsäcke o. ä. auf beide Seiten des Verletzten.
- □ Verletzte Extremitäten benötigen evtl. eine zusätzliche Stütze. Verwenden Sie hierzu etwas aus festem, nicht aber aus hartem Material.
- □ Bewegen Sie den Patienten alle paar Stunden, um mögliche Druckstellen zu entlasten.

Modifizierte Seitenlage (bei Verdacht auf Wirbelsäulenverletzung)
Strecken Sie den Arm neben Ihnen gerade über dem Kopf des Verletzten aus. Rollen Sie den Patienten mit der Log-Roll-Methode auf eine Seite und legen den Kopf auf den ausgestreckten Arm. Entweder halten Sie die Beine gerade oder beugen Sie, um eine bessere Stabilität zu erreichen. Stützen Sie den Verletzten an Ort und Stelle mit Schlafsäcken, Bettzeug, Segeln o. ä. Drehen Sie den Verletzten alle paar Stunden, um Druckgeschwüre zu vermeiden.

Log-Roll-Methode

Nutzen Sie immer diese Methode, wenn der Verdacht auf eine Wirbelsäulenverletzung besteht. Weitere Gründe für diese Methode sind:

- Der Rücken des Patienten soll auf Verletzungen untersucht werden.
- Der Verletzte soll in eine andere Seitenlage gebracht werden, während man auf die Evakuierung wartet.
- Um eine Rettungsliege unter dem Verunglückten zu positionieren.

Für die Log-Roll-Methode benötigt man mindestens drei Personen (tun Sie Ihr Bestes, wenn nur zwei Personen zur Verfügung stehen – *siehe* Abbildung unten). Idealerweise sind vier Personen anwesend, dann kann die vierte die Untersuchung vornehmen. Ziel der Log-Roll-Methode ist, dass die gesamte Wirbelsäule in einer Linie bleibt (nicht nur die HWS). Legen Sie, wenn möglich, eine feste Halskrause an, bevor Sie den Patienten drehen, um die HWS zu schützen (*siehe* S. 164).

Methode

- Positionieren Sie sich, wie unten in der Abbildung, kniend und stabil.
- Die erste Person hat die Kontrolle und fixiert die HWS, mit oder ohne eine feste Halskrause. Diese Person kontrolliert alle Bewegungen und muss deutliche Anweisungen an die anderen geben.
- Die zweite Person legt eine Hand auf die Schulter des Verletzten und eine Hand auf die Oberseite des Oberschenkels.
- Die dritte Person legt eine Hand auf die Oberseite des Beckens, oberhalb der unteren Hand der zweiten Person, und die andere Hand auf den Unterschenkel, genau unterhalb des Knies.
- Auf das Kommando der ersten Person hin wird der Verletzte sanft um 90° gedreht, bis er gegen die Knie der zweiten und dritten Person liegt.
- Halten Sie den Verletzten in dieser Person, bis die Untersuchung abgeschlossen ist oder das Rückenbrett/die Liege positioniert wurde.
- Auf das Kommando der ersten Person hin, drehen Sie den Verletzten sanft wieder zurück in die Ausgangsposition.

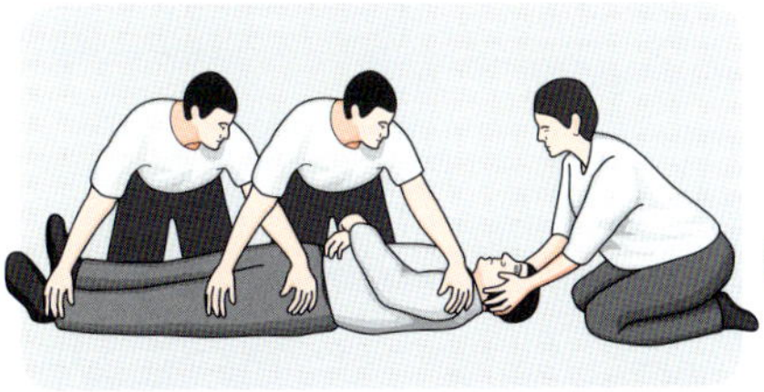

Log-Roll-Methode mit drei Personen: eine stabilisiert die HWS.

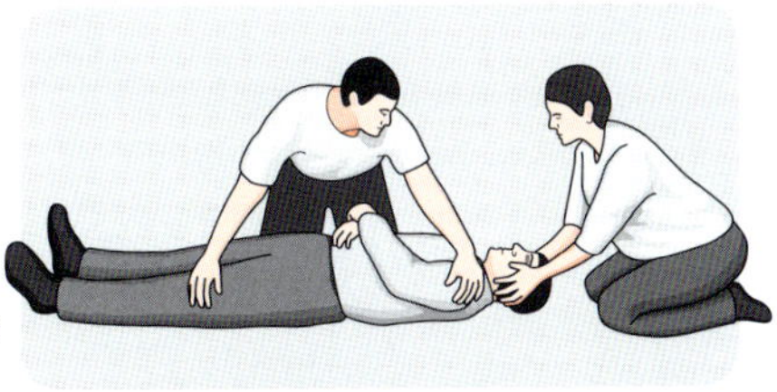

Log-Roll-Methode mit zwei Personen: eine dritte untersucht den Rücken.

Anmerkung

- Die Log-Roll-Methode in einer Koje anzuwenden ist nicht einfach. Gehen Sie nach den oben genannten Prinzipien vor und modifizieren diese, wo es nötig ist. Es ist wichtig, dass der Verletzte mit dem Gesicht nach außen liegt, damit man das Gesicht sehen, die Atmung prüfen und Erbrochenes und andere Sekrete kontrollieren kann.
- Wenn nur drei Personen helfen können, führen zwei die Log-Roll-Methode durch und der Dritte untersucht den Verletzten.

IMMOBILISIERUNG DER WIRBELSÄULE

Bei der Immobilisierung der HWS muss eine feste Halskrause angelegt werden, die seitliche Bewegungen verhindert. Dann muss der Verletzte auf einem langen Rückenbrett festgezurrt werden. Erst dann ist die gesamte Wirbelsäule fixiert und vor weiteren Schäden geschützt.

Indikationen zur Fixierung der Wirbelsäule

- Offensichtliche Verletzung des Kopfes/ Halses
- Verletzung am oberen Brustkorb
- Verletzung an einem anderen Teil der Wirbelsäule
- Taubheit oder Kribbeln in den Armen/ Beinen nach einem Unfall
- Ein Unfall mit starker Krafteinwirkung, wie z. B. ein Zusammenstoß mit dem Baum (mit anschließender Bewusstlosigkeit) oder ein Sturz aus dem Rigg.
- Ein Unfall mit mehreren Verletzungen
- Verletzung des Beckens

Im Zweifelsfall sollte die HWS mit einem festen HWS-Kragen und einem Rückenbrett fixiert werden.

Anlegen einer festen HWS-Schiene (Kragen)

Manuelle Fixierung der HWS beibehalten, während der Kragen angelegt wird (**1**); Halten Sie diese so lange aufrecht, bis der Verletzte vollständig auf einem Brett o. ä. immobilisiert ist.

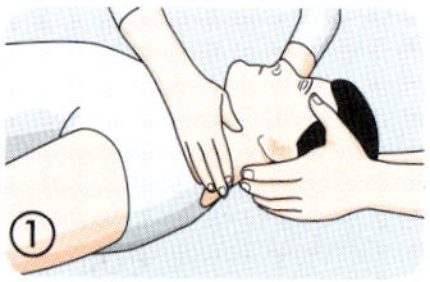

Methode

- Oberseite der Schultern in Fingerbreiten. Stimmen Sie diese Höhe mit dem harten Kunststoffteil des Kragens ab, der über die Schulter und unter das Ohr passt. Es gibt die Kragen in verschiedenen Größen, oder sie sind verstellbar, und es sollte eine Anleitung dabei sein.
- Schieben Sie die Rückseite des Kragens ganz unter den Hals bis zur anderen Seite (**2**).
- Drehen Sie den vorderen Teil über den Hals und achten Sie darauf, dass die Kinnhalterung fest unter dem Kinn sitzt und heben Sie dieses etwas an, so dass der Kopf leicht nach hinten geneigt ist (**3**).
- Befestigen Sie das Klettband fest an der Rückseite des Kragens (**4**).
- Wenn der Verletzte bei Bewusstsein ist, überprüfen Sie, ob der Kragen bequem sitzt. Es sollte sicher um den Hals passen, aber nicht fest sitzen und die Atmung nicht behindern.
- Wenn der Verletzte bewusstlos ist, versuchen Sie, Ihren Finger zwischen die Haut des Verletzten und den Kragen zu schieben. Das sollte ohne größere Schwierigkeiten möglich sein.

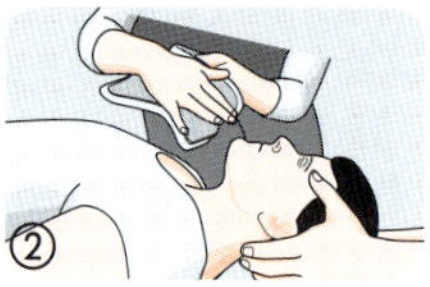

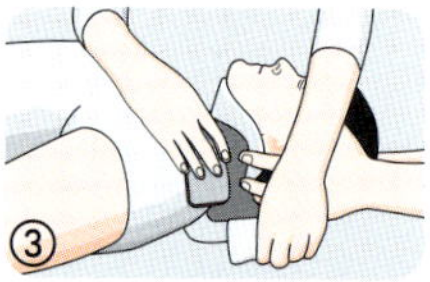

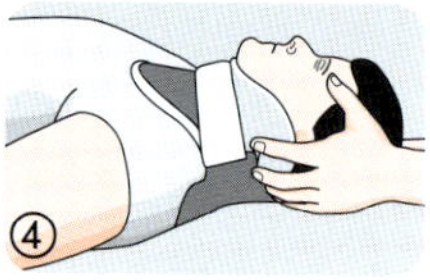

Anmerkung

- Feste HWS-Kragen können Druckgeschwüre verursachen, wenn sie zu lange getragen werden. Entfernen Sie den Kragen ein paar Minuten jede Stunde bis der Verletzte evakuiert wird.
- Ein Kragen kann provisorisch mit einem fest zusammengerollten Handtuch hergestellt werden, das um den Hals und unter das Kinn gelegt und in der Position festgetaped wird.

Fixieren eines Verletzten auf einem Rückenbrett

- Denken Sie daran, zuerst die HWS zu fixieren, entweder mit einem speziell entwickelten Kragen oder einem improvisierten, wie etwa einem gerollten Handtuch.
- Nach der Ruhigstellung der HWS hat die Beurteilung nach dem ABCDE-Schema (*siehe* S. 32) Vorrang vor dem Ruhigstellen auf einem Rückenbrett.
- Sobald die Beurteilung erfolgt ist, verlegen Sie den Verletzten schnellstmöglich auf das Rückenbrett. Um die Bildung von Druckgeschwüren zu vermeiden, sollte der Verletzte maximal 2 Stunden in dieser Position verbleiben.

Methode

- Den Verletzten mit der Log-Roll-Methode auf eine Seite drehen (*siehe* S. 163). Platzieren Sie das Rückenbrett bis zum Anschlag unter dem Verletzten, ohne ihn zu bewegen.
- Sanft den Verletzten drehen, bis er mit dem Gesicht nach oben auf dem Brett liegt.
- Wenn Sie den Betroffenen weiter auf das Brett schieben müssen: Halten Sie die HWS ruhig und schieben Sie den Betroffenen vorsichtig auf Kommando in die richtige Richtung, bis der Körper gerade auf dem Brett liegt.
- Den Patienten mit Gurten in dieser Position sichern, während die Ruhigstellung der HWS aufrechterhalten bleibt:
  - Um den oberen Brustkorb herum, einschließlich der Arme
  - Um das Becken herum, einschließlich der Arme
  - Um die Oberschenkel herum
  - Um die Waden herum
- Vergewissern Sie sich, dass die Gurte fest sind, aber nicht zu stramm, sodass sie die Atmung nicht einschränken.
- Kopf und Kragen am Brett sichern.
- Befestigen Sie Polsterungen oder gerollte Handtücher auf beiden Seiten des Kopfes.
- Befestigen Sie die Riemen über der Stirn und über dem vorderen Teil des Kragens.
- Wenn der Vorgang abgeschlossen ist, kann die manuelle Ruhigstellung aufgegeben werden und der Verletzte kann auf dem Brett transportiert werden.

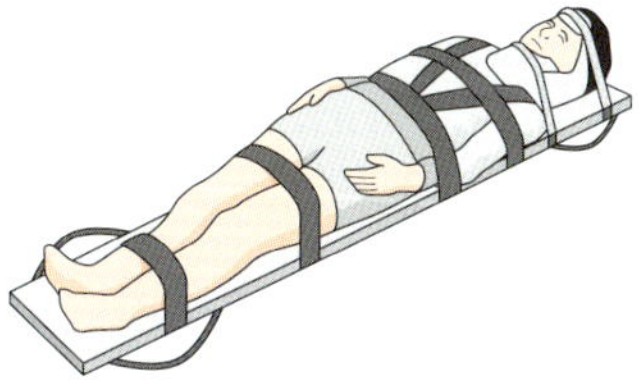

Vollständige Ruhigstellung der Wirbelsäule

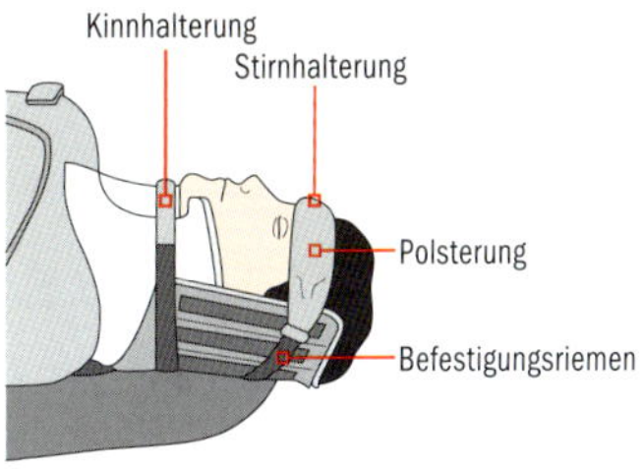

Fixieren des Kopfes/Halses auf einem Rückenbrett

Anmerkung

- Vorsicht bei Erbrechen, denn der Verletzte kann sich nicht bewegen. Sollte er erbrechen, müssen Sie das Brett sofort auf die Seite drehen, um zu verhindern, dass Erbrochenes in die Lunge gerät.
- Die Ruhigstellung kann zu Klaustrophobie führen und der Verletzte könnte sich wehren, besonders wenn er verwirrt ist. Geringe Mengen an Diazepam könnten benötigt werden (2 mg intravenös alle 30 Minuten, falls erforderlich), aber konsultieren Sie zuerst einen Arzt. Seien Sie vorsichtig damit, jemanden mit Hirnverletzung zu sedieren.
- Ein Rückenbrett aus einem langen Sturmschott und Segelbändseln improvisiert werden. Legen Sie eine Schaumstoffmatte oder einen Schlafsack unter den Verletzten, um die Druckpunkte zu reduzieren.
- Der Verletzte sollte maximal zwei Stunden auf einem Rückenbrett bleiben, bevor er auf eine feste Matratze umgelagert wird, eine - Kojenmatratze muss in der Regel ausreichen.

PULS UND BLUTDRUCK

Es gibt eine Reihe von Beurteilungsmöglichkeiten für das Herz eines Menschen – genauer gesagt für sein Herz-Kreislauf-System. Puls und Blutdruck sind grundlegende Vitalzeichen. Die Kenntnis, wie man diese exakt misst, ist unerlässlich.

Allgemeines Erscheinungsbild Ein Patient, der krank ist, neigt dazu, blass auszusehen und hat kalte Hände und Füße. Ein Verletzter mit einem Herzstillstand sieht weiß aus.
Puls Bei einem Patienten, dem es nicht gut geht, kann der Puls sehr langsam (<45 Schläge/Minute) oder sehr schnell (>130 Schläge/Minute) sein.
Blutdruck Überprüfen Sie den Blutdruck, der niedrig (<90 mmHg systolischer Druck) oder sehr hoch (>160 mmHg) sein kann.
Durchblutung der Haut Auch die Durchblutung der Haut muss beurteilt werden. Sie kann reduziert sein (Kapillarnachfüllzeit >4 Sekunden – *siehe* gegenüberliegende Seite).

Den Puls messen

- Der Puls kann überall dort am Körper ertastet werden, wo eine Arterie dicht unter der Haut liegt.
- Fühlen Sie den Puls mit zwei Fingern fest, aber nicht zu hart, sonst können Sie die Durchblutung blockieren.
- Nehmen Sie eine Uhr in die andere Hand und zählen den Puls 30 Sekunden lang mit.
- Versuchen Sie nicht, den Puls zu schätzen – Sie könnten weit daneben liegen, was die Behandlung beeinträchtigen kann.

IM NOTFALL

Den Karotis-Puls messen
Fühlen Sie den Puls in der Vertiefung zwischen Kehlkopf und Halsmuskulatur.

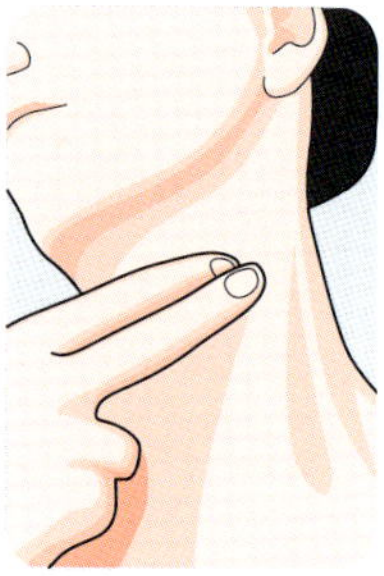

Den femoralen Puls messen
Fühlen Sie den Puls in der Hautrille in der Leiste, oben am Bein.

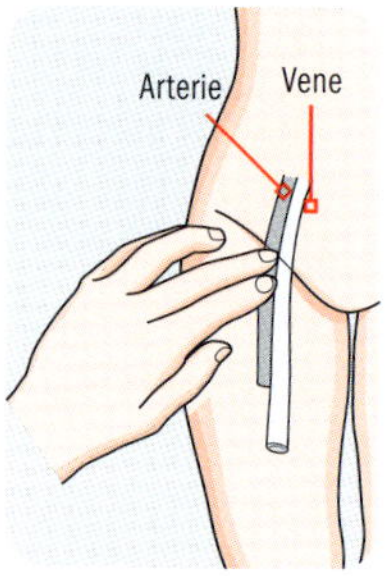

BEI EINER ROUTINE-UNTERSUCHUNG

Den radialen Puls messen
Tasten Sie am Handgelenk, etwa 3 cm über der Wurzel des Daumens nach dem Puls.

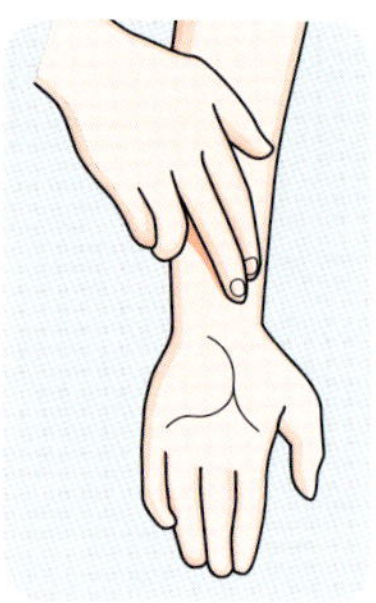

Den brachialen Puls messen
Ertasten Sie den Puls am Ellenbogen, an der Innenkante des Bizepses.

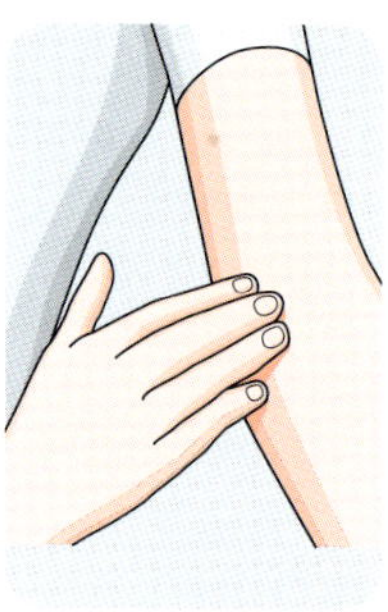

Blutdruck messen

Der Blutdruck wird mit zwei Werten angegeben. Bei dem Beispiel 120/70 mmHg ist der höhere Wert (120 mmHg) der **systolische Blutdruck**. Der **diastolische Blutdruck** ist der niedrigere Wert (70mmHg).

Methode

- □ Bringen Sie den Patienten in eine sitzende Position oder legen ihn bei Bedarf hin.
- □ Befestigen Sie die Manschette um den Oberarm. Für größere Menschen benötigt man größere Manschetten.
- □ Pumpen Sie die Manschette auf, während Sie den radialen Puls messen. Vergewissern Sie sich, dass Sie einen klaren Puls fühlen, bevor Sie zu pumpen beginnen.
- □ Notieren Sie den Druck auf der Skala (in mmHg), wenn Sie den Puls verlieren. Pumpen Sie die Manschette noch einmal 20–30 mmHg auf und dann sehr langsam, während Sie den Puls fühlen, lassen Sie die Luft mit dem Schraubventil aus der Manschette.
- □ Der Druck, bei dem der Puls wieder zu spüren ist, ist der systolische Druck.
- □ Pumpen Sie die Manschette 20–30 mmHg über dem systolischen Druck auf, und lauschen Sie mit dem Stethoskop über der Brachial-Arterie. Die Luft langsam ablassen.

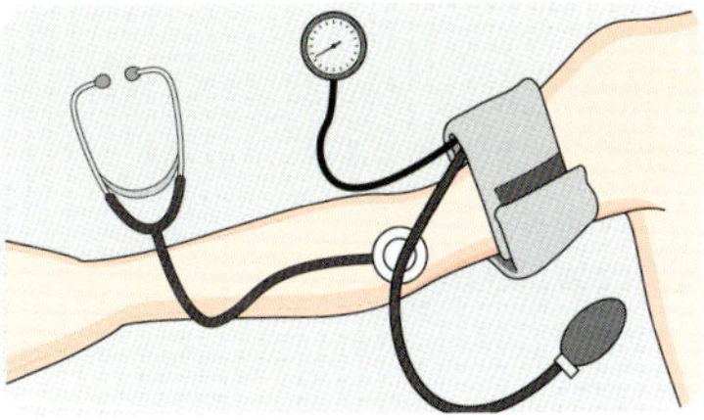

Aufblasbare Manschette und Blasebalg, Stethoskop und Anzeige.

- □ Wenn der systolische Druck erreicht wird, hören Sie ein klopfendes Geräusch, das von dem Puls stammt, der wieder durch die Oberarmarterie kommt.
- □ Lassen Sie weiterhin die Luft langsam aus der Manschette entweichen und achten auf das klopfende Geräusch. Sobald das Klopfen aufhört, merken Sie sich den dann angezeigten Druck. Das ist der diastolische Wert.

Ungefähres Schätzen des Blutdrucks

Vielleicht ist es nicht möglich, den Blutdruck mit der o.g. Methode zu messen. Dann können Sie den systolischen Druck schätzen, indem Sie an verschiedenen Stellen den Puls nehmen (Stellen *siehe* gegenüberliegende Seite):

Ist ein radialer Puls vorhanden: systolischer Druck >70 mmHg
Ist ein brachialer Puls vorhanden: systolischer Druck >60 mmHg
Ist ein Karotispuls vorhanden: systolischer Druck >50 mmHg
Dies sind aber nur Schätzungen. Schauen Sie sich den Patienten insgesamt an.

Automatische Blutdruckmessgeräte

Viele Notfallkoffer enthalten ein automatisches Blutdruckmessgerät. Die meisten sind selbsterklärend, trotzdem sollte eine Anleitung beiliegen. Es kann schwierig werden, mit dem Gerät exakt zu messen, wenn der Blutdruck sehr niedrig oder der Puls unregelmäßig ist.

Kapillarauffüllungszeit (CRT = Capillary Refill Time)

Dies ist eine Methode zur Beurteilung der Hautdurchblutung, die den Grad des Schocks zeigt und die Blutversorgung testet. Wenn die Haut des Verletzten sehr kalt ist, kann dies zu einer längeren CRT führen.

- □ Drücken Sie 4 Sekunden lang auf eine Fingerkuppe (oder in die Stirn).
- □ Hören Sie auf zu drücken und messen die Zeit, die es braucht, bis die weiße Druckstelle sich wieder pink färbt.
- □ Das sollte weniger als 2 Sekunden dauern. Eine CRT, die länger als 4 Sekunden dauert, weist darauf hin, dass der Verletzte evtl. IV-Flüssigkeit benötigt (*siehe* S. 172).

BEURTEILUNG BEWUSSTSEINSSTATUS: GLASGOW-KOMA-SKALA (GKS) UND AVPU-SCHEMA

Der Bewusstseinszustand des Kranken oder Verletzten kann von vollständig wach und wachsam bis hin zu tiefer Bewusstlosigkeit und Unerregbarkeit variieren.

Die AVPU- und GKS-Schemata bieten die Möglichkeit, den Bewusstseinszustand zu bewerten und ordnen diesem einen Wert zu. Eine wiederholte Beurteilung in Intervallen ermöglicht, eine Verschlechterung/Verbesserung des Bewusstseinszustandes festzustellen und geeignete Maßnahmen zu ergreifen. Das AVPU-Schema ist ein vereinfachtes, schnelles System zur Bewertung des Bewusstseinszustandes. Die GKS ist eine umfassendere und komplexere Methode, erfordert aber mehr Kompetenz und Zeit. Mit der GKS ist es einfacher, auch kleinere Veränderungen des Bewusstseinszustandes zu entdecken.

AVPU

A	**A**(lert) Patient ist wach	Selbstwahrnehmung und spontane Augenöffnung.
V	**V**(oice) Stimmliche Reize provozieren eine Reaktion	Augen geöffnet oder gibt eine verbale Antwort auf eine Frage.
P	**P**(ain) Schmerzreiz provoziert eine Reaktion	Augenöffnung, verbale Reaktion oder Bewegung als Reaktion auf einen schmerzhaften Reiz (Drücken eines Stiftes in das Nagelbett; starkes Drücken auf die Unterseite der Augenbraue, knapp über dem Auge; festes Reiben in der Mitte der Brust, sofern nicht verletzt). Testen Sie den Reiz zuerst an sich selbst.
U	**U**(nresponsive) Keine Reaktion auf Reize	Keine Bewegung, kein Augenöffnen oder verbale Reaktion auf jeglichen Reiz.

Dokumentieren Sie die Uhrzeit und den Bewusstseinszustand

Glasgow-Koma-Skala (GKS)

- Die GKS misst die Kombination von Augen-, Motorik- und verbalen Reaktionen auf Stimulationen.
- Die Antwort, die aufgezeichnet werden sollte, ist die beste, die der Verletzte gibt. Wenn der Verletzte also einen verletzten Arm hat, den er nicht bewegen kann, aber den anderen kann er bewegen, sollte diese Reaktion gezählt werden.
- Das Herausstrecken der Zunge oder das Öffnen oder Schließen der Augen auf Aufforderung gilt als Gehorchen.
- Klares Sprechen in einer fremden Sprache gilt als normale verbale Reaktion, auch wenn Sie selbst den Inhalt nicht verstehen können.

	Beste Reaktion	Punktzahl
Augen	Öffnet Augen spontan	4
	Augen öffnen sich als Reaktion auf eine Frage	3
	Augen öffnen sich auf einen Schmerzreiz hin	2
	Augen bleiben geschlossen	1
Motorik	Gehorcht Befehlen (drückt die Hand, streckt Zunge raus)	6
	Bewegt Hand, um Schmerzreiz zu stoppen (lokalisiert Schmerz)	5
	Zieht Hand/Arm oder Bein weg, um Schmerz zu entkommen	4
	Winkelt Arme/Beine auf Schmerzreiz hin ab	3
	Streckt Arme/Beine auf Schmerzreiz hin aus	2
	Keine Bewegung eines Körperteils auf jeglichen Schmerzreiz	1
Verbal	Gibt Antworten auf Fragen, scheint orientiert zu sein	5
	Antwortet auf Fragen, zeigt aber Anzeichen von Verwirrtheit	4
	Spricht einzelne Worte, keine Sätze	3
	Gibt unverständliche Laute von sich	2
	Gibt keine verbale Antwort	1
Die maximale Punktzahl der GKS ist 15	Vollständig wach und nicht verwirrt	
Die minimale Punktzahl der GKS ist 3	Tief bewusstlos und keinerlei Reaktion	

Anmerkung

- Ein GKS-Punktzahl von 8 oder weniger impliziert, dass der Verletzte evtl. nicht in der Lage ist, seinen eigenen Atemweg offen zu erhalten. Er könnte Erbrochenes oder Sekrete in die Lunge inhalieren oder die Zunge könnte die Luftwege verlegen und das Atmen verhindern. Bringen Sie den Verletzten in die stabile Seitenlage (*siehe* S. 162–163).
- Vergewissern Sie sich, dass Verletzungen die Beurteilung nicht beeinträchtigen: Extremitäten könnten gelähmt sein; Schwellungen könnten ein Öffnen der Augen verhindern; und Mundverletzungen könnten das Sprechen verhindern.
- Eine Änderung um 2 oder mehr Punkte bedeutet in der GKS eine gravierende Veränderung des Bewusstseinszustandes.

Dokumentieren Sie die Uhrzeit und die Gesamtpunktzahl
Notieren Sie auch die Punktzahl für jede einzelne Reaktion

REHYDRIERUNG

Normalerweise kontrolliert der Körper seinen Flüssigkeitshaushalt selbst. Ein Unfall oder Krankheit können jedoch dieses Gleichgewicht ins Schwanken bringen. Im Krankenhaus kann sterile intravenöse (IV) Flüssigkeit in der Regel direkt über eine Kanüle in die Vene und somit in den Blutkreislauf eines Betroffenen eingebracht werden. An Bord sind jedoch die für die Gabe von IV-Flüssigkeit erforderliche Ausrüstung und Fachkompetenz eventuell nicht immer verfügbar.

Alternative Rehydrierungsverfahren umfassen den oralen Weg, eine Nasensonde und, wenn andere Verfahren nicht möglich sind, den rektalen Weg. Für alle drei Methoden kann sterile IV-Flüssigkeit verwendet werden.

Auf oralem Weg Flüssigkeit über den Mund zu geben, ist der effektivste und bequemste Weg die Hydratation zu erreichen. Die Flüssigkeit sollte sauber sein, muss aber nicht steril sein. NEHMEN SIE NICHT NUR WASSER bei schweren Fällen von Durchfall, Erbrechen und/oder starkem Schwitzen. Geben Sie stattdessen eine Lösung, die die verbrauchten Chemikalien ersetzt (*siehe* gegenüberliegende Seite). NEHMEN SIE NICHT DEN ORALEN WEG, wenn der Verletzte nicht voll bei Bewusstsein ist - die Flüssigkeit könnte in die Lunge geraten. Wenn der Verletzte wach ist und sich nur gelegentlich erbricht, kann es Sinn machen, die Flüssigkeitsgabe über den Mund fortzusetzen. Geben Sie gleichzeitig Medikamente gegen Übelkeit, um das Erbrechen zu verhindern.

Nasogastrale (NG) Sonde (*siehe* S. 186) Eine NG-Sonde kann bei bewusstlosen Patienten eingesetzt werden, aber nicht, wenn diese sich erbrechen. Geben Sie Medikamente gegen Übelkeit (*siehe* S. 208–211). NG-Sonden sind nicht leicht zu legen, holen Sie sich also vorher ärztliche Unterstützung.

Auf rektalem Weg (*siehe* S. 188) Tritt hartnäckiges Erbrechen auf oder ist ein IV-Zugang nicht möglich, kann der rektale Weg die einzige Option sein. Es kann funktionieren, aber die Flüssigkeitsaufnahme ist begrenzt.

Routinemäßiger Flüssigkeitsverlust pro Tag für eine typische 70 kg-Person

Über welchen Weg	Menge, die pro Tag verloren wird
□ Schweiß (ohne Arbeit)	700
□ Atmung	500
□ Urin	1300
□ Stuhl	100
SUMME	**2600 ml/Tag**

Anmerkung Der Schweißverlust (insbesondere in heißen Klimazonen und bei körperlicher Anstrengung) kann auf über 5000 ml ansteigen.

Täglich benötigte Flüssigkeitsmenge

Für einen mittelgroßen Mann: 3000 ml/Tag
Für eine mittelgroße Frau: 2200 ml/Tag

Diese Mengen entsprechen dem normalen Tagesbedarf des Körpers. Auf der gegenüberliegenden Seite finden Sie Hinweise zur Gabe von zusätzlicher Flüssigkeit.

Gründe für eine Notfall-Rehydrierung

- □ Starkes Erbrechen
- □ Starker Durchfall
- □ Blutverlust
- □ Schwere Überhitzung
- □ Verbrennungen
- □ Diabetische Krise
- □ Hydrierung eines Bewusstlosen
- □ Schock (anderen Gründe)

Notfall-Rehydrierung

Die Menge der Flüssigkeit, die Sie geben müssen, hängt von den besonderen Umständen ab.

Sofort Geben Sie 500 ml Flüssigkeit über den einfachsten möglichen Weg (IV bei Bewusstlosigkeit).

Bewerten Prüfen Sie den Grad der Hydrierung/des Schocks (*siehe* unten).

Krankengeschichte prüfen Wenn der Verletzte eine Herz-, Lungen- oder Nierenkrankheit hat, holen Sie sich ärztlichen Rat, bevor Sie mehr als 1 l Flüssigkeit geben.

Flüssigkeit geben, bis die Anzeichen des Schocks zurückgehen Wenn sich der Verletzte immer noch im Schockzustand befindet, nachdem er bereits 1,5 l Flüssigkeit erhalten hat, holen Sie sich Rat von einem Arzt.

Täglichen Bedarf decken Geben Sie Flüssigkeit, bis der Verletzte selbständig trinkt oder evakuiert wird.

Menge des Blutverlusts einschätzen und ersetzen

- □ Blutverlust mengenmäßig einzuschätzen ist schwierig. Schätzen Sie in Intervallen von 250 ml (ca. eine Tasse) – zum Beispiel kann der Blutverlust auf 250 ml, 500 ml oder 750 ml geschätzt werden.
- □ Pro **1000 ml Blutverlust** benötigt der Verletzte **3000 ml Flüssigkeitsersatz** mit einer klaren kristallinen Lösung (z. B. Ringerlaktat oder 0,9% Kochsalzlösung).
- □ Wenn Sie Kolloidlösungen (z. B. Gelatine- oder Albuminlösungen) verwenden, geben Sie zunächst 1000 ml Lösung pro 1000 ml Blutverlust und bewerten diesen erneut. Evtl. benötigt der Verletzte mehr.

Beurteilung des Flüssigkeitsbedarfs

Anzeichen für eine anhaltende Dehydrierung sind:

- □ Schneller Puls (>100 Schläge/min)
- □ Niedriger Blutdruck
- □ Blasse/weiße Haut
- □ Kalte Haut an Unterarm/-schenkel
- □ Dunkler Urin (sollte blass/farblos sein)
- □ Urinausscheidung <30 ml/Stunde für einen mittelalten Erwachsenen

Die Zufuhr von mehr Flüssigkeit (500 ml auf einmal) sollte diese Symptome stoppen.

Notfall-Mischung für Flüssigkeitsgabe oral/NG-Sonde/rektal

Verwenden Sie vorgefertigte orale Rehydrationssalze (ORS), wie sie von der Weltgesundheitsorganisation hergestellt werden. Geben Sie abwechselnd 1 l ORS und 1 l Wasser, so oft wie nötig.

ODER

Notfall-ORS-Lösung:

- □ 1 l sauberes Wasser
- □ 6 gestrichene Teelöffel Zucker (oder 2 Teelöffel Honig) hinzufügen
- □ ½ gestrichenen Teelöffel Tafelsalz hinzufügen
- □ Einen großzügigen Spritzer Zitronen-/Orangen-/Limetten-/Grapefruit-Saft oder einen Löffel zerquetschte Banane hinzufügen
- □ Probieren Sie die Mischung: sie sollte leicht salzig schmecken.

VENÖSER & INTRAOSSÄRER ZUGANG

über die Vene (IV)

Über die Vene können sehr effektiv Flüssigkeit und Medikamente gegeben werden. Sie gelangen so direkt in den Kreislauf und können sofort beginnen zu wirken. Eine Kanüle zu legen, will jedoch gelernt sein und bedarf regelmäßiger Übung. Es gibt einige Risiken, die mit dem Einsatz einer Kanüle in Verbindung stehen (*siehe* unten), daher sollte auf die Hygiene strikt geachtet und Handschuhe getragen werden.

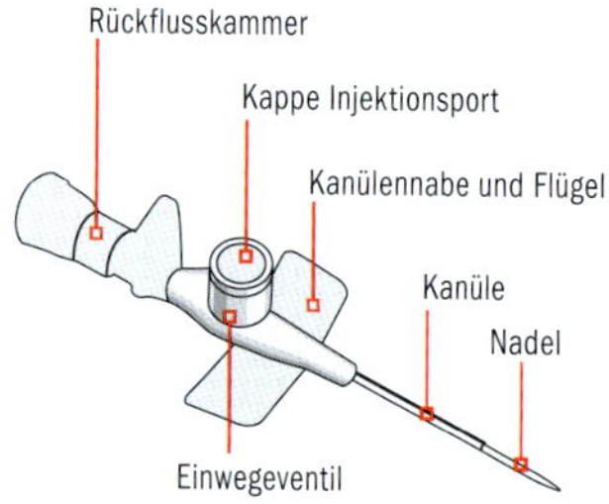

Kanüle für IV-Flüssigkeit und Medikamente

Eine Kanüle legen

Methode: legen einer Kanüle

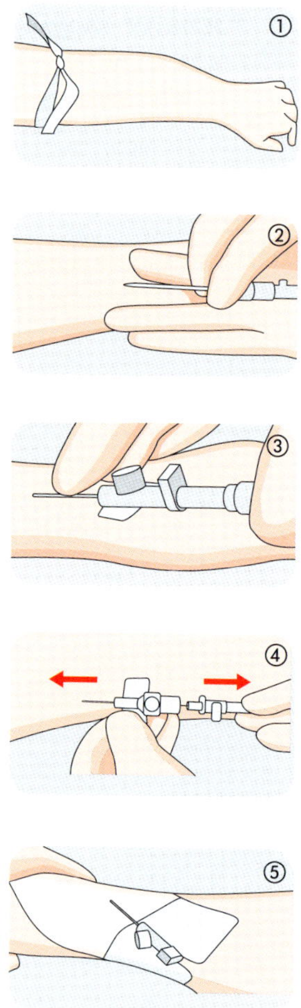

- □ Befestigen Sie eine Staubinde fest um den Oberarm (**1**), bei Bedarf kann jemand die Hände um den Arm legen, um als Staubinde zu fungieren.
- □ Wenige Minuten warten, bis die Venen sich abzeichnen.
  - Den Verletzten bitten, abwechselnd eine Faust zu machen und wieder zu öffnen.
  - Auf die Vene klopfen, dadurch werden sie dicker.
  - Den Arm an der Seite des Bettes/der Koje herunter hängen lassen. So fließt das Blut in den Arm.
- □ Die Haut über einer passenden Vene mit einem antiseptischen Tuch/Lösung reinigen.
- □ Mit zwei Fingern sanft die Haut auf beiden Seiten der Vene auseinander ziehen und dann zu Ihnen ziehen (**2**).
- □ Die Kanüle entlang der Vene in einem Winkel von circa 30° zur Haut ausrichten.
- □ Die Spitze der Kanüle durch die Haut stechen. Dann den Winkel auf circa 15° reduzieren (**3**).
- □ Kanüle langsam in die Vene schieben. Das Ende der Kanüle aufmerksam beobachten und nicht weiter vorschieben, sobald Blut in der Kanüle auftaucht.
- □ Das Ende der Nadel sehr ruhig halten.
  Die Flügel oder den Anschluss der Kanüle vorschieben, sodass der Plastikschlauch in die Vene geht. Der Schlauch sollte leicht zu schieben sein. Falls nicht, neu ansetzen.
- □ Die Staubinde lösen.
- □ Den Stopper vom Ende der Nadel nehmen und auf das Ende der Kanüle drehen (**4**).
- □ Die Kanüle sicher an Ort und Stelle fixieren, entweder mit einem Verband oder einem speziellen Tape (**5**).
- □ Die Kanüle mit einer 5 ml-Spritze mit Kochsalzlösung spülen - dies sollte keine Schwellungen/Schmerzen verursachen.

Vorsichtsmaßnahmen und Komplikationen

- Größere Kanülen erlauben eine größere Durchflussmenge, sind aber schwieriger zu legen.
- Es sollten nur sterile Flüssigkeiten verwendet werden, die für die IV-Gabe geeignet (zugelassen) sind.
- Sie müssen sehr vorsichtig sein, dass keine Luft in die Kanüle kommt - kann Herzstillstand oder Schlaganfall verursachen.
- Auf Infektionen achten: Rötungen der Haut; Schmerz bei der Injektion; Schwellungen; Blockaden. Wenn eines dieser Symptome auftritt, entfernen Sie die Kanüle.
- Die Kanüle kann 5 Tage lang liegen bleiben, es sei denn sie infiziert sich, verursacht Schmerzen oder ist blockiert. In diesen Fällen muss sie eher entfernt und eine neue an anderer Stelle gelegt werden.

Stellen für eine Kanüle

- Handrücken: geeignet für normale IV-Flüssigkeiten und Medikamente
- Handgelenk: Gut für Reanimationsflüssigkeiten und größere Kanülen.
- Ellenbeuge: größere Venen erleichtern das Setzen der Kanüle, der Arm muss aber gerade bleiben
- Fuß/Unterschenkel: kommen auch in Frage.

Intraossärer Zugang (IO)

Wenn es bei einem Notfall nicht klappt, einen IV-Zugang zu legen, denken Sie an den IO-Zugang, der einen schnellen Flüssigkeitsaustausch durch eine IO-Nadel (1 l alle 30 Minuten) und die Gabe von Adrenalin und anderen Medikamenten ermöglicht. Bei dieser Methode wird eine Nadel direkt in den Knochen eingeführt - meist knapp unter dem Knie auf der Innenseite der Schienbeine - die mehrere Stunden lang verwendet werden kann, bevor sie durch einen IV-Zugang ersetzt wird. Der IO-Zugang erfordert eine spezielle Hohlnadel mit einem Trokar. Es gibt auch spezielle Geräte, die die Nadel in den Knochen »schießen« oder bohren. Die Methode sollte NICHT in einem Bein mit einer möglichen Fraktur, entzündeter Haut, einer offenen Wunde, einem entzündeten Knochen oder bekannter Osteoporose angewendet werden.

Methode: legen eines IO-Zugangs

- Tragen Sie sterile Handschuhe und reinigen die Haut mit antiseptischer Reinigungslösung.
- Bestimmen Sie die Stelle für die Einführung der Nadel (**1**): auf der flachen Stelle der Innenseite des Schienbeins, etwa 5 cm unterhalb des Knies (bei einem durchschnittlich großen Erwachsenen).
- Stützen Sie das Bein hinter dem Knie, das leicht gebeugt sein sollte.
- Stechen Sie die Nadel (bohren oder »feuern« Sie das Instrument und halten es dabei fest) fest im rechten Winkel (**2**) durch die Haut.
- Schieben Sie die Nadel drehend in den Knochen, bis Sie ein »Nachgeben« spüren - das kann sehr dezent sein.
- Die Nadel sollte von selbst aufrecht im Knochen bleiben. Entfernen Sie den Trokar (**3**).
- Spülen Sie die Nadel mit 5 ml Kochsalzlösung. Diese sollte leicht hineinfließen.
- Schließen Sie die Infusionsleitung an und kleben sie am Bein (**4**) fest.

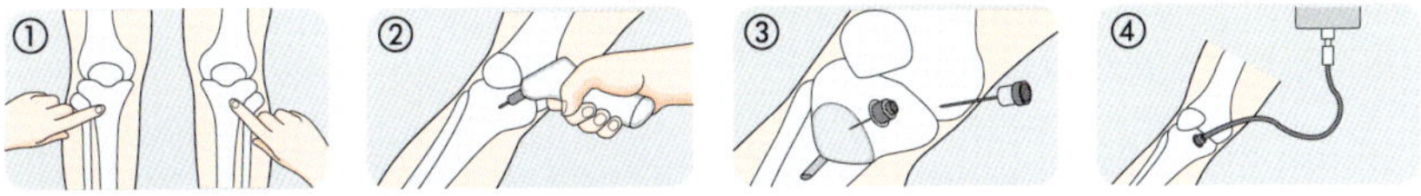

Vorsichtsmaßnahmen und Komplikationen

- Das Bein kann um die Nadel herum oder grundsätzlich anschwellen. Das bedeutet, dass die Nadel nicht richtig sitzt - stoppen Sie die Infusion und ziehen die Nadel heraus.
- Infektionen können die Haut/den Knochen befallen. Achten Sie auf Rötungen, Schwellungen und Schmerzen. Sollten diese Symptome auftreten, entfernen Sie die Nadel und behandeln mit Antibiotika.

INJEKTIONEN & INFUSIONEN

Injektionen können in eine Vene (intravenös), einen Muskel (intramuskulär) oder unter die Haut (subkutan) gegeben werden. In allen Fällen wird eine Spritze und Nadel benutzt. Nicht alle Medikamente, die injiziert werden können, können auch über alle drei Wege gegeben werden. Lesen Sie daher den Beipackzettel oder konsultieren Sie einen Arzt.

Bei einer Infusion wird Flüssigkeit über Stunden oder sogar Tage durch eine Kanüle in eine Vene gegeben. Dieser Prozess besteht aus einem speziellen Schlauchsystem (bekannt als »Besteck«) und einer sterilen Flüssigkeit, die speziell für die Infusion in die Vene entwickelt wurde.

Allgemeine Regeln

- Stellen Sie sicher, dass Sie das richtige Medikament in der richtigen Dosierung für den Patienten haben. Bitte Sie eine andere Person, das nochmal zu prüfen. Fehler werden sehr leicht gemacht.
- Den Vorgang steril halten: Reinigen Sie die Haut vor der Injektion mit einem speziell für diesen Zweck entwickelten Alkoholtupfer oder einem mit Chlorhexadin getränkten Wattestäbchen und stellen Sie sicher, dass das Ende der Spritze oder Nadel nicht verunreinigt wird.
- Wenn Sie das Medikament aufziehen, vergewissern Sie sich, dass keine Luft in der Spritze ist. Um Luft auszustoßen, halten Sie die Spritze mit der Nadel nach oben und drücken Sie den Kolben langsam hinein.
- Überprüfen Sie den Betroffenen anschließend auf Anzeichen einer allergischen Reaktion (*siehe* S. 50–51).
- Entsorgen Sie alle Nadeln und andere scharfe Gegenstände sicher, um Verletzungen zu vermeiden.

IV-Injektionen

Am besten eignen sich die Venen in den Ellenbeugen für IV-Injektionen. Sind diese nicht gut zu sehen, schauen Sie aber nach anderen Venen.

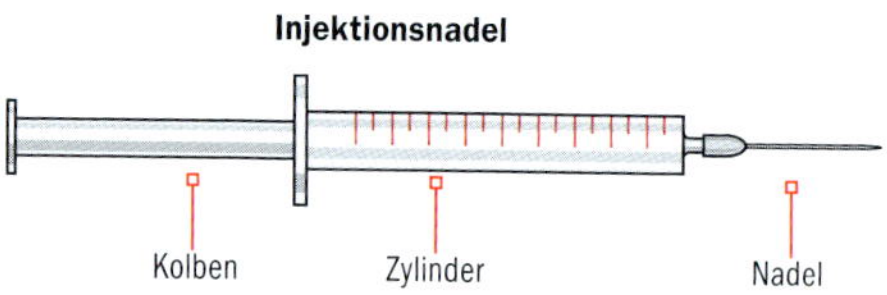

- Bereiten Sie das Medikament vor und reinigen die Haut.
- Legen Sie einen Stauschlauch um den Oberarm. und lassen den Arm herunter hängen, damit er sich mit Blut füllt.
- Legen Sie je einen Finger auf die Seite der Vene, in die Sie injizieren wollen, ziehen die Haut auseinander und zu Ihnen hin.
- Die Nadel mit dem Loch nach oben in einem Winkel von 30° zur Haut (**1**) einführen, wobei sie zum Herzen zeigt (**2**). Sobald die Spitze in der Haut ist, den Kolben leicht zurückziehen.
- Ist die Spitze der Nadel in die Vene eingedrungen, erscheint Blut im Zylinder der Spritze. Die Nadel jetzt nicht weiter vorschieben. Lösen Sie den Stauschlauch vor der Injektion.
- Injizieren Sie das Medikament langsam und sanft und achten dabei auf Schwellungen um die Nadelspitze herum. Entsteht eine Schwellung, ist die Spitze nicht in der Vene und Sie müssen von vorn beginnen.
- Wenn Sie fertig sind, entfernen Sie die Nadel sanft aus der Haut, drücken mit einem Wattetupfer ein paar Minuten fest auf die Injektionsstelle und bringen dann ein Pflaster an.

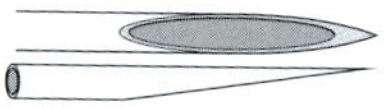

Hohle Nadelspitze

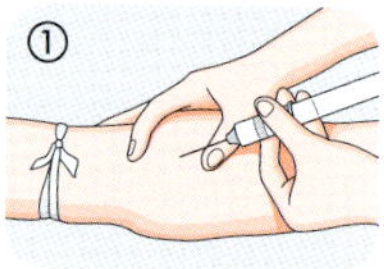

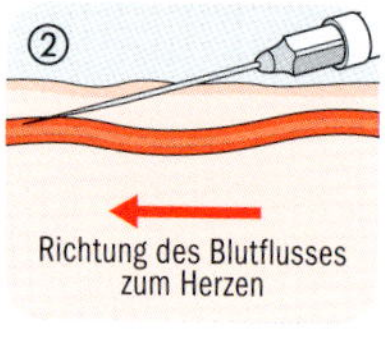

IM-Injektionen

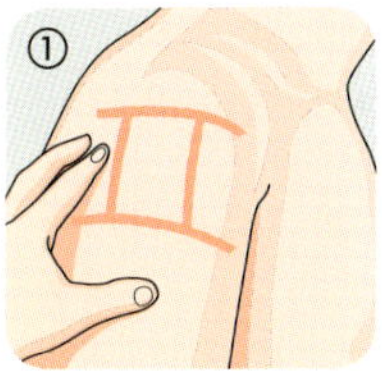

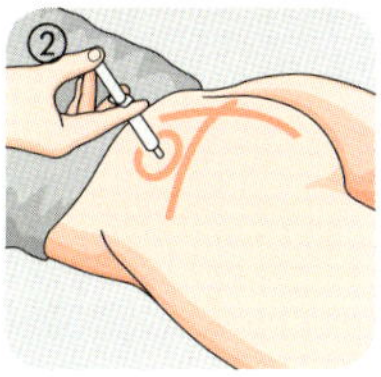

IM-Injektionen sind leichter zu geben, als IV-Injektionen. KEINE Spritzen IM geben, wenn der Patient Gerinnungshemmer nimmt - es wird bluten.

- □ Hauptsächlich werden IM-Injektionen in die Schulter (**1**) und die äußere/obere Seite des Gesäßes (**2**) gegeben.
- □ Verwenden Sie eine grüne Nadel (Größe: 21 Gauge) für einen mittelgroßen Erwachsenen und eine blaue (23 Gauge) für einen kleinen Erwachsenen.
- □ Säubern Sie die Haut an der Injektionsstelle.
- □ Halten Sie die Spritze fest am Zylinder wie einen Pfeil und richten Sie rechtwinklig zur Haut aus.
- □ In einer sanften Bewegung drücken Sie die gesamte Nadel in den Muskel.
- □ Ziehen Sie den Kolben etwas zurück. Erscheint Blut im Zylinder der Spritze, sitzt die Nadel in einem Blutgefäß. Ziehen Sie die Nadel 5 mm zurück, neigen sie etwas zu einer Seite und drücken sie wieder hinein. Wiederholen Sie den Vorgang, bis Sie sicher sind, dass die Nadelspitze nicht in einem Blutgefäß sitzt.
- □ Drücken Sie den Kolben sanft mit etwa 5 Sekunden Dauer hinein.
- □ Ziehen Sie die Nadel heraus und drücken mit einem Wattetupfer auf die Stelle.

Subkutane Injektionen

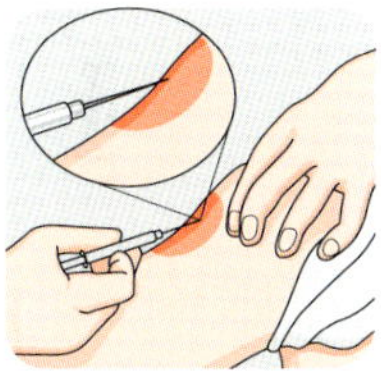

In einem flachen Winkel unter die Haut spritzen.

Subkutane Injektionen funktionieren ähnlich wie IM-Injektionen, sind aber nicht so tief. Befolgen Sie dieselben Regeln für die Vorbereitungen. Die Aufnahme des Medikaments kann sehr langsam erfolgen, wenn der Patient kalt ist und die Blutversorgung der Haut eingeschränkt ist.

- □ Benutzen Sie eine orangefarbene Nadel (25 Gauge).
- □ Kneifen Sie die Haut auf der Schulter sanft zwischen Ihrem Daumen und Zeigefinger zusammen und ziehen eine Hautfalte hoch.
- □ Drücken Sie die Nadel oben auf der Hautfalte in einem flachen Winkel in die Haut, bis circa die Hälfte der Nadel verschwunden ist; über einige Sekunden hinweg sanft injizieren.
- □ Ziehen Sie die Nadel heraus und drücken mit einem Wattetupfer auf die Stelle.

Vorbereiten einer Infusion

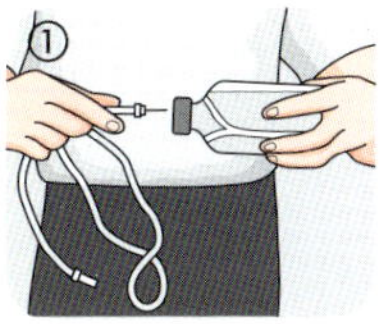

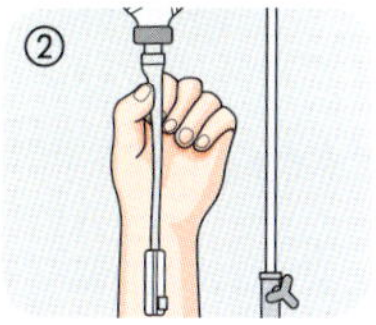

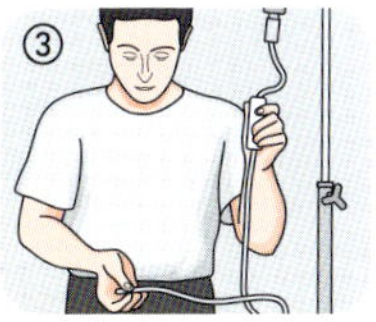

Dies ist ein steriler Vorgang, also vermeiden Sie, die Verbindungen zu berühren.

- □ Das Besteck hat einen Durchflussregler mit einem Rädchen. Drehen Sie dieses zu, bevor Sie beginnen.
- □ Das Besteck hat an seinem Ende einen scharfen, spitzen Dorn, der in einen bestimmten Port der Infusionsflasche oder -beutel (**1**) gedrückt wird.
- □ Hängen Sie den Beutel/die Flasche kopfüber auf und drücken Sie die Tropfkammer ein paar Mal, bis sie halb mit Flüssigkeit gefüllt ist (**2**).
- □ Öffnen Sie das Rädchen am Durchflussregler und beobachten, wie die Flüssigkeit den Schlauch hinunter bis zum Ende wandert. Lassen Sie die Flüssigkeit laufen, bis keine Luftblasen mehr im Schlauch sind. Schließen Sie das Rädchen.
- □ Verbinden Sie den Schlauch mit der Kanüle, die in der Vene sitzt.
- □ Öffnen Sie den Durchflussregler und stellen die Tropffrequenz auf die gewünschte Geschwindigkeit ein (**3**).
- □ Kleben Sie den Schlauch an zwei Stellen mit Tape an den Arm, damit die Kanüle nicht verrutscht.

OP-BESTECK FÜR KLEINERE EINGRIFFE

Die Bedingungen auf einem Boot machen es schwierig, eine sterile Umgebung für einen kleineren operativen medizinischen Eingriff zu schaffen. Eine gute Vorbereitung sorgt jedoch für ein besseres Resultat.

Eingriffe, die eine Vorbereitung für eine kleine Operation erfordern

- □ Wundversorgung (säubern, nähen/klammern, verbinden)
- □ Einschneiden, Drainieren und Entfernen eines Abszesses mittels Docht
- □ Legen einer Thoraxdrainage
- □ Legen eines Blasenkatheters
- □ Legen eines Tubus zur rektalen Rehydrierung
- □ Venenzugang legen
- □ Nervenblockade durchführen
- □ Säubern, reponieren und verbinden eines offenen Bruchs

Vorbereitung des Patienten

- □ Erklären Sie genau, was Sie vorhaben. Sagen Sie die Wahrheit darüber, ob der Eingriff schmerzhaft sein wird.
- □ Bringen Sie sich selbst in eine bequeme und stabile Position und versuchen Sie, den Verletzten zu beruhigen. Führen Sie eine angemessene Schmerzbehandlung (Lokalanästhesie und länger wirkende Analgesie) durch. Waren Sie die Privatsphäre und Würde (keine Witze machen) und halten den Verletzten warm.
- □ Ungeachtet der Privatsphäre und Wärme ist es wichtig, eine gute Übersicht über den Bereich zu bekommen, den Sie behandeln werden. Wenn überhaupt, legen Sie mehr vom Körper frei, als Sie brauchen, damit Sie keine Korrekturen vornehmen müssen, während Sie sterile Handschuhe tragen.
- □ Wenn alles fertig ist, müssen Sie einen ausreichend großen Bereich um die Stelle herum mit einer sterilisierenden Lösung zur Hautvorbereitung reinigen. Stellen Sie sicher, dass der Verletzte nicht allergisch auf die sterilisierende Flüssigkeit reagiert.

Eigene Vorbereitung

- □ Fragen Sie einen Arzt um Rat, bevor Sie mit dem Vorgang beginnen, nicht während der Behandlung oder danach.
- □ Achten Sie auf eine komfortable und stabile Arbeitsposition. Es hängt vom Zustand des Verletzten ab, aber es gibt zwei Möglichkeiten: Zusammensitzen am Navigationstisch; Sitzen am Kombüsentisch, wobei das Opfer darauf liegt. Sie können einen kranken Patienten in einer Koje operieren, aber hier ist der Platz etwas eingeschränkt.
- □ Wenn Sie auch nur leicht seekrank sind, nehmen Sie Medikamente gegen Übelkeit/Seekrankheit, bevor Sie beginnen.
- □ Stellen Sie sicher, dass Ihre Arme bis über den Ellenbogen frei sind, und waschen Sie sie gründlich mit Seife und Wasser. Wenn reiner Alkohol oder Chlorhexadin an Bord ist, können Sie damit Ihre Hände desinfizieren.
- □ Suchen Sie jemanden, der Ihnen ggfs. hilft und haben Sie keine Angst zu fragen.
- □ Wenn Sie so weit sind, ziehen Sie ein steriles Paar Handschuhe an, das Ihnen gut passt. Wenn es an Bord keine sterilen Handschuhe gibt, tragen Sie nicht-sterile und reiben Ihre behandschuhten Hände mit Desinfektionslösung für die Haut ein.

Vorbereitung des Boots

- □ Führen Sie medizinische Eingriffe immer in ruhigen Zeiten an Deck durch (nicht in der Nähe von Land oder in der Nähe von anderen Schiffen), außer es ist sehr dringend.
- □ Fahren Sie mit achterlichem Wind, wenn es etwas Seegang gibt. Das macht einen großen Unterschied bezüglich der Stabilität.
- □ Vermeiden Sie drastische Manöver mit dem Boot.
- □ Stellen Sie eine erfahrene/vertrauenswürdige Person ans Ruder.
- □ Sorgen Sie dafür, dass der Operationsbereich gut ausgeleuchtet ist – Kopflampen funktionieren gut.

Vorbereitung der Ausrüstung

- □ Suchen Sie die gesamte Ausrüstung zusammen, die Sie brauchen könnten, bevor Sie anfangen.
- □ Sie können die Instrumente sterilisieren, indem Sie sie 20 Minuten in Wasser kochen und dann abkühlen lassen, oder Sie waschen sie mit desinfizierender Hautseife, wenn nichts anderes verfügbar ist. Einige Notfallkoffer beinhalten spezifische Instrumenten-Sterilisationsflüssigkeit oder sterile Operationsbestecke, die eine Reihe von sterilen Instrumenten enthalten.

- □ Sie könnten brauchen:
  - Sterile Pinzette
  - Sterile Schere
  - Nahtmaterial Klammern und Hefter
  - Wegwerf-Rasierer (um Haare zu entfernen)
  - Sterile Hautabdeckung für die gesamte Fläche
  - Steriler Topf für Flüssigkeiten
  - Sterile hämostatische Klemme
  - Steriles Skalpell
  - Sterile Tupfer
  - Sterilisierende Reinigungsflüssigkeit für die Hautvorbereitung
  - Sterile Abdeckung für das Operationsfeld
  - Sterile Pinzette

- □ Verwenden Sie ein steriles Tuch, um ein steriles Feld zu schaffen, auf dem Sie alle Instrumente platzieren können.
- □ Achten Sie darauf, dass Sie einen stabilen Bereich wählen, damit die Ausrüstung nicht auf den Boden fällt, wenn das Boot rollt.

OP-Besteck für kleinere Eingriffe

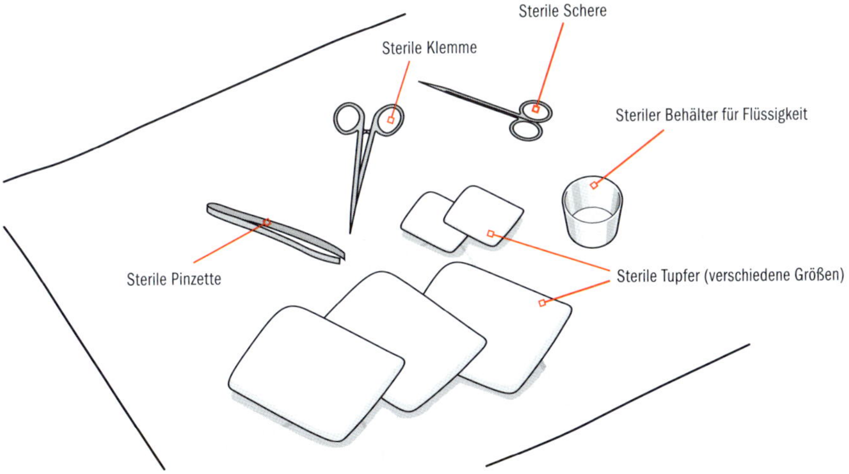

BEHANDLUNG HAUTVERLETZUNGEN

Eine tiefe und klaffende Wunde, die für die Heilung offen gelassen wird, hinterlässt eine große Narbe, während eine Wunde, die mit einer der unten beschriebenen Methoden sauber verschlossen wird, eine kleine Narbe hinterlässt. Tragen Sie immer sterile Handschuhe und bereiten ein steriles Arbeitsfeld vor.

Wunden, die NICHT geschlossen werden sollten

- Klaffende Wunden mit erheblichem Gewebeverlust und Kanten, die sich nicht leicht verbinden lassen
- Wunden, die sich infiziert haben (Eiter in der Wunde)
- Wunden, die länger als 18 Stunden offen waren
- Wunden, die verdreckt sind und nicht ordentlich gesäubert werden können, und sich daher wahrscheinlich infizieren. Jede Naht wird entfernt werden müssen, damit der Eiter abfließen kann.

Diese Wunden sollten vorsichtig gereinigt werden und dann mit steriler Gaze verbunden werden. Die Wunde sollte täglich kontrolliert und mit einer sterilen Flüssigkeit gereinigt werden. Wenn sie infiziert aussieht, beginnen Sie mit oralen Antibiotika.

Methoden, Wunden in der Haut zu reparieren

Methode	Schwierigkeit	Indikation	Achtung!
Wundverschließende Klebestreifen	einfach	Kleine Schnittwunden, <10 cm lang	Nicht gut bei Feuchtigkeit oder über Gelenken
Hautklammern	schwierig	Wunden an Rumpf, Kopfhaut, Armen und Beinen	Nicht am Gesicht/Hals anwenden
Gewebekleber (Hautkleber)	mäßig	Kleine Schnittwunden, <10 cm lang; saubere Kanten	Nicht in feuchten Bereichen oder über Gelenken verwenden; darf nicht in die Augen gelangen
Nähte	schwierig	Große Risswunden; Hautwunden über Gelenken; hartnäckige Blutung	Im Gesicht/an den Lippen dünneren Faden benutzen (*siehe* unten)

Wundverschließende Klebestreifen

- Stellen Sie sicher, dass die Wunde nicht mehr blutet und vollständig trocken und sauber ist.
- Beginnen Sie an einem Ende, verwenden Sie vorsichtig einen Klebestreifen, um die Kanten der Wunde zusammenzuziehen, und kleben dann den Streifen auf der anderen Seite (**1**) fest; wenn die Kanten gezackt sind, bringen Sie die passenden Teile zusammen und kleben diese aneinander.

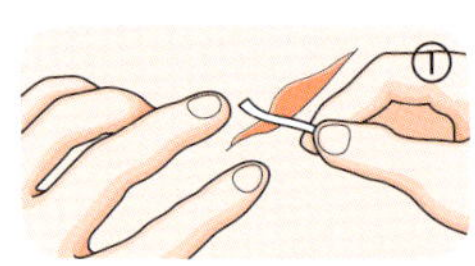

- Machen Sie an der nächsten Stelle weiter, 5 mm von der ersten. Je nachdem wie viele Streifen zur Verfügung stehen, kleben Sie zwei Streifen parallel zur Wunde, auf jede Seite (**2**).

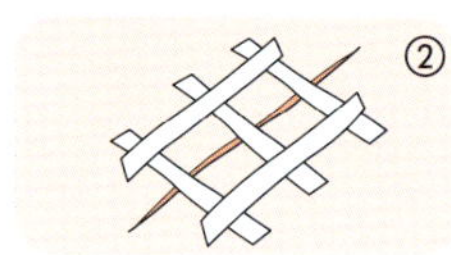

- Verbinden Sie die Wunde, um sie trocken und sauber zu halten.
- Lassen Sie die Streifen auf der Wunde, bis sie abfallen. Manche müssen evtl. ersetzt werden, bis die Wunde ganz ausgeheilt ist.
- Mit Hautkleber können die Streifen fester angeklebt werden.

Hautklammern

- □ Schieben Sie die Hautkanten mit den Schnittkanten nach außen gerichtet zusammen. Dadurch wird verhindert, dass die äußere Haut in die Wunde hinein geklammert wird.
- □ Haben Sie die Kanten zusammengefügt, positionieren Sie den Hefter wie gezeigt (rechts) und klammern die Haut alle 5 mm zusammen.
- □ Hat die Wunde unregelmäßige Kanten, klammern Sie erst die passenden Stücke zusammen und fangen dann von einem Ende erneut an.
- □ Legen Sie steriles Verbandsmaterial auf die Wunde.
- □ Lassen Sie die Klammern genauso lange drin, wie eine Naht (*siehe* unten). Kontrollieren Sie regelmäßig auf Infektionen und Schwellungen. Evtl. müssen Klammern entfernt werden, um den Eiter ablaufen zu lassen.

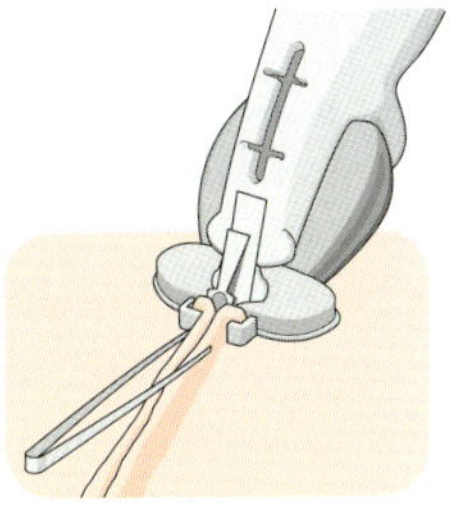

Benutzen Sie eine Pinzette, um die Wundkanten zusammen zu halten.

Hautkleber

- □ Bei geraden, trockenen, nicht blutenden Schnitten verwenden, nicht über den Gelenken.
- □ Haut zusammenhalten und Kleber entlang der Wundkanten auftragen.
- □ Keinen Kleber in den Schnitt gelangen lassen – das Gewebe wird dann nicht heilen.
- □ Bis zu drei Lagen aufbringen (*siehe* Produktbeschreibung).
- □ Wundkanten für 30 Sekunden zusammenhalten. Die volle Klebekraft entwickelt sich nach 2–3 Minuten.
- □ Normalerweise ist kein Verband notwendig, halten Sie die Wunde aber trocken.
- □ Der Kleber löst sich nach 7–10 Tagen von allein ab.

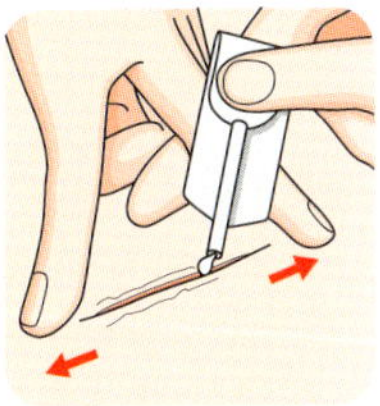

Tragen Sie Hautkleber auf beide Seiten der Wunde auf.

Naht (Seide, Polyester oder Polyamid – Faden an eine Nadel gebunden)

- □ Bei mehr als 2 Stichen ist eine örtliche Betäubung (bis zu 10 ml 2% Lidocain) erforderlich.
- □ Zuerst setzten Sie einen Stich in die Mitte der Wunde, dann in jedes Viertel, dann füllen Sie die Lücken und lassen jeweils 5 mm zwischen den Stichen Platz.
- □ Wenn die Wunde ausgefranste Enden hat, nähen Sie zuerst die passenden Enden zusammen.
- □ Setzen Sie eine »unterbrochene« Naht (Einzelknopfnaht), wie in (**1**). Die Hautränder mit einer Pinzette hochhalten (eine mit Zähnen funktioniert gut), während Sie die Nadel ca. 5 mm vom Wundrand im Bogen tief in die Haut (**2**) einführen, dann durch die gegenüberliegende Kante (**3**) hindurch drücken; versuchen Sie, 5 mm vom Wundrand herauszukommen.
- □ Verknoten Sie die Enden mit einem Kreuzknoten (**4**) und ziehen den Knoten gerade fest genug, um die Hautränder zusammenzubringen, und nicht zu eng, da sonst die fehlende Durchblutung die Heilung verhindert.
- □ Wenn Sie mit einer Nahtstelle nicht zufrieden sind, schneiden Sie sie auf und beginnen von vorn.
- □ Säubern Sie die Wunde und bringen einen sterilen Verband an.
- □ Kontrollieren Sie die Wunde alle 2 Tage. Wenn die Wunde rot und geschwollen aussieht, öffnen Sie die Naht und schauen, ob Eiter herauskommt. Lassen Sie die Naht offen und legen einen frischen Verband an.

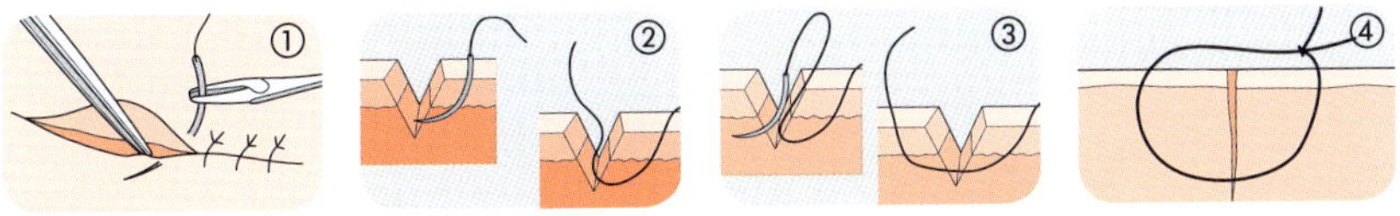

Wann müssen die Nähte & Klammern entfernt werden

- □ Gesicht: 3–5 Tage
- □ Kopfhaut: 7–10 Tage
- □ Extremitäten: 10–14 Tage
- □ Gelenke: 14 Tage
- □ Rumpf: 7–10 Tage

THORAXDRAINAGEN & NOTFALLDEKOMPRESSION

Ein Spannungspneumothorax (*siehe* S. 88–89) ist auf einem Boot selten, kann aber vorkommen. Eine sofortige Entlastung des Drucks, der sich im Brustkorb aufgebaut hat, kann einen Kollaps verhindern. Sobald die Brust mit einer Nadel dekomprimiert wurde, legen Sie eine Thoraxdrainage ein (oder verwenden Sie einen Urinkatheter). Es gibt auch Brustverbände mit einem eingebauten Einwegventil.

Bei Verdacht auf einen Spannungspneumothorax kann eine Notfall-Dekompression der Brust erforderlich sein: Sofort ärztlichen Rat einholen und eine dringende Evakuierung veranlassen. Ein Verdacht auf Blut in der Brusthöhle (Hämothorax - *siehe* S. 89) erfordert keine Notfalldekompression, sondern eine Infusionskanüle und Flüssigkeiten zur Reanimation. In jedem Fall sollten Sie dringend ärztliche Hilfe holen.

Anzeichen für einen Spannungspneumothorax

- Atembeschwerden
- Niedriger Blutdruck
- Die Luftröhre kann von der Seite mit dem Lufteinschluss weg verschoben sein.
- Reduzierte Atemgeräusche auf der Seite der Brust mit dem Lufteinschluss

Anzeichen für einen Hämothorax

- Atembeschwerden
- Der Verletzte kann einen Schock erleiden (niedriger Blutdruck)
- Reduzierte Atemgeräusche auf der Seite der Brust, in der die Blutung zu finden ist

Notfall-Dekompression

Bei der Dekompression wird eine Kanüle in die Vorderseite der Brust eingeführt, und zwar auf der Seite, an der Sie den Spannungspneumothorax vermuten.

- Bringen Sie den Verletzten in eine stabile, aufrecht sitzende Position, wenn möglich mit einem Winkel von 30°.
- Sterile Handschuhe und ein steriles Arbeitsfeld verwenden (*siehe* S. 176–77).
- Eine 14- oder 16-Gauge-Kanüle verwenden (je größer desto besser).
- Die Position zum Einsetzen der Kanüle bestimmen: eine imaginäre Linie vom Mittelpunkt des Schlüsselbeins aus über die Brust ziehen; den zweiten Rippenzwischenraum entlang dieser Linie lokalisieren. Dieser sollte bei einem Erwachsenen ca. 5-8 cm unterhalb des Schlüsselbeins liegen.
- Reinigen Sie den Bereich und injizieren Sie ein Lokalanästhetikum unter die Haut (2,5–5 ml 2% Lidocain, falls vorhanden).
- Führen Sie die Kanüle im 90°-Winkel zur Haut bis zum Anschlag ein. Entfernen Sie den Stopfen am Ende der Kanüle, bevor Sie diese einsetzen.

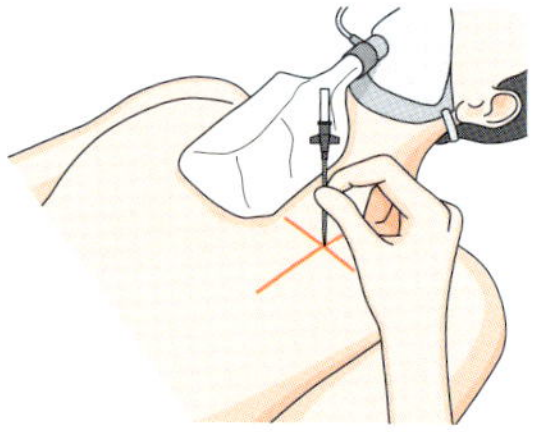

Zeichnen Sie Linien, um einen deutlichen Einstichpunkt für die Kanüle zu markieren.

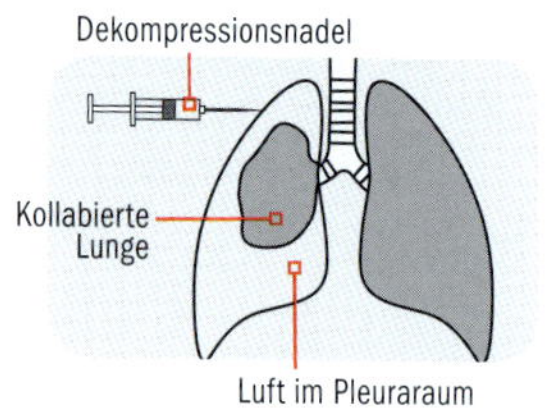

Innenansicht: Dekompression bei Spannungspneumothorax

- Wenn sich Luft unter Druck im Pleuraraum befindet, hören Sie ein Zischen, wenn die Spitze der Nadel eindringt.
- Lassen Sie die Kanüle und Nadel in dieser Position. Entfernen Sie sie nur, wenn eine Thoraxdrainage gelegt wird.
- Wenn statt Luft Blut herauskommt, lassen Sie die Kanüle an Ort und Stelle liegen, holen ärztlichen Rat und ziehen in Erwägung eine Thoraxdrainage zu legen.
- Es ist möglich, ein Flatterventil am Ende der Kanüle anzubringen (*siehe* S. 182).
- Die Kanüle kann aufrecht, umgeben von Gaze, festgeklebt werden, um sie vor dem Ablösen zu schützen (die Kanüle nicht umbiegen, sodass sie parallel zur Haut verläuft).
- Überwachen Sie den Verletzten, einschließlich Vitalzeichen, auf Verbesserung/Verschlechterung.
- Wenn es dem Verletzten nicht besser geht, holen Sie dringend ärztlichen Rat und wiederholen den Vorgang evtl. einen Rippenzwischenraum weiter unten.

Legen einer Thoraxdrainage (Seldinger-Methode)

Bei der Platzierung einer Thoraxdrainage wird ein größerer Schlauch durch die Seite der Brust in den Pleuraraum eingeführt. Dies ist ein invasiverer Eingriff als die Dekompression mit einer Nadel und sollte idealerweise mit einem speziellen Thorax-Drainage-Set durchgeführt werden. Lassen Sie sich vor diesem Eingriff immer von einem Arzt beraten.

- Legen Sie zunächst einen IV-Zugang, falls ein Notfall eintritt.
- Bringen Sie den Verletzten in eine stabile, aufrecht sitzende Position (im 30°-Winkel, wenn möglich).
- Tragen Sie immer sterile Handschuhe und bereiten ein steriles Arbeitsfeld vor (*siehe* S. 176–177).
- Finden Sie den richtigen Einstichpunkt im »sicheren Dreieck« (**1**): auf einer imaginären Linie, die auf der Brust verläuft, von der Mitte der Achselhöhle, zwischen dem Pectoralis major (Brustmuskel) und dem Latissimus dorsi (Hauptmuskel an der Seite des Rückens), und zwar oberhalb der Brustwarze (*siehe* Abbildung).

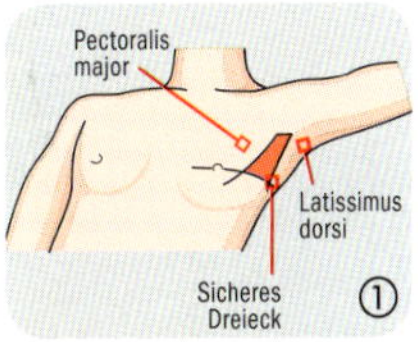

- Reinigen Sie den Bereich und injizieren Sie ein lokales Betäubungsmittel in die Haut (10 ml 1% Lidocain, falls vorhanden).
- Setzen Sie die Kanüle knapp über die Oberseite der unteren Rippe an und winkeln die Nadel leicht Richtung Füße an, während Sie den Kolben der Spritze vorsichtig zurückziehen.

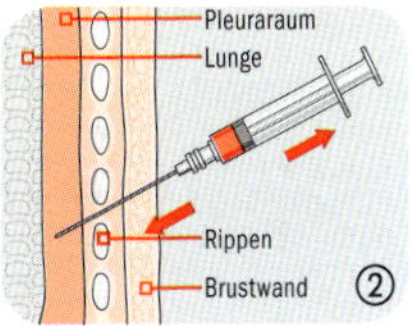

- Sobald das Blut/die Luft aufgesaugt sind, schieben Sie die Nadel nicht mehr weiter und drücken die Plastikkanüle außen über die Nadel in den Brustkorb.
- Führen Sie die Kanüle sanft an ihren Ort, ziehen die Nadel heraus, befestigen die Spritze an der Kanüle und ziehen an dem Kolben. Luft oder Blut sollte in den Zylinder gelangen (**2**). Falls nicht, neu ansetzen. Wenn Sie nach drei Versuchen immer noch erfolglos sind, hören Sie auf und konsultieren einen Arzt.

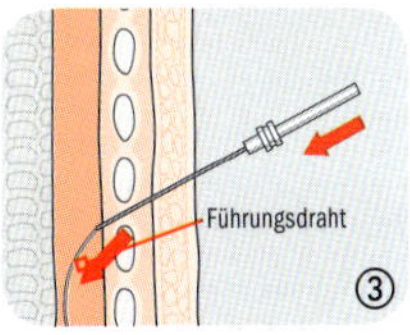

- Liegt die Kanüle richtig, schieben Sie den Führungsdraht aus der Halterung durch die Kanüle und in die Brust, wobei ca. 15 cm frei bleiben (**3**). Behalten Sie ihn in der Hand.

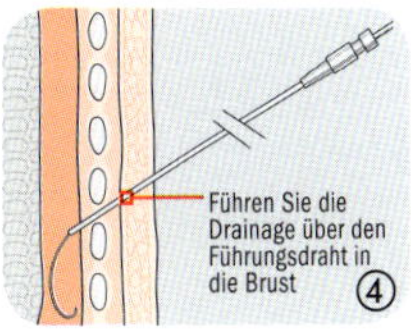

- Entfernen Sie die Kanüle und führen Sie den Dilatator mit einer Drehbewegung über den Draht durch die Brustwand. Evtl. müssen Sie mit einem Skalpell einen kleinen Schnitt in die Haut machen, um den Weg hinein zu erleichtern (4). Wenn es mehr als einen Dilatator gibt, beginnen Sie mit dem kleinsten und arbeiten Sie sich der Reihe nach zum größten vor. Halten Sie den Draht die ganze Zeit über gut fest.
- Wenn der letzte Dilatator an Ort und Stelle ist, fädeln Sie den Thoraxdrainageschlauch auf den Dilatator auf und führen ihn in der gleichen Weise in die Brust, und zwar bis in eine Tiefe von 15–20cm, je nach Drainage und Größe des Patienten.
- Entfernen Sie den Draht und verbinden den Schlauch mit einem Flatterventil (*siehe* unten).
- Nähen Sie zwei Stiche an der Eintrittsstelle fest und binden den Schlauch sehr fest daran, aber nicht so fest, dass der Schlauch zugedrückt wird.
- Kleben Sie den Schlauch mit ausreichend Tape an die Brust, damit er sich nicht löst.
- Decken Sie die Einstichstelle mit einem sterilen Verband zu und kontrollieren die Wunde jeden Tag.
- Überwachen Sie den Verletzten, einschließlich Vitalzeichen, und achten auf Verbesserung/Verschlechterung.
- Tritt keine Besserung ein, holen Sie dringend ärztlichen Rat ein.
- Organisieren Sie eine schnellstmögliche Evakuierung des Verletzten.

Einwegventil für Thoraxdrainagen und offene Brustkorbwunden

In Krankenhäusern wird normalerweise ein sog. Wasserschloss als Einwegventil verwendet, durch das die Luft aus dem Brustkorb entweichen kann, aber nicht hereinkommt. Diese Methode ist auf einem Boot nicht durchführbar und könnte gefährlich sein. Ein Flatterventil ist die bessere Option. Entweder man nimmt ein vorgefertigtes oder improvisiert.

Das Heimlich-Flatterventil

- Das ist ein einfaches Flatterventil aus Plastik in einem durchsichtigen Plastikgehäuse.
- Das Ventil wird am Schlauch der Thoraxdrainage befestigt und ein zweiter Schlauch führt von dem Ventil zu einem Drainagebeutel (hier kann auch ein Urinbeutel verwendet werden).
- Vergewissern Sie sich, dass Sie das Ventil richtig herum eingebaut haben.

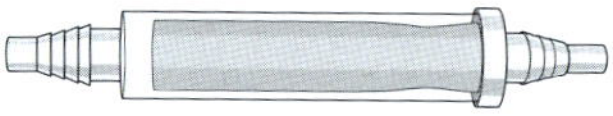

Der Notfallkoffer an Bord könnte ein Heimlich-Flatterventil enthalten.

Versiegelnder Brustverband

- Dieser (Okklusionsverband) enthält ein Einwegventil, das die Luft/Flüssigkeit aus dem Brustkorb drainiert, nicht aber zurücklaufen lässt.
- Er wird gemäß der Instruktionen auf dem Beipackzettel fest über der Brustwunde angebracht.
- Überwachen Sie den Verletzten und holen sofort ärztlichen Rat ein.

Flatterventil für eine offene Brustkorbwunde

- Tränken Sie einen Mulltupfer in Vaseline.
- Nachdem Sie die Wunde mit sterilisierender Flüssigkeit gereinigt haben, legen Sie den Verband über das Loch und kleben ihn auf drei Seiten fest, wobei Sie die vierte Seite offen lassen.
- Diese Klappe wirkt wie ein Ventil, das Luft herauslässt, aber nicht wieder hinein.
- Evtl. sollte eine Thoraxdrainage durch die Wunde eingeführt werden, konsultieren Sie aber vorher einen Arzt.

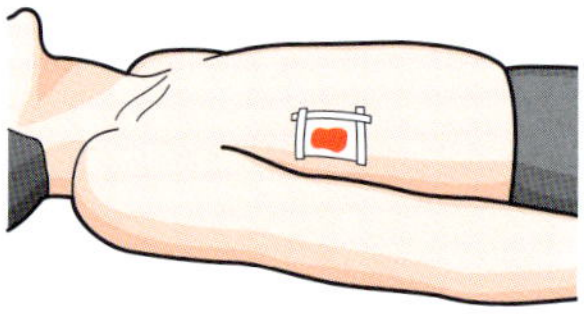

Eine Seite des Verbandes bleibt offen, so kann er als Flatterventil dienen.

INZISION & DRAINAGE EINES ABSZESSES

Auf einem Boot bilden sich häufig Abszesse bei Hämatomen (Prellungen), die sich infizieren: Diese sind relativ leicht zu öffnen und zu entleeren. Abszesse, die sich an anderer Stelle (am Gesäß, an der Brust oder im Perianalbereich) bilden, können tiefer sitzen und erfordern einen invasiveres Vorgehen. In solchen Fällen sollten Sie ärztlichen Rat einholen.

Kleine, oberflächliche Abszesse (<5 mm Durchmesser)

- Legen Sie eine heiße Kompresse auf, damit der Abszess an die Oberfläche durchstößt.
- Der Abszess kann sich dann selbst entladen - eine Kompresse mit Magnesiumsulfatpaste kann helfen.
- Legen Sie einen sterilen Verband auf.

Größere Abszesse nahe der Hautoberfläche

- Bringen Sie den Betroffenen in eine bequeme Position und erklären Sie ihm, was sie tun werden. Lokale Betäubungsmittel funktionieren um einen Abszess herum nicht gut, daher müssen Sie den Betroffenen warnen, dass die Prozedur ziemliche Schmerzen bereiten kann.
- Tragen Sie sterile Handschuhe und bereiten ein steriles Arbeitsfeld vor (*siehe* S. 176–177).
- Säubern Sie den Bereich und infiltrieren Sie den Abszess mit einem Lokalanästhetikum (10 ml 1% Lidocain). Das wird die Schmerzen teilweise abschwächen. Alternativ können Sie auch ein kühlendes (kryogesisches) Spray verwenden, um die Haut mit Kälte zu betäuben.
- Mit einem Skalpell fest in den Hohlraum des Abszesses einschneiden und den Eiter abfließen lassen (bereiten Sie einen Wattepad vor). Schneiden Sie entlang der natürlichen Hautfalten, um weniger sichtbare Narben zu erhalten.

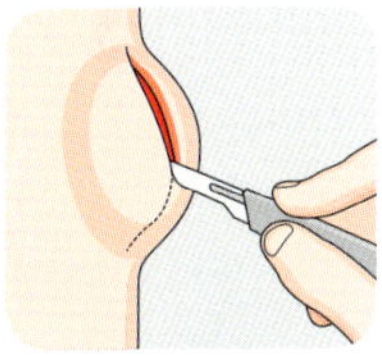

Mit einem Skalpell fest in den Abszess einschneiden.

- »Streichen« Sie die Abszesshöhle aus und räumen Sie alle möglicherweise abgekapselten Bereiche mit dem Griff des Skalpells oder dem Ende einer Pinzette leer, um sicherzustellen, dass der gesamte Eiter abfließen kann. Das kann schmerzhaft sein, bleiben Sie dennoch standhaft.
- Bereiten Sie einen langen Streifen mit jodgetränkter Gaze vor.
- Stecken Sie die Gaze in den Hohlraum des Abszesses, bis dieser gefüllt ist und ein kurzes Stück Gaze heraus schaut.
- Bringen Sie einen sterilen Verband an und kontrollieren Sie die Wunde täglich.
- Entfernen Sie den Gaze-Streifen am dritten Tag. Wenn die Wunde sauber aussieht und kein Eiter mehr heraussickert, bringen Sie einen sterilen Verband an. Wenn die Wunde noch infiziert ist, säubern Sie den Hohlraum und füllen ihn wieder mit Gaze.
- Geben Sie orale Antibiotika (Amoxicillin).

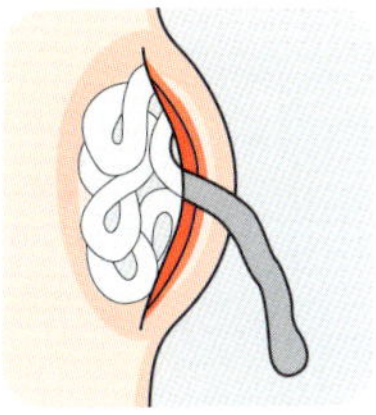

Füllen Sie den Hohlraum mit jodgetränkter Gaze.

Abszesse, die tief sitzen oder an sensiblen Stellen

Das Aufschneiden und Drainieren von tiefsitzenden Abszessen oder Abszessen in empfindlichen Bereichen ist nicht immer unbedenklich auf einem Boot. Beginnen Sie mit oralen Antibiotika (Amoxicillin) und konsultieren einen Arzt. Beginnt der Patient sich unwohl zu fühlen oder hat Fieber, müssen Sie evtl. auf IV-Antibiotika umsteigen. Organisieren Sie eine dringende Evakuierung.

LOKALANÄSTHESIE: NERVENBLOCKADEN UND INFILTRATION

Lokale Betäubungsmittel sind sehr nützlich bei der Schmerzbehandlung von Eingriffen wie Nähen und Reponieren von Frakturen.

Lidocain ist das am häufigsten in Notfallkoffern benutzte Anästhetikum. Es ist in den Stärken 1% und 2% erhältlich (*siehe* unten für sichere zu injizierende Dosen). Lidocain kann mit Adrenalin vermischt werden, was eine höhere Dosis ermöglicht, jedoch nur unter direkter medizinischer Anleitung.
Auch äußerliche Betäubungsmittel wie Augentropfen und Gele sind sinnvoll.

Indikationen für lokale Betäubungsmittel

- □ Säubern, nähen, klammern von Wunden
- □ Abszess einschneiden
- □ Fraktur untere Extremitäten (Nervenblockade)
- □ Schwere Verletzung an Fingern/Zehen (Nervenblockade)

Vorsicht!

- □ Allergie
- □ Vergiftung
- □ Schmerzen bei Injektion

Sichere Dosis bei Lokalanästhesie

Alle diese Mittel sind giftig, wenn sie zu hoch dosiert und zu schnell gegeben werden. Für Lidocain gibt es eine maximale sichere Dosis.

Bei einer 70 kg-Person: 20 ml 1% Lidocain oder 10 ml 2% Lidocain

Bei schwereren oder leichteren Personen geben Sie entsprechend mehr/weniger.

Vergiftung

Eine Vergiftung kann entweder durch eine zu hohe Dosis hervorgerufen werden oder weil die Dosis direkt in die Blutbahn injiziert wurde.

Erste Anzeichen

- □ Kribbeln um den Mund
- □ Verschwommene Sicht
- □ Lallendes Sprechen

Fortgeschrittene Anzeichen

- □ Niedriger Blutdruck
- □ Krampfanfälle/Koma
- □ Herzstillstand

Behandlung einer Vergiftung

- □ Entwickelt der Verletzte Symptome, sofort die Gabe des örtlichen Betäubungsmittels einstellen.
- □ Bei Krampfanfällen sollte man Diazepam 10 mg intravenös verabreichen (*siehe* S. 172–174).
- □ Behandeln Sie den Herzstillstand – *siehe* S. 48–49. Rufen Sie sofort ärztliche Hilfe.

Infiltration eines lokalen Betäubungsmittels um eine Wunde

Schmerzen der Injektion reduzieren

Wärmen Sie das Betäubungsmittel auf Körpertemperatur auf, bevor Sie es injizieren. Beim Infiltrieren um eine Wunde herum, versuchen Sie in einen Bereich zu spritzen, der bereits betäubt worden ist. Sie können die Haut zuerst mit kühlendem (kryogesischem) Spray besprühen oder mit Eis kühlen.

Technik

Ziel ist es, einen lokal betäubten Ring um die Wunde herum zu legen.

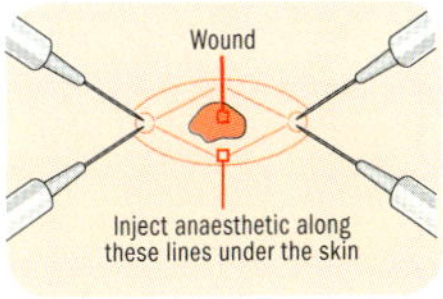

Inject anaesthetic at intervals around the wound.

- □ Legen Sie zunächst einen IV-Zugang, für den Fall, dass der Patient schlecht auf das lokale Betäubungsmittel reagiert.
- □ Bereiten Sie ein steriles Arbeitsfeld vor (*siehe* S. 176–177) und tragen sterile Handschuhe.
- □ Ziehen Sie die erforderliche Menge Lidocain auf und lassen dies durch eine zweite Person prüfen.
- □ Stechen Sie die Nadel – in der Regel 23G (blau) oder 25G (orange) – etwa 5 mm unter die Haut und führen Sie sie bis zur Hülse ein. Ziehen Sie gleichzeitig den Kolben zurück, um sicherzustellen, dass die Nadel nicht in ein Blutgefäß gelangt (sonst erscheint Blut).
- □ Beginnen Sie mit der Injektion und ziehen Sie die Nadel langsam zurück, wobei Sie eine Spur von Betäubungsmitteln hinterlassen.
- □ Fahren Sie mit dem Muster in der Abbildung fort, bis die Wunde umschlossen ist.
- □ Lassen Sie es 10 Minuten einwirken und prüfen Sie vor dem Start auf Empfindung und Schmerz.

Blockade des Oberschenkelnervs

Konsultieren Sie einen Arzt bevor Sie eine Blockade des Oberschenkelnervs durchführen.

Indikationen

- □ Gebrochener Oberschenkel
- □ Knie-Trauma
- □ Fraktur untere Extremitäten

Technik

- □ Bereiten Sie sich wie bei der Infiltration vor; verwenden Sie eine 21G (grün) oder 23G (blau) Nadel.
- □ Suchen Sie den Puls in der Leiste (*siehe* Abbildung), der sich in der diagonalen Hautfalte an der Oberseite des Beines befinden sollte; markieren Sie einen Punkt 1 cm seitlich vom Puls, zur Außenseite des Oberschenkels hin.
- □ Stechen Sie die Nadel in einem Winkel von 90° zur Haut, bis zu einer Tiefe von 30–50 mm hinein. Ziehen Sie währenddessen am Kolben.
- □ Sie sollten »Ploppen« spüren, wenn die Nadel zwei Faserschichten durchbohrt.
- □ Stellen Sie sicher, dass sich die Nadel nicht in einem Blutgefäß befindet und injizieren Sie langsam 10–15 ml 1% Lidocain.
- □ Wenn der Verletzte über zunehmende Schmerzen klagt, hören Sie auf zu spritzen, ziehen Sie die Nadel 5 mm zurück und versuchen Sie es erneut.

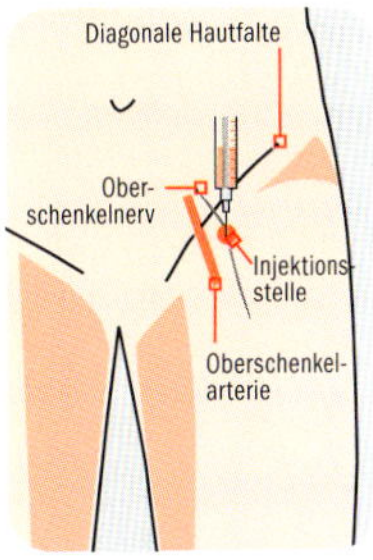

Vermeiden Sie die Injektion in die Oberschenkelarterie.

Nervenblockade an Fingern/Zehen

Die Technik für Finger und Zehen ist ähnlich: Mischen Sie NIEMALS Adrenalin mit Lidocain, wenn Sie in diesen Bereichen eine Betäubung vornehmen müssen.

Indikationen

Diese Art von Blockade ist für jede Wunde oder Luxation der Finger oder Zehen geeignet.

Technik

- □ Bereiten Sie sich wie bei der Infiltration vor; verwenden Sie eine 25G (orange) Nadel.
- □ Stechen Sie die Nadel auf einer Seite der Finger-/Zehenwurzel ein, und zwar fast bis zur anderen Seite hindurch.
- □ Ziehen Sie den Kolben zurück, um sicherzustellen, dass Sie nicht in einem Blutgefäß sind.
- □ Injizieren Sie 2–3 ml 1% Lidocain, während Sie die Nadel zurückziehen.
- □ Wiederholen Sie den Vorgang auf der anderen Seite.
- □ Lassen Sie es circa 10 Minuten einwirken und prüfen Sie auf Empfindung.
- □ Injizieren Sie bei Bedarf mehr Betäubungsmittel unter die Haut, auf und unter dem Finger/Zeh.

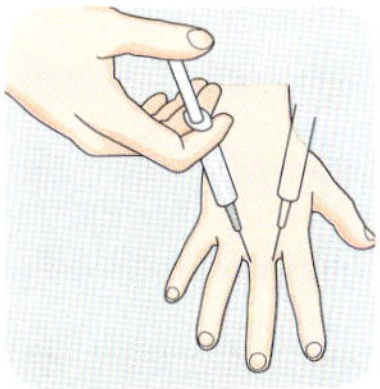

Injizieren Sie auf beiden Seiten des Fingers/ Zehs.

SCHLÄUCHE & KATHETER EINFÜHREN

Einführen einer nasogastralen Sonde (NG)

Indikationen

- Hartnäckiges Erbrechen
- Bewusstseinsverlust (Magenentleerung zur Eindämmung des Risikos bei Erbrechen)
- Aufgeblähter oder fester Bauch
- Patient kann nicht schlucken (zur Hydrierung und Nahrungsaufnahme)

Wann sollte KEINE NG-Sonde gelegt werden?

- Schwere Gesichtsverletzung
- Verdacht auf Schädelbasisbruch
- Wenn der Patient Blutverdünner einnimmt, wie z. B. Warfarin, die die Gerinnung hemmen.

Suchen Sie einen Arzt auf, bevor Sie eine NG-Sonde legen, insbesondere bei einem halb oder vollständig Bewusstlosen – der Patient könnte erbrechen und dann kann das Erbrochene in die Lunge gelangen.

Wie man eine NG-Sonde legt

- Richten Sie den Arbeitsbereich ein (*siehe* S. 176–177). Der Bereich muss nicht steril sein aber sauber. Tragen Sie Handschuhe.
- Wenn Sie beginnen, sollte der Verletzte, wenn er bei Bewusstsein ist, aufrecht sitzen, mit einer Tasse Wasser.
- Schmieren Sie die NG-Sonde mit Vaseline, Speiseöl oder ähnlichem ein.
- Führen Sie den Tubus in die Nase ein, richten Sie ihn gerade nach hinten, nicht nach oben.
- Während Sie den Tubus in die Nase einführen, bitten Sie den Patienten, häufige kleine Schlucke Wasser zu trinken.
- Führen Sie den Tubus weiter in die Nase ein. Jetzt sollten Sie spüren, wie der Tubus durch das Schlucken hinein gezogen wird.
- Wenn der Patient würgt, was sehr wahrscheinlich ist, ermutigen Sie ihn, weiter zu schlucken.
- In einen mittelgroßen Erwachsenen sollten 50–60 cm Tubus eingeführt werden. Längenangaben sind auf dem Schlauch markiert.

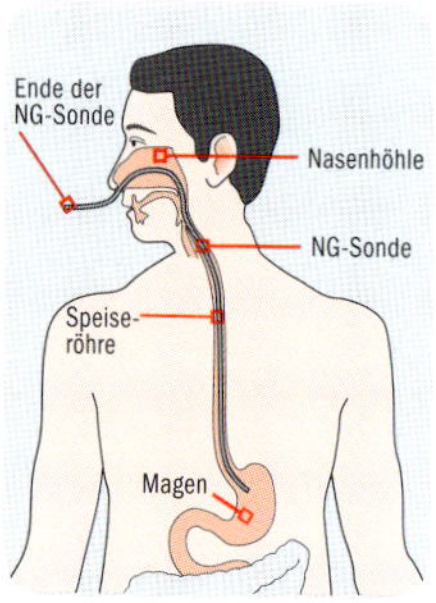

Eine NG-Sonde ist meist 50–60 cm lang.

- Hartnäckiges Husten zeigt an, dass der Tubus in die Lunge geraten ist. Ziehen Sie ihn zurück und versuchen es erneut.
- Um sicherzustellen, dass der Tubus richtig liegt, saugen Sie etwas Flüssigkeit an. Diese Flüssigkeit sollte grünlich/gelb aussehen. Testen Sie den Säuregehalt mit einem Urin-Stick – Der Säurewert (pH-Wert) sollte in den meisten Fällen WENIGER als 6 betragen. Im Zweifelsfall füllen Sie keinerlei Flüssigkeit in den Tubus und konsultieren einen Arzt.
- Sichern Sie den Tubus mit Tape am Ende der Nase und seitlich am Gesicht, damit er nicht verrutscht.
- Entweder verbinden Sie einen Beutel (Plastiktüte oder Urinbeutel) mit dem Schlauch, oder, wenn Sie durch den Tubus füttern wollen, stecken Sie einen Stopper in den Schlauch, damit nichts herausläuft.

Einführen eines Blasenkatheters

Indikationen

- □ Der Patient ist bei Bewusstsein, kann aber kein Wasser lassen, trotz einer vollen Blase.
- □ Der Patient ist bewusstlos.

Wann darf KEIN Blasenkatheter gelegt werden?

- □ Bei Beckenverletzungen, mit Blut aus dem Penis oder der Scheide – suchen Sie einen Arzt auf.

Wie man einen Blasenkatheter beim Mann legt

- □ Bereiten Sie ein steriles Arbeitsfeld vor (*siehe* S. 176–177); tragen Sie sterile Handschuhe.
- □ Legen Sie den Patienten auf den Rücken und stellen eine Schüssel zwischen seine Beine – eine Sedierung kann sinnvoll sein (Diazepam 5 mg, oral).
- □ Die Vorhaut vorsichtig zurückziehen und mit desinfizierender Lösung das Ende vom Penis säubern.
- □ Langsam lokal betäubendes Gel (Lidocain) in die Harnröhre einfüllen und 5 Minuten einwirken lassen.
- □ Das Katheter-Set öffnen und schauen sich den Injektionsport an. In der Anleitung sollte zu lesen sein, wieviel Wasser in den Ballon injiziert werden muss, damit der Katheter nicht wieder herausrutscht. Ziehen Sie eine Spritze mit der korrekten Menge (meist 5–10 ml) auf.
- □ Halten Sie den Penis hoch und ziehen sanft, damit er gerade gespannt ist. Dann führen Sie den Katheter in die Harnröhre ein. Schieben Sie den Katheter weiter vor, bis zum Ende. Urin sollte in die Schüssel fließen.
- □ Injizieren Sie Wasser in den Ballon. Bei Schmerzen prüfen Sie, ob der Katheter ganz drin ist, und versuchen erneut den Ballon zu füllen.
- □ Verbinden Sie den Katheter mit dem Urinbeutel.
- □ Schieben Sie die Vorhaut wieder zurück auf ihre normale Position.
- □ Beginnen Sie mit Antibiotika (z. B. Ciprofloxacin) vor der Evakuierung.

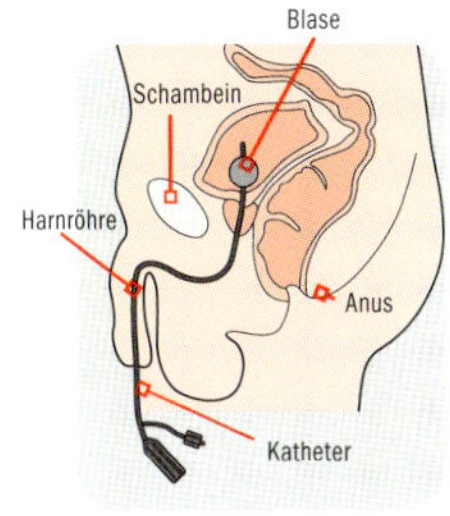

Blasenkatheter beim Mann – Seitenansicht

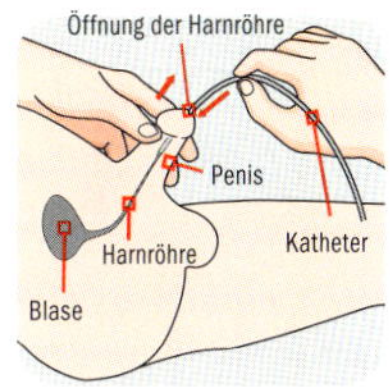

Blasenkatheter beim Mann – Einführen

Wie man einen Blasenkatheter bei einer Frau legt

Die Vorgehensweise ist im Wesentlichen die gleiche wie bei einem Mann, mit Ausnahme der folgenden Punkte:

- □ Bitten Sie ein weibliches Crewmitglied den Katheter zu legen, wenn die Patientin dies vorzieht.
- □ Legen Sie die Patientin mit gespreizten Beinen hin.
- □ Ziehen Sie den Eingang der Vagina mit zwei Fingern auseinander und reinigen den Bereich mit einer desinfizierenden Lösung.
- □ Benutzen Sie ein lokal betäubendes Gel, wie oben beschrieben.
- □ Der Eingang zur Harnröhre liegt genau über dem Eingang zur Vagina (*siehe* Abbildung).

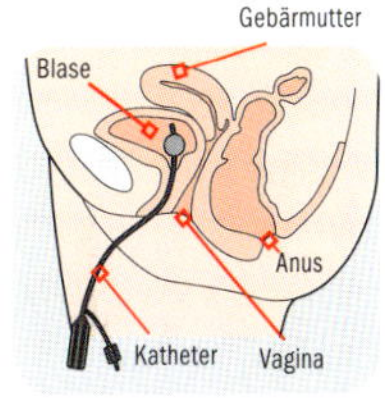

Blasenkatheter bei der Frau – Seitenansicht

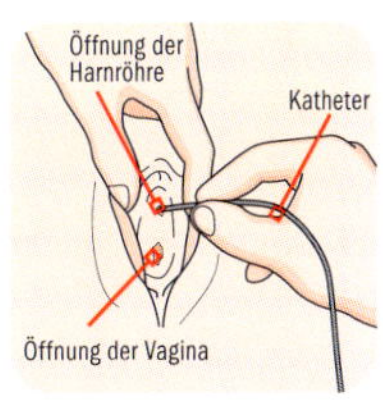

Blasenkatheter bei der Frau – Einführen

Probleme

Das größte Problem kann auftreten, wenn sich der Katheter nicht in die Blase schieben lässt. Es gibt viele verschiedene mögliche Gründe hierfür. Wenn die Blase voll und schmerzhaft ist, kann eine Entleerung über einen suprapubischen Katheter notwendig werden (*siehe* S. 188).

Urin aspirieren über einen suprapubischen Katheter

Indikation
Verwenden Sie die suprapubische Absaugung bei akutem Harnverhalten, wenn ein normaler Katheter kontraindiziert ist, z.B. bei Beckenverletzungen, wenn Blut aus dem Penis oder der Vagina kommt.

Wie man Urin aspiriert
- □ Bereiten Sie ein steriles Arbeitsfeld vor (*siehe* S. 176–177); tragen Sie sterile Handschuhe.
- □ Legen Sie den Patienten mit dem Gesicht nach oben hin. Geben Sie, wenn nötig, eine Sedierung zur Beruhigung (Diazepam 5 mg oral). Stellen Sie eine Schüssel zwischen die Beine.
- □ Tasten Sie nach dem Schambein (genau über der Peniswurzel, oder am Ende der Vagina). Die gefüllte und schmerzhafte Blase sollte oberhalb dieses Punkts tastbar sein. Wenn nicht, überdenken Sie die Vorgehensweise.
- □ Säubern Sie den Bereich und infiltrieren Sie mit 5 ml 1% Lidocain.
- □ Verwenden Sie eine 21-Gauge (grün) Nadel und mindestens einer 20 ml-Spritze (vorzugsweise 50 ml). Benutzen Sie eine Kanüle, falls verfügbar.
- □ Stechen Sie mit der Nadel in der Mitte und 2 cm oberhalb des Schambeins. Führen Sie die Nadel dabei Richtung Patient (*siehe* Abbildung). Ziehen Sie am Kolben.
- □ In dem Zylinder sollte nun Urin erscheinen. Ist dies nicht der Fall, überprüfen Sie Ihre Technik. Nach 3 Versuchen sollten Sie aufhören und einen Arzt konsultieren.
- □ Sobald Urin im Zylinder der Spritze auftaucht, füllen Sie die Spritze, ziehen sie ab und entleeren den Urin in die Schüssel. Verbinden Sie die Spritze wieder mit der Nadel und wiederholen den Prozess, bis kein Urin mehr kommt. Der Patient sollte erleichtert sein und weniger Schmerzen spüren.
- □ Entfernen Sie die Nadeln und legen einen sterilen Verband auf die Einstichstelle.
- □ Beginnen Sie die Behandlung mit Antibiotika (Ciprofloxacin).
- □ Wenn sich wieder Urin ansammelt (das wird passieren) und der Patient immer noch nicht Wasserlassen kann, müssen Sie entweder einen Katheter legen, oder diesen Vorgang wiederholen.

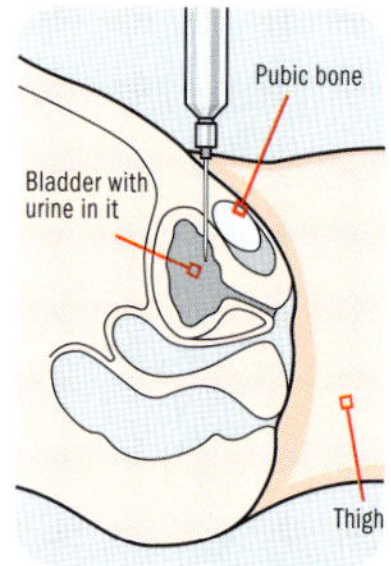

Führen Sie die Nadel oberhalb des Schambeins in die Blase ein.

Wie man ein Rektaltubus einführt
Indikation
Der Verletzte benötigt Flüssigkeit, aber der orale/nasogastrale/IV-Weg steht nicht zur Verfügung.

Wie man ein Rektaltubus einführt
- □ Erklären Sie, was Sie tun werden und beruhigen Sie den Patienten.
- □ Der Patient soll sich auf die linke Seite legen – das rechte Bein angezogen und das linke Bein ausgestreckt. Er sollte auf einem Handtuch über einer Plastikunterlage liegen (Verschmutzungen möglich).
- □ Führen Sie einen gut mit Gleitmittel eingeschmierten Urinkatheter sanft in den Anus ein. Schieben Sie ihn 15 cm vor.
- □ Befestigen Sie den Katheter mit Tape am Bein.
- □ Schließen Sie einen Trichter (oder eine saubere Kunststoffflasche) an den Katheter an und geben Sie langsam ca. 100–150 ml Flüssigkeit ein (zur Art der Flüssigkeit *siehe* S. 171).
- □ Der Patient könnte den Wunsch äußern, Stuhlgang zu haben. Überzeugen Sie ihn jedoch, darauf in diesem Moment zu verzichten. Wenn der Patient Stuhlgang hat, wird die Kapazität des Rektums für Flüssigkeit erhöht.
- □ Lassen Sie jede Stunde 50–100 ml Flüssigkeit hineinlaufen, so wie es toleriert wird. Das Rektum und der Darm können maximal 1,5 l pro Tag an Flüssigkeit aufnehmen.

SCHIENEN, GIPS & SCHLINGEN

Der Notfallkoffer an Bord kann mehrere verschiedene Schienen zur Fixierung nach einer Verletzung enthalten. Außerdem gibt es viel Material an Bord, aus dem man eine improvisierte Schiene basteln kann.

SCHIENEN

Allgemeine Regeln

- □ Die Gelenke ober- und unterhalb einer Bruchstelle sollten durch die Schiene immobilisiert werden.
- □ Druckpunkte sollten gut gepolstert werden.
- □ Vor und nach dem Anbringen einer Schiene immer die Durchblutung überprüfen.
- □ Schmuck sollte grundsätzlich entfernt werden, bevor die Schiene angebracht wird (die Extremitäten werden anschwellen).
- □ Nach dem Schienen sollte die Extremität so hoch wie möglich gelagert werden.
- □ Durchblutung und Druckpunkte regelmäßig überprüfen.

Formbare Schiene

Eine formbare Schiene ist ein wirksames, schaumstoffbeschichtetes Hilfsmittel, das geformt, auf Maß geschnitten und mit anderen Schienen kombiniert werden kann. Beim Zuschneiden den Schaumstoff zurückschälen und das Aluminium darunter zuschneiden, dann das Ende mit dem Schaumstoff bedecken. Das Falten der Schiene in verschiedene Formen erhöht die Steifigkeit (*siehe* Abbildung).

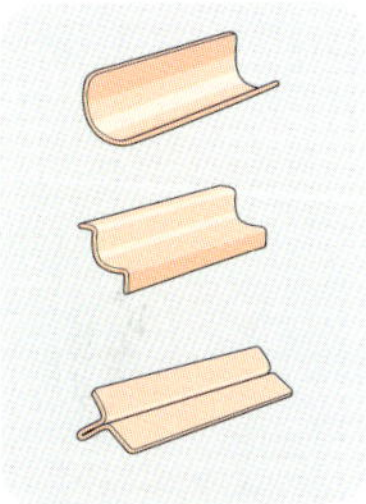

Formbare Schienen können individuell angepasst werden.

Streckverband

Streckverbände sind sehr nützlich zur Reposition und Stabilisierung von Oberschenkel-, Hüft- und Unterschenkelfrakturen, insbesondere für den Transport. Die anspruchsvolleren Schienen haben eine Vorrichtung, mit der Sie die Stärke der Zugkraft messen können. Streckverbände (Traktionsschienen) können entweder einseitig oder beidseitig sein, wobei letztere stabiler sind. Bei der Anpassung eines Streckverbandes ist es wichtig, die Produkthinweise zu beachten, um weitere Schäden am Bein zu vermeiden.

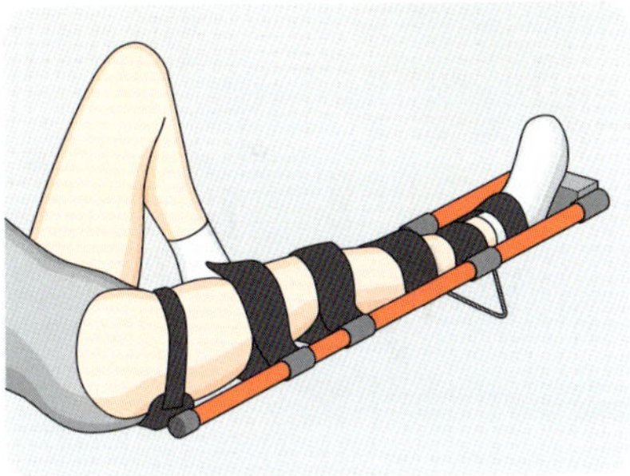

Ein Streckverband hilft, eine Fraktur zu reponieren und das Bein oder die Hüfte zu fixieren.

Aufblasbare Beinschiene

Aufblasbare Schienen sind platzsparend zu tragen und einfacher zu handhaben als Vakuumschienen. Ein längerer Gebrauch wird jedoch durch Druckstellen und Schwellungen der Extremitäten komplizierter.

Vakuumschiene

Eine Vakuumschiene ist ein Polymerbeutel, der Polystyrolkugeln in mehreren Kammern enthält. Es gibt verschiedene Größen von Schienen für die Ruhigstellung der oberen und der unteren Extremitäten und des ganzen Körpers. Die Schiene wird um die Bruchstelle gelegt, und die Luft wird dann mit einer speziellen Pumpe abgesaugt. Die Schiene wird relativ steif, aber bequem, an die Extremität oder den Körper angepasst. Vakuumschienen können für bis zu 24 Stunden an Ort und Stelle verbleiben.

Kastenschienen

Eine Fraktur der unteren Extremitäten oder des Fußgelenks kann nach der Erstbehandlung mit einer Kastenschiene stabilisiert werden. Diese kann leicht improvisiert werden, indem man diesem Grundkonzept folgt.

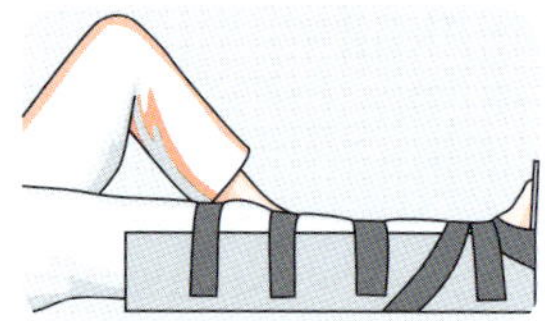

Verwenden Sie eine vorgefertigte Kastenschiene oder stellen Sie diese selbst her.

Improvisierte Schienen

Schaumstoffmatratze Eine Schaumstoffmatratze kann eine effektive und bequeme Schiene bilden, wenn sie aufgerollt und um die Extremität oder das Becken gelegt wird.

Aufblasbare Schlafmatratze Verwenden Sie aufblasbare Matratzen, wie Sie es von Schaumstoff gewohnt sind, aufblasen, sobald sie festgezurrt sind, damit sie Halt geben, Druckpunkte überprüfen.

Sturmschotts Diese können als Rückenbretter (mit einer Campingmatratze bezogen) oder für einfache Arm- und Beinschienen aus Holz verwendet werden. Mit Gurten oder Tauen können sie am Bein befestigt und als temporäre Streckverbände verwendet werden (*siehe* unten).

Temporäre Streckverbände Die wichtigste Anforderung an einen Streckverband ist eine starre Stange oder ein Brett, die/das länger als das Bein ist. Befestigen Sie das Oberteil fest um die Oberseite des Oberschenkels, mit einem breiten Gurt und einer Polsterung, und befestigen Sie einen Gurt um den Knöchel, wobei Sie auf Druck und Durchblutung achten. Sie können die Stiefel an lassen (ggfs. runter schneiden), um das Fußgelenk und den Fuß zu polstern. Zwei Schlaufen aus Gurtband oder Tau bilden eine effektive Anordnung (*siehe* Abbildung). Zum Spannen befestigen Sie den Knöchelriemen an der starren Schiene mit einem Rollensystem und sichern ihn (*siehe* Abbildung). Eine schrittweise Steigerung der Spannung reponiert den Bruch und arbeitet gegen die versteiften Muskeln, die sich inzwischen verkrampft haben dürften.

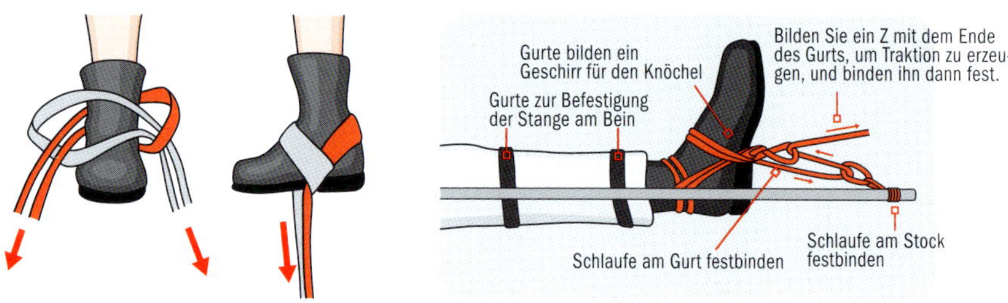

Wenn Sie einen Streckverband improvisieren, achten Sie darauf, dass die Gurte richtig positioniert sind.

GIPSVERBÄNDE

Gipsverbände werden aus Kunstharz-Gussmaterial hergestellt, das mit warmem Wasser getränkt und dann auf die Extremität aufgebracht wird, bevor es hart wird.

Allgemeine Regeln für Gipsverbände

- Ein Gips hilft, eine Fraktur zu stützen, wenn sich die Evakuierung um Tage verzögert.
- Vor dem Anlegen eines Gipsverbandes Frakturen/Luxationen reponieren und die periphere Durchblutung überprüfen.
- Den Verband nicht direkt auf die Haut auftragen – ein Unterverband verwenden, aber nicht stramm.
- Den Verband nicht sehr stramm, sondern nur fest anlegen. Passen Sie ihn an, bevor er fest wird.
- Prüfen Sie die Durchblutung nach dem Anlegen des Gipses, und dann in regelmäßigen Abständen.
- Extremität so hoch wie möglich lagern, um Schwellung zu reduzieren.
- Wenn die periphere Durchblutung schlechter wird (was aufgrund einer Schwellung passieren kann), nehmen Sie eine starke Schere und schneiden den Gips an einer Seite auf. Wenn die Durchblutung nicht besser wird, schneiden Sie die andere Seite auch auf. Überwachen Sie die Durchblutung.

Schlingen

Schlingen werden zusätzlich zu Schienen und Gipsverbänden benutzt, um den Arm nach einem Bruch/Luxation zu stützen. Wahrscheinlich ist in Ihrem Notfallkoffer ein Dreieckstuch enthalten, aus dem man gut eine Schlinge machen kann. Jeder andere Stoff tut es aber auch. Schlingen helfen auch bei der Reduktion von Schwellungen und bei der schrittweisen Reposition von Brüchen. Die Abbildung (rechts) zeigt die Schritte, wie man eine breite Armschlinge macht.

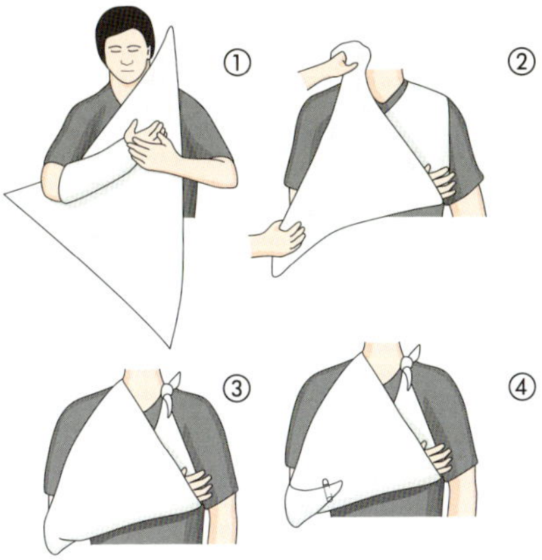

So passt man eine breite Armschlinge an

Behelfsmäßige Schlinge

Eine behelfsmäßige Schlinge kann man aus dem unteren Rand des T-Shirts oder dem Ärmel machen, indem man den Stoff oben am Stoff über dem Brustkorb befestigt und den Arm hineinlegt.

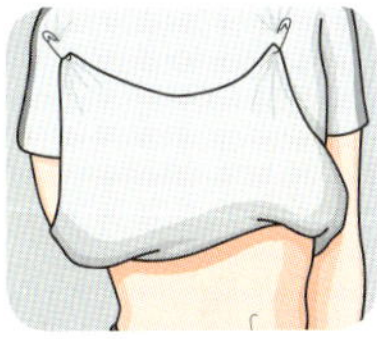

Sie können den Arm immer noch stützen, wenn kein Material für die Herstellung einer Schlinge zur Verfügung steht.

Hohe Armschlinge

Mit dieser Schlinge will man Schwellungen am Handgelenk oder an Brüchen der Hand reduzieren. Wickeln Sie die Schlinge wie bei einer breiten Armschlinge (oben), nur dass Sie mit dem Dreieckstuch außen am Arm beginnen, statt innen.

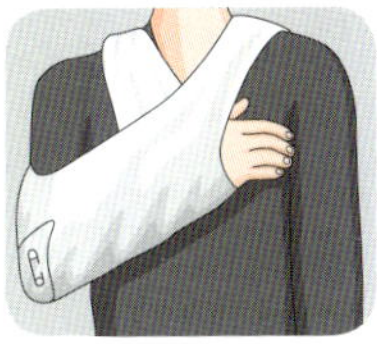

Eine hohe Armschlinge schützt und hebt das Handgelenk und die Hand.

Breite Armschlinge

Breite Armschlingen können bei Brüchen/Luxationen der Schulter, des Schlüsselbeins und des Ober- und Unterarms, einschließlich des Ellbogens, eingesetzt werden. Ein Verband oder Klebeband, wie im Diagramm für Hals- und Ärmelschlinge (unten rechts) dargestellt, kann um den Oberkörper, unter dem heilen Arm, gewickelt werden, um unwillkürliche Bewegungen des gebrochenen Arms und der Schlinge zu reduzieren.

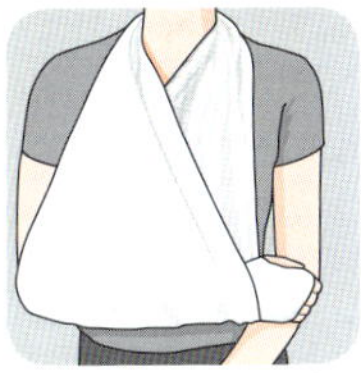

Breite Armschlingen werden zur Unterstützung von Brüchen und Luxationen benutzt.

Hals- und Ärmelschlinge

Diese Art Schlinge wird für Brüche des Oberarms verwendet. Die Fraktur kann sich mit dem sanften Gewicht des Unterarms langsam reponieren. Das Bandagieren um den gesamten Oberkörper, einschließlich der Schlinge, gibt eine zusätzliche Stütze.

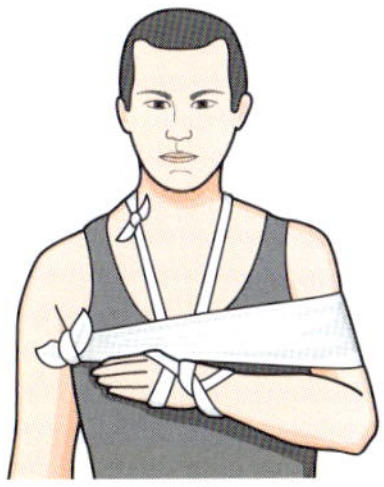

Eine Hals- und Ärmelschlinge kann bei der Reposition einer Fraktur helfen.

FRAKTUREN & LUXATIONEN REPONIEREN

Ziel der Reposition von Frakturen und Luxationen ist, die Knochen in ihre normale Position zu bringen. Dadurch soll der Schmerz gelindert, die Mobilität gesteigert, die Einschränkung der Blut- und Nervenversorgung aufgehoben und das Risiko auf Infektionen bei offenen Brüchen reduziert werden.

Die allgemeine Behandlung umfasst die sofortige Reposition, Reinigung und Versorgung von Wunden (insbesondere von Wunden mit gebrochenem Knochen – für weitere Informationen zu Frakturen *siehe* S. 98–103) sowie das Anbringen von Schienen, Gips- und Streckverbänden je nach Bedarf (*siehe* S. 189).

Frakturen können sein:

Verschoben Die Enden der Knochen sind zu beiden Seiten versetzt angeordnet.
Angewinkelt Die Enden des Knochens stehen in einem Winkel zueinander.
Verdreht Die Enden sind in entgegengesetzte Richtungen verdreht. Diese Art Fraktur entsteht, wenn Schoten oder Taue sich um eine Extremität herumwickeln und dann unter Last geraten.

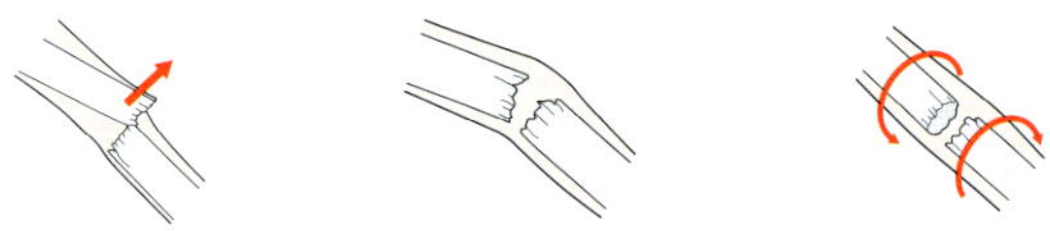

Verschobene Fraktur **Angewinkelte Fraktur** **Verdrehte Fraktur**

Allgemeine Technik zur Reposition einer Fraktur/Luxation

Ziel ist es, so schnell wie möglich und vor dem Verkrampfen der Muskeln zu beginnen. Hierdurch würden die Gliedmaßen verkürzt, was eine erfolgreiche Reposition schwieriger macht.

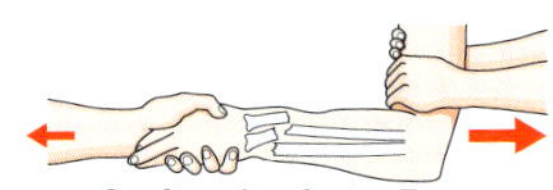

Sanfter aber fester Zug für 5–10 Minuten

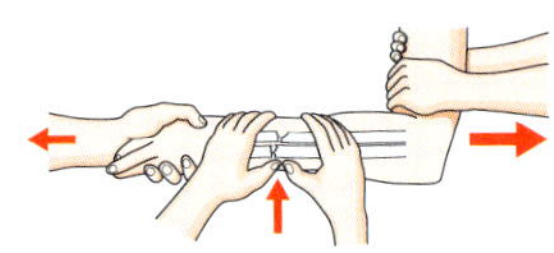

Drücken Sie die Knochen in ihre normale Position.

- ☐ Finden Sie eine stabile Position und treffen Sie die üblichen Vorsichtsmaßnahmen für die Durchführung eines Eingriffs (*siehe* S. 176–177).
- ☐ Der Verletzte muss entspannt sein und genügend Schmerzmittel bekommen. Der Eingriff wird sehr schmerzhaft werden:
  - Betäubung: Diazepam 5–10 mg, oral
  Schmerzmittel: Morphium 5 mg IM (ggfs. wiederholen) oder Tramadol 100 mg IV oder Methoxyfluran-Inhalation (nur einmal).
- ☐ Üben sie sanften aber festen Zug aus. Die Reposition der Fraktur kann 10–30 Minuten dauern, seien Sie daher geduldig und beharrlich. Evtl. geben Sie mehr Schmerzmittel.
- ☐ Evtl. kehren die Knochen nur unter Zug in ihre normale Position zurück.
- ☐ Ist dies nicht der Fall, versuchen Sie, die gebrochenen Enden mit direktem Druck wieder zusammenzusetzen (*siehe* Abbildung).
- ☐ Wenn einer dieser Versuche die Schmerzen des Patienten bedeutend verschlimmert, überdenken Sie Ihre Taktik. Beurteilen Sie die Blut- und Nervenversorgung (prüfen Sie die kapillare Auffüllzeit, *siehe* S. 167; testen Sie das Gefühl). Evtl. müssen Sie die Extremität in vorliegendem Zustand schienen oder stützen.
- ☐ Bevor der Zug entlastet wird, muss die Extremität geschient werden (*siehe* S. 188–189 und S. 193–195).
- ☐ Kontrollieren Sie die Blut- und Nervenversorgung nach der Reposition einer Fraktur/Luxation und wiederholen Sie die Kontrolle in regelmäßigen Abständen, bis der Verletzte evakuiert ist.

Spezielle Frakturen & Luxationen

Ausgekugelte Schulter

Versuchen Sie eine der unten beschriebenen Methoden (für frontale Luxation), hören Sie aber sofort auf, wenn es Reibgeräusche der Knochen gibt (Krepitation) und stützen den Arm in einer Schlinge.

Methode 1

- Legen Sie den Verletzten mit dem Gesicht nach oben hin, fassen Sie den ausgekugelten Arm am Handgelenk und heben ihn sanft und langsam in eine senkrechte Position.
- Ist der Arm senkrecht, üben Sie Zug aus.
- Während Sie senkrechten Zug ausüben, rotieren Sie den Arm nach außen.
- Wenn Sie Schwierigkeiten haben, kann es die Reposition unterstützen, wenn Sie den Kopf des Oberarmknochens in der Achselhöhle lokalisieren und ihn vorsichtig in Richtung der Pfanne schieben, wobei die Zugkraft mit der anderen Hand erhalten bleibt.

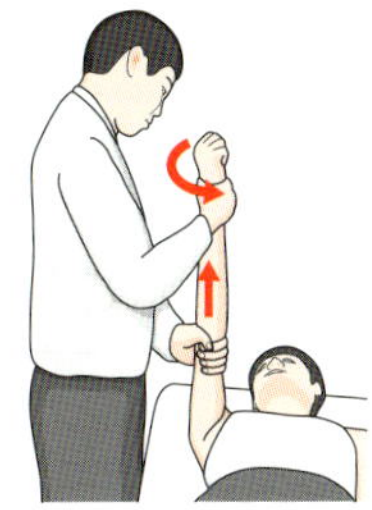
Einrenken der Schulter: Methode 1

Methode 2

- Legen Sie den Verletzten mit dem Gesicht nach unten auf einen Kombüsentisch oder in eine Koje. Der ausgekugelte Arm sollte außen sein. Legen Sie ein Polster unter die Schulter.
- Befestigen Sie ein Gewicht von 2–4 kg am Arm, wie auf der Abbildung zu sehen ist. Das Gewicht ist abhängig von der Größe und Muskulatur des Verletzten.
- Entspannung, Streckung und Reposition des Armes können länger als 30 Minuten dauern.
- Nach der Reposition legen Sie eine breite Armschlinge an, um den Arm zu stützen.

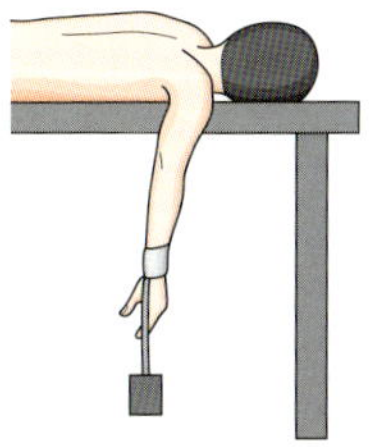
Einrenken der Schulter: Methode 2

Fraktur des Oberarmknochens

Versuchen Sie nur dann, Oberarmfrakturen zu reponieren, wenn die Blut- und Nervenversorgung beeinträchtigt ist. In jedem Fall benutzen Sie die oben beschriebenen Methoden. Ansonsten eine Hals- und Ärmelschlinge anlegen (Bandage um den Oberkörper wickeln und eine zusätzliche Schlinge anlegen bei rauen Bedingungen). In dieser Position kann sich die Fraktur selbst reponieren. Für mehr Unterstützung eine Fertigschiene außen an den Oberarm legen.

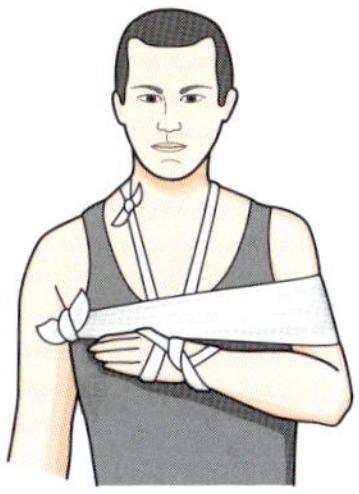
Hals- und Ärmelschlinge

Fraktur/Luxation des Ellbogens

Bei Ellbogenverletzungen wird der Unterarm fast immer durch das Ellbogengelenk hindurch nach hinten geschoben. Der Knochen kann nur verschoben oder auch gebrochen sein. Der Ellenbogen kann leicht gebeugt aussehen, sollte sich aber nach der Reposition wieder gerade richten.

- Üben Sie in Längsrichtung des Arms Zug aus, wobei eine zweite Person den Oberarm hält (*siehe* Abbildung links).
- Wenn sich die Muskeln entspannen, versuchen Sie den Arm sanft gerade zu biegen.
- Ein »Klacken« kann bedeuten, dass der Ellenbogen wieder reponiert wurde.
- Stützen Sie den Ellbogen mit einer Schiene (*siehe* Abbildung) und einer breiten Armschlinge.
- Prüfen Sie die Blut- und Nervenversorgung, da Ellenbogenverletzungen ein erhebliches Risiko für Schäden an Blutgefäßen/Nerven bergen.

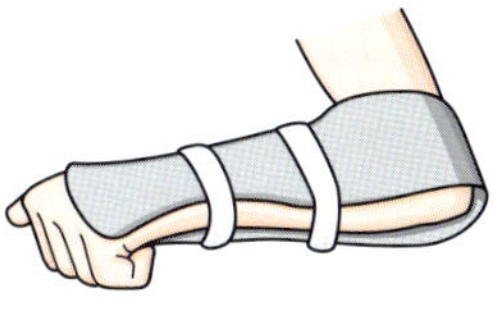
Ellbogenschiene

Unterarm- und Handgelenksfrakturen

Verwenden Sie die auf S. 192 beschriebene allgemeine Technik der Reposition und immobilisieren Sie mit einer Schiene um den Ellenbogen und bis zur Hand (*siehe* Abbildung der Ellenbogenschiene, vorherige Seite). Krümmen Sie die Hand und die Finger über etwas Weiches (z.B. Mullbinde). Wenn die Evakuierung länger als ein paar Tage dauert, kann die Schiene durch eine Cast-Schiene (angepasst) ersetzt werden, wenn es die Zeit und die Bedingungen zulassen. Diese sollte über dem Ellbogen beginnen (90° abgewinkelt) und bis zur Hand (*siehe* Abbildung, rechts) reichen. Stützen Sie den Arm mit einer breiten Armschlinge. Legen Sie bei einer neuen Fraktur NIEMALS einen vollständigen Rundumgips an – nur eine rückwärtige Cast-Schiene. Der Arm wird anschwellen und in einem geschlossenen Gips würde der Druck steigen und die Blutversorgung abschnüren.

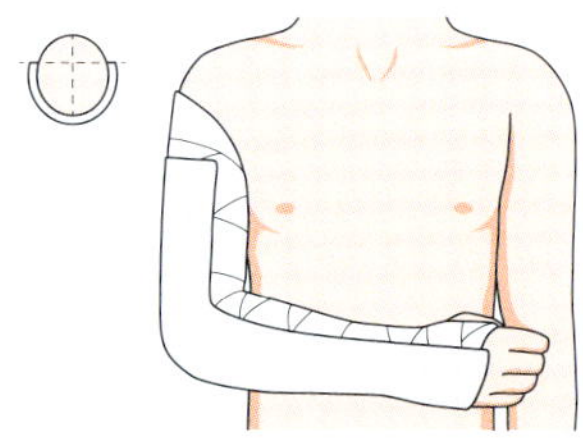

Unterarm Rückenplatte

Frakturen/Luxationen der Finger/Zehen

Führen Sie schnell eine Reposition durch, bevor das Gefühl vollständig wiederkehrt. Sollte es einc Verzögerung geben, kann eine Ringblockade notwendig sein, um die Schmerzen zu lindern und eine Reposition (*siehe* S. 185) möglich zu machen.

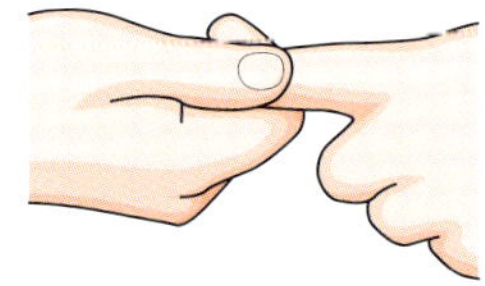

Reposition eines Fingers

- □ Ziehen Sie am distalen Ende des Fingers (*siehe* Abbildung). Evtl. hört man ein Ploppen bei der erfolgreichen Reposition. Evtl. muss das Gelenk in eine Richtung gedrückt werden, damit es wieder gerade steht.
- □ Tapen Sie einen benachbarten Finger mit einem Wattepad dazwischen an den verletzten. Wenn eine offene Wunde die Verbindung mit dem benachbarten Finger verhindert, verwenden Sie die Anordnung in der Abbildung – ein Stück flexibler Schiene, das entlang des Handrückens geformt ist.
- □ Fixieren Sie den Finger/Zeh für circa eine Woche, und wenn Sie denken, dass die Verletzung eine Luxation war, halten Sie die Fixierung mehrere Wochen aufrecht.

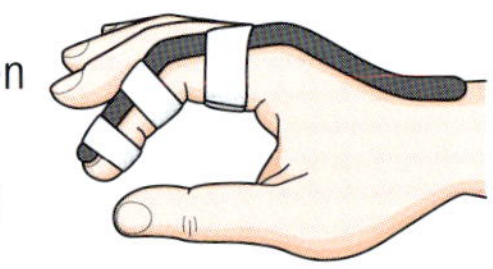

Flexible Fingerschiene

Hüftluxation

Die Hüfte verrenkt sich normalerweise nach hinten und das Bein wird zur Mittellinie hin verdreht. Dies kann bei einem Verletzten mit Hüftgelenkersatz passieren, und es sind die Prothesen, die sich verschieben. Die Reposition erfordert eine sehr feste Zugkraft und verursacht erhebliche Schmerzen: Verwenden Sie Diazepam und Morphin oder Tramadol – *siehe* Allgemeine Technik, S. 192.

- □ Legen Sie den Verletzten mit dem Gesicht nach oben hin.
- □ Biegen Sie die Hüfte langsam bis auf 90° (**1**). Das wird wehtun.
- □ Halten Sie den Unterschenkel des Verletzten zwischen Ihren Beinen.
- □ Ziehen Sie hinter dem Knie am Oberschenkel, während ein zweiter Helfer die Hüfte des Verletzten herunterdrückt, damit sie nicht vom Boden abhebt (**2**).
- □ Wenn sich die Hüfte im Laufe der Zeit bewegt, drehen Sie den Oberschenkel nach innen (**3**), legen Sie das Bein vorsichtig hin und befestigen Sie es am anderen Bein, wobei Sie eine Zwischenpolsterung verwenden.
- □ Wenn ein Streckverband verfügbar ist, kann ein sanfter Zug helfen, die Hüfte an Ort und Stelle zu halten.
- □ Unternehmen Sie nicht mehr als drei Versuche. Prüfen Sie jedes Mal die Blut- und Nervenversorgung.

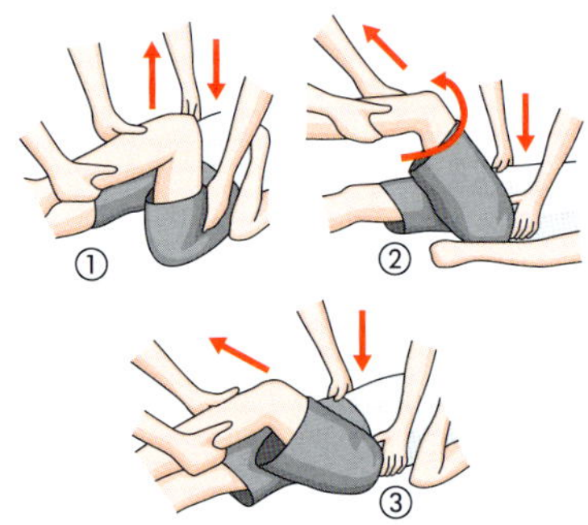

Reposition der Hüfte

Beckenbruch

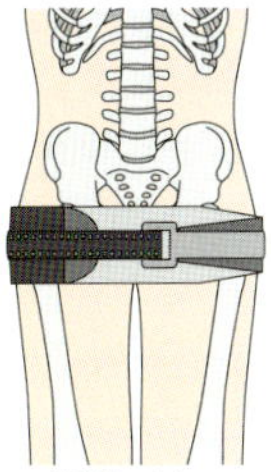

Hüftschiene

Eine spezielle Beckenschiene oder eine spezielle Beckenbandage kann im Notfallkoffer enthalten sein oder aus der Ausrüstung an Bord hergestellt werden. Die Bandage muss eine Zeitlang am Patienten verbleiben, sie sollte daher aus weichem Material sein. Die Bandage sollte auf die »Hüftknochen« (größere Trochanter) ausgerichtet und so festgezogen werden, dass noch ein Finger zwischen ihr und der Haut eingeführt werden kann. Sie sollte an Ort und Stelle verbleiben, bis der Patient evakuiert worden ist.

Bruch des Oberschenkelknochens

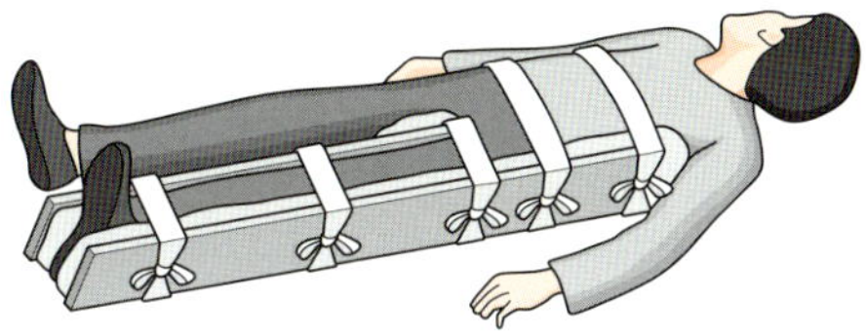

Improvisierte Fixierungs-Schiene

Ein Streckverband ist ideal für eine schwere Fraktur des Oberschenkelknochens. Es gibt viele verschiedene Streckverbände mit verschiedenen Anwendungsmethoden (z.B. auf S. 190), aber im Allgemeinen kann man diesen Schritten folgen. Es könnten auch noch andere Verletzungen vorliegen, Sie müssen daher eine vollständige Bewertung durchführen.

- Geben Sie so viel Schmerzmittel, wie notwendig, einschließlich einer Oberschenkelnervenblockade (*siehe* S. 185)
- Versuchen Sie, den Streckverband am unverletzten Bein anzulegen, um die Maße zu ermitteln, bevor Sie die verletzte Seite bewegen.
- Setzten Sie nur so viel Zug ein, wie nötig ist, um die Verformung zu korrigieren.
- Vor und nach dem Anbringen einer Schiene immer die Durchblutung und Nervenfunktion überprüfen.

Steht kein Streckverband zur Verfügung, basteln Sie eine einfache Fixierungsschiene, indem Sie ein Sturmschott o.ä. an jeder Seite des Beins festbinden, und zwar von der Achsel bis hinunter zum Fuß (*siehe* Abbildung oben). Zur zusätzlichen Unterstützung binden Sie die Beine zusammen. Platzieren Sie ausreichend Polsterung zwischen den Schienen, dem Bein und zwischen den Knien und Fußgelenken.

Bruch des Unterschenkels

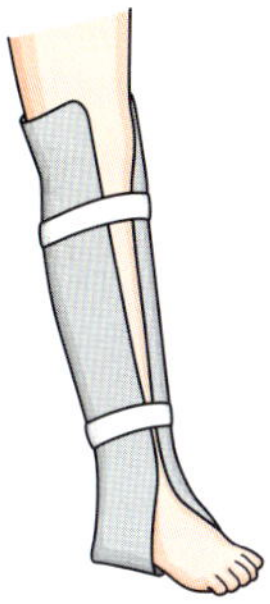

Schiene im U-Profil

Unterschenkelfrakturen werden mit einer ähnlichen Methode wie gebrochene Unterarme reponiert. Es ist möglich, einen Streckverband für kontrollierte, sanfte Traktion zu verwenden, um die Verformung zu reduzieren. Eine Kastenschiene (*siehe* S. 190) fixiert das Bein ausreichend, so wie auch eine formbare Schiene mit U-Profil (*siehe* Abbildung). Es ist sehr wichtig, dass das Bein erhöht gelagert wird, um Schwellungen, die sehr ernst werden können, zu reduzieren. Legen Sie niemals einen Gipsverband an, der das Bein komplett umschließt, da die Schwellung im Inneren die Durchblutung abschnüren kann.

Fraktur/Luxation des Fußgelenks

Die Verletzung kann eine Kombination aus Bruch und Luxation sein, was an Bord schwierig zu diagnostizieren ist. Die Blut- und Nervenversorgung kann beeinträchtigt sein. Einen Bruch und/oder eine Luxation zu reponieren, verlangt viel Kraftaufwand und wird schmerzhaft sein. Setzen Sie daher passende Schmerzmittel ein.

- Bringen Sie mit Hilfe einer zweiten Person, die das Bein hält, Zug auf den Fuß.
- Ziel ist es, den Knöchel in eine Linie mit dem Unterschenkel zu bringen, wobei sich der Fuß in der Normalposition bei 90° zum Unterschenkel befindet.
- Legen Sie eine Schiene mit U-Profil an (*siehe* Abbildung oben), wobei der Fuß im 90°-Winkel stehen bleibt.
- Prüfen Sie die Blut- und Nervenversorgung und passen die Schiene erneut an, wenn sie zu sehr einschnürt.

Anhänge

- **Medizinischer Fragebogen**
- **Aufzeichnungsbogen für Vitalzeichen**
- **Das Krankenblatt**
- **Leitfaden für Impfungen**
- **Inhalt Notfallkoffer**
- **Leitfaden häufig verwendete Medikamente**
- **Stufenschema der Schmerztherapie**
- **Leitfaden für Antibiotika**
- **Evakuierung mit dem Helikopter**
- **Evakuierung aus Rettungsinsel**
- **Mensch über Bord**
- **Umgang mit dem Tod an Bord**

MEDIZINISCHER FRAGEBOGEN

VERTRAULICH – NICHT OFFENLEGEN, AUSSER IN EINEM NOTFALL

Name: ______________________________

Geburtsdatum/Alter: __________________

Beruf: ______________________________

Adresse: ____________________________

Kontakttelefon: ______________________

E-Mail: ______________________________

Nächster Angehöriger: ________________

□ Bitte machen Sie Angaben zu den Krankheiten, an denen Sie leiden.

____

Haben Sie jemals unter den folgenden Krankheiten gelitten:

- Hoher Blutdruck .... Ja☐ Nein☐
- Herzinfarkt (Myokardinfarkt/ Koronarinfarkt .... Ja☐ Nein☐
- Angina .... Ja☐ Nein☐
- Schlaganfälle (zerebrale Gefäßerkrankungen) .... Ja☐ Nein☐
- Gelbsucht .... Ja☐ Nein☐
- Tuberkulose .... Ja☐ Nein☐
- Rheumatisches Fieber .... Ja☐ Nein☐
- Diabetes .... Ja☐ Nein☐
- Epilepsie .... Ja☐ Nein☐
- Asthma .... Ja☐ Nein☐
- Depressionen .... Ja☐ Nein☐
- Blutinfektionen, wie Hepatitis A, B oder C, oder HIV .... Ja☐ Nein☐
- Chronische Rückenschmerzen .... Ja☐ Nein☐
- Nierensteine .... Ja☐ Nein☐
- Knorpel-/Bandverletzungen .... Ja☐ Nein☐
- Verletzungen des Bewegungsapparates .... Ja☐ Nein☐
- Gynäkologische Probleme .... Ja☐ Nein☐
- Organtransplantation, Chemotherapie, oder Steroide .... Ja☐ Nein☐

□ **Wenn einer der obigen Punkte zutrifft, machen Sie bitte detaillierte Angaben:**

____

____

□ Gibt es in Ihrer Familie Erbkrankheiten? Bitte geben Sie Einzelheiten an:

____

____

□ Hatten Sie irgendwelche Operationen? Bitte geben Sie Einzelheiten und Daten an:

____

____

□ Bitte notieren Sie alle Medikamente, die Sie einnehmen oder in der Vergangenheit eingenommen haben, entweder regelmäßig oder gelegentlich (bitte nennen Sie auch Kräuter/alternative Medizin):

____

____

□ Haben Sie irgendwelche Allergien? Bitte geben Sie Einzelheiten zu den Umständen und Reaktionen an:

____

____

□ Rauchen Sie oder trinken regelmäßig Alkohol? Bitte geben Sie die Mengen an:

____

____

□ Leiden Sie unter Verdauungsstörungen oder Sodbrennen? .... Ja☐ Nein☐

□ Bitte machen Sie Angaben zu Zahnbehandlungen, die Sie gehabt haben und bewerten den gegenwärtigen Zustand ihrer Zähne:

____

____

□ Haben Sie irgendwelche körperlichen Behinderungen? Bitte geben Sie Einzelheiten an:

____

____

□ Leiden Sie unter Seekrankheit?

Ja☐ Nein☐

- Wenn ja, geben Sie mit dem Schweregrad von 1–10 (10 ist das Schlimmste), an, wie krank Sie sind?

1☐ 2☐ 3☐ 4☐ 5☐ 6☐ 7☐ 8☐ 9☐ 10☐

- Welche vorbeugenden Maßnahmen treffen Sie normalerweise?

□ Sind Sie farbenblind? .... Ja☐ Nein☐

- Wenn ja, welche Farben sind betroffen?

□ Geben Sie bitte alle Impfungen an und wann Sie geimpft wurden:

□ Wie lautet Ihre Blutgruppe?

□ Wie groß sind Sie?

□ Was ist Ihr Gewicht?

□ Aus versicherungstechnischen Gründen: Haben Sie in den letzten 12 Monaten einen ärztlichen Rat oder eine ärztliche Behandlung im Zusammenhang mit einer Krankheit, einer Invalidität oder einem Leiden erhalten?

Ja☐ Nein☐

Wenn ja, machen Sie bitte Angaben:

Hiermit bestätige ich, dass ich den obigen Fragebogen wahrheitsgemäß und nach bestem Wissen und Gewissen beantwortet habe.

Unterschrift und Datum ____________________

VON IHREM HAUSARZT

Name, Adresse und Telefonnummer der Praxis:

Bitte geben Sie an, wie lange Sie bereits der Hausarzt der oben genannten Person sind:

Ich erkläre nach bestem Wissen und Gewissen, dass die in diesem Fragebogen enthaltenen Aussagen und Angaben wahr und vollständig sind.

Unterschrift ____________________

Datum ____________________

AUFZEICHNUNGSBOGEN VITALZEICHEN

Crewmitglied: ____________________ **Boot:** ____________________ **Datum:** ____

Temperatur °C (Stelle)		40											
		39											
		38											
		37											
		36											
		35											
		34											
Puls und Blutdruck (mmHg)		190											
		180											
		170											
		160											
		150											
		140											
		130											
		120											
		110											
		100											
		90											
		80											
		70											
		60											
		50											
		40											
		30											
Zeit			00:00	1:00	2:00	3:00	4:00	5:00	6:00	7:00	8:00	9:00	10:0
Glasgow-Koma-Skala	Augen	4											
		3											
		2											
		1											
	Stimme	5											
		4											
		3											
		2											
		1											
	Bewegung	6											
		5											
		4											
		3											
		2											
		1											
	SUMME												
Sauerstoffsättigung %													
Atemfrequenz (pro min)													
Urinausscheidung (ml)													

Ort: ______________________

	11:00	12:00	13:00	14:00	15:00	16:00	17:00	18:00	19:00	20:00	21:00	22:00	23:00

DAS KRANKENBLATT

Ein genauer medizinischer Bericht sollte den Verletzten, wenn er evakuiert wird, begleiten. Sei es zu einem anderen Schiff, direkt an Land oder mit einem Helikopter. Ziel des Berichtes ist es, den Ärzten an Land genau zu berichten, was dem Verletzten passiert ist, welche Behandlung er bekommen hat und wie er sich entwickelt hat. Der Bericht sollte einen Hinweis auf eine mögliche Diagnose liefern und welche Behandlungen im Anschluss notwendig werden.
Ein strukturierter Bericht ist viel einfacher zu verstehen, als ein langer umständlicher Brief - denken Sie daran, dass er von Ärzten gelesen wird, deren Muttersprache nicht die Ihre ist. Ein schriftlicher Bericht ist auch einfacher zu verstehen als ein mündlicher. Außerdem hat man so eine dauerhafte Aufzeichnung darüber, was an Bord passiert ist. Sie sollten eine Kopie behalten.

Die Informationen, die der Bericht beinhalten sollte, sind:

- □ Name, Geburtsdatum und Heimatadresse des Patienten, sein nächster Angehöriger und dessen Kontaktdaten
- □ Der Hauptgrund (Krankheit oder Unfall), warum der Verletzte evakuiert wird, einschließlich der Umstände und des Zeitablaufs
- □ Die aktuellen Vitalzeichen, zusammen mit den bereits ausgefüllten Beobachtungstabellen.
- □ Bereits durchgeführte Behandlungen und die Reaktion des Patienten darauf, einschließlich aller Berichte von Ärzten aus zuvor angelaufenen Häfen.
- □ Alle weiteren Details über den Patienten, einschließlich medizinischer Vorgeschichte, übliche Medikamente und Allergien
- □ Informationen über den Kapitän des Schiffes und das Crewmitglied, das die Verantwortung für die Behandlung des Verletzten hatte. Diese Einzelheiten können wichtig sein, falls den Arzt an Land weitere Informationen benötigt.

Wenn Sie sich unsicher sind, ob eine bestimmte Information in den Bericht gehört oder nicht, fügen Sie sie lieber hinzu. Der medizinische Bericht ist vertraulich und sollte nur dazu benutzt werden, die richtige Behandlung für den Verletzten zu ermitteln. Er sollte nicht ohne die ausdrückliche Erlaubnis des Patienten an Dritte weitergegeben werden.

Medizinischer Bericht – Vertraulich	**Name:**
Schiffsname:	**Geburtsdatum:**
Position der Evakuierung:	**Datum:**
HAUPTSÄCHLICHE BESCHWERDE	**Datum des Auftretens/Vorfalls**

Krankengeschichte:

Untersuchung:

Vitalzeichen: Puls Atemfrequenz GKS
Blutdruck Temperatur Urin

Behandlung:

Med. Vorgeschichte:

Hoher Blutdruck/Angina/Herzinfarkte/Gelbsucht/TBC/Rheumatisches Fieber/Diabetes/Epilepsie/Asthma

Übliche Medikamente:

Allergien:

Nächster Angehöriger:

Kopien: Kopie an Bord Kopie an Land	Unterschrift: Name (Druckbuchstaben):

LEITFADEN FÜR IMPFUNGEN

- Die geografische Ausdehnung verschiedener Krankheiten ändert sich mit der Zeit – fragen Sie eine lokale Gesundheitsbehörde nach aktuellen Empfehlungen.
- Manche Impfungen können sehr junge Menschen oder Menschen mit besonderen medizinischen Problemen nicht bekommen: Holen Sie ärztlichen Rat ein.

Krankheit	Geografisches Gebiet	Impfplan	Schutz	Anmerkung
Cholera	Afrika, Südamerika, S. & S.O. Asien, Mittlerer Osten, Indien, Karibik	Ein Zyklus von 2 oralen Dosen im Abstand von 1–6 Wochen, der 1 Woche vor der Reise endet	2 Jahre	Eine Auffrischung bis zu 2 Jahre nach dem ersten Durchgang verlängert den Schutz
Hepatitis A	Indien, Afrika, Mittel- und Südamerika, Ostasien, Mittlerer Osten	1 Injektion 2 Wochen vor der Reise	Circa 1 Jahr	Eine zweite Injektion 6-12 Monate nach der ersten gibt Schutz für bis zu 20 Jahre
Japanische Enzephalitis	Südost- und Ostasien, Nordostaustralien, Pazifische Inseln	Ein Zyklus von 2 Injektionen über 30 Tage, der 1 Monat vor der Reise endet	1-2 Jahre	Ein kürzerer Zyklus ist verfügbar, bietet aber für einen kürzeren Zeitraum einen Schutz auf niedrigerem Niveau
Meningokokken (Typen A, C, Y, W135)	Weltweit (insbesondere Subsahara-Afrika, Mittlerer Osten, Indien)	1 Vierfach-Injektion 2-3 Wochen vor der Reise	5 Jahre oder mehr	Ein Vierfachimpfstoff schützt vor den Typen A, C, Y und W135)
Kinderlähmung (Poliomyelitis)	Subsahara-Afrika, Indischer Subkontinent	1 Auffrischungsdosis, wenn vor mehr als 10 Jahren geimpft wurde, oder 1 Auffrischungsdosis für Gebiete mit hohem Risiko	10 Jahre	Wurde nie zuvor geimpft, werden 3 Dosen benötigt
Tetanus	Weltweit	1 Auffrischungsdosis, wenn mehr als 10 Jahre zuvor geimpft wurde	10 Jahre	Wurde nie zuvor geimpft, werden 3 Dosen benötigt
Zecken-enzephalitis	Bewaldete Gebiete in Zentral-, West- und Ost-Europa, Russland, China, Japan	Ein Zyklus von drei Injektionen über 5-12 Monate	Bis zu 3 Jahre	Ein kürzerer Zyklus ist verfügbar, bietet aber für einen kürzeren Zeitraum einen Schutz auf niedrigerem Niveau
Typhus	Asien, Afrika, Indien, Mittel- und Südamerika, Naher Osten, Europa	1 x Injektion/3 x orale Kapseln 30 Tage vor der Reise	3 Jahre	Nicht 100% effektiv, daher bei Essen/Wasser auf die Hygiene achten
Gelbfieber	Subsaharische Länder Afrikas, Südamerika	1 Injektion /Auffrischung 10 Tage vor der Reise	lebenslang	Verlangen einen Impfnachweis bei der Einreise

INHALT NOTFALLKOFFER

Auf den folgenden Seiten werden Listen für drei Notfallkoffer bereitgestellt: die Notfall-Tasche, das IHR-Kit (Inside Helicopter Range = innerhalb der Reichweite eines Helikopters) und das OHR-Kit (Outside Helicopter Range = außerhalb der Reichweite eines Helikopters).

Die Notfall-Tasche sollte bereit liegen, wenn man das Schiff verlassen muss. Sie ist für die Bedürfnisse in einer Rettungsinsel zusammengestellt. Anderenfalls sollte die Notfall-Tasche als integraler Bestandteil sowohl des IHR- als auch des OHR-Kits betrachtet werden: Während Sie an Bord sind, benötigen Sie immer Zugang entweder zur Notfall-Tasche plus IHR-Kit oder zur Notfall-Tasche plus OHR-Kit.

Die Notfall-Tasche beinhaltet eine Grundausstattung für die Behandlung von Verletzungen, die während der Katastrophe, die eine Schiffsaufgabe verursacht, erlitten worden sein könnten. Dazu gehören auch Medikamente, wie z. B. zur Behandlung von Seekrankheit und Schmerzmittel, die in einer Rettungsinsel gebraucht werden.

Das IHR-Kit ist für Boote mit einer Besatzung von bis zu 10 Personen ausgelegt, die innerhalb von 240–320 km (150–200 Meilen) von einem Hafen mit guten medizinischen Einrichtungen oder in Hubschrauberreichweite fahren. Der OHR-Kit ist für Boote mit einer Besatzung von bis zu 10 Personen konzipiert, die außerhalb der Reichweite von Hubschraubern (über ca. 240–320 km hinaus) unterwegs sind.

Diese Listen sind ein Leitfaden dafür, was in medizinischen Notfallkoffern auf Booten enthalten sein sollte, die unter den oben beschriebenen Bedingungen betrieben werden. **Viele der genannten Arzneimittel sind in Deutschland rezeptpflichtig. In der Frachtschifffahrt dürfen die meisten davon nur nach funkärztlicher Beratung der Medico Cuxhafen eingesetzt werden, Kontaktdaten siehe S. 219. Dies gilt auch für Medikamente, die der behandelten Person nicht persönlich verschrieben worden sind.**

Jede Seereise ist anders und jede Crew ist es auch. Die medizinische Ausrüstung sollte vor dem Verlassen des Hafens kritisch untersucht werden, um sicherzustellen, dass sie genau das enthält, was die Besatzungsmitglieder im Hinblick auf ihre Krankengeschichte benötigen könnten, und dass sie auch besondere Risiken abdeckt, die mit der Expeditionsroute (z. B. Malaria- oder Polargebiete) verbunden sein können. Es gibt zusätzliche Artikel, die nicht in den IHR- und OHR-Kits enthalten sind, die aber je nach Logistik der Expedition als notwendig erachtet werden können.

Unsere Empfehlungen für die Medikamente sind mit der fünften Bekanntmachung des Bundesministeriums für Verkehr und digitale Infrastruktur »Fünfte Bekanntmachung des Standes der medizinischen Anforderungen in der Seeschifffahrt (Stand der medizinischen Erkenntnisse) vom 17. Oktober 2018« abgeglichen worden.

Sauerstoff-Therapie

- □ Sauerstoffflasche/-konzentrator
- □ Druckregler
- □ Schläuche
- □ Gesichtsmasken verschiedener Größen

IV-Flüssigkeit

- □ IV-Kanülen
- □ Kanülen-Verbände
- □ Besteck
- □ IV-Flüssigkeit (5–10 l Ringerlösung/normale Kochsalzlösung)

Defibrillator

- □ Seetauglicher Defibrillator
- □ Elektroden
- □ Überwachungs-Elektroden
- □ Wartungsplan

Die Verwendung von Defibrillatoren, Sauerstofftherapie und Infusionsflüssigkeit erfordert eine spezielle Schulung, ärztliche Beratung zum Zeitpunkt der Verwendung und die Pflege der für den sicheren Gebrauch dieser Geräte erforderlichen Fähigkeiten.

ARTIKEL/WIRKSTOFF	ARTIKELNUMMER
ERSTE HILFE	
Gebrauchsfertige Pflasterstrips für Fingerkuppen- und Fingerverletzungen, wasserabweisend	19.19
Paracetamol, 500 mg, Tabl.	5.02
Diclofenac-Natrium, 50 mg, Tabl.	5.04
Diclofenac, 50 mg, Zäpfchen	
Acetylsalicylsäure, 500 mg, Tabl.	5.01
Tramadolhydrochlorid, 50 mg, Tabl.	5.06
Heftpflaster, hautfreundlich, 2,5 cm/5 m	19.17
Elast. Pflasterbinde m. Acryl, 8 cm/2,5 m	19.15
Verbandschere nach Lister, 18 cm	21.09
Einmalskalpell, geballt, steril, Gr. 20	21.04
Einmalskalpell, spitz, steril, Gr. 11	21.05
Tourniquet	23.20
NOTFÄLLE/ALLERGIE	
Atropin, 0,5 mg, Amp., IM	2.08
Adrenalin, 1 : 1 000, Amp., IM	2.05
Prednisolon, 50 mg, Tabl.	10.03
Dexamethason-21-dihydrogenphosphat, 100 mg, Fertigspritze, IM	10.04
Clemastin, 2 mg, Amp., IM	10.02
Salbutamolsulfat, Dosieraerosol	1.03
Beclometason Dosieraerosol	27.05
Loratadin, 10 mg Tabl.	10.01
Tranexamsäure, 500 mg, Tabl.	13.01
Methylergometrinhydrogenmaleat, 0,2 mg, Amp., IM	13.02
Glyceroltrinitrat, Spray	2.02
Furosemid, 40 mg, Tabl.	2.06
Furosemid 10 mg/ml, 4 ml Amp.	27.14
Metoprololartrat (nicht retardiert), 50 mg, Tabl.	2.04
Diazepam, 10 mg/2 ml, Amp., IM	6.03
Diazepam, 5 mg, Tabl.	6.02
Diazepam 10 mg, Suppositorien oder Einlauflösung	27.10
Haloperidol, 30 ml, Tropfflasche	6.04
LOKAL WIRKSAME SCHMERZMITTEL	
Lidocainhydrochlorid, 2 %, Amp. 5 ml, SC	5.09
Nelkenöl, 10 ml, Tropfen	17.01
INFEKTIONEN	
Amoxicillin, 500 mg, Tabl.	8.01
Ciprofloxacinhydrochlorid, 500 mg, Tabl.	8.04
Azithromycin, 500 mg, Tabl.	8.03.0
Clindamycinhydrochlorid, 600 mg, Tabl.	8.06
Metronidazol 1 g, Ovula/Suppositorien	27.16
Doxycyclin, 100 mg, Tabl.	8.02
Povidon-Jod, 25 g, Salbe	14.11
Ofloxacin, 3 g, Augensalbe	15.03.1
Ciprofloxacin; 1 mg; 20 x 0,5 ml EDO	16.00.1
Ofloxacin, 10 Einzeldosen, Augentropfen	15.02.1
Prednisolonacetat, 10 mg/ml, 5 ml, Augentropfen	15.00.3

ARTIKEL/WIRKSTOFF	ARTIKELNUMMER
Dexamethason 21-dihydrogenphosphat 1 mg/ml, Augentropfen in 10 Einzeldosenbehältnissen (EDO)	15.00.2
Ceftriaxon, 2 g, Durchstechflasche, IM	8.03.1
Tetanus-Adsorbat-Impfstoff als Einzeldosis	12.01
Clotrimazol, 20 g, Creme	14.07
SEHR STARKE SCHMERZMITTEL	
Morphin, 10 mg (als Salz), Amp., IM	5.08
Naloxon (0,4 mg/ml 1 ml Amp.)	5.08.6
Tramadol 100 mg Amp., werden oft als Alternative zu Morphin geliefert	
Einmalspritze, einz. steril verp., a) 2 ml, b) 5 ml	21.01, 21.02
Einmalkanüle, einz. steril, verp., m. Verletzungsschutz, b) Größe 2	21.02
DARM-/MAGEN-/SEEKRANKHEIT	
Dimenhydrinat, 50 mg, Tabl.	7.01
Dimenhydrinat, Zäpfchen, a) 150 mg (für Erw.), b) 40 mg (für Kinder)	7.02
Metoclopramidhydrochlorid, 10 mg, Tabl.	3.01
Scopolamin, 1,5 mg, Membranpflaster	7.03
Omeprazol, 20 mg, Hartkapseln	3.04.1
Bisacodyl, 5 mg, Tabl.	3.10
Loperamidhydrochlorid, 2 mg, Tabl.	3.06
Elektrolytgemisch (orale Rehydrierungssalze), Btl. z. Aufl.in 200 ml Wasser	3.07
Butylscopolaminiumbromid, 20 mg, Amp., IM/SC; 10 mg, Tabl.	5.05
Lidocain-haltige Salbe/Creme, 25 g Tube	3.11
VERBRENNUNGEN/AUGE/HAUT/NASE	
Ofloxacin, 3 g, Augensalbe	15.03.1
Ciprofloxacin; 1 mg; 20 x 0,5 ml EDO	16.00.2
Oxybuprocainhydrochlorid, 20 Einzeldosen, Augentropfen	15.01
Dexamethason dihydrogenphosphat, 1 mg/ml, Augentropfen in 10 Einzeldosenbeh., (EDO)	15.00.2
Aciclovir 5% Creme	
Aciclovir, 4,5 g, Augensalbe	15.04
Pilocarpin, 0,5 % Augentropfen	
Pilocarpin, 1 %, 10 ml, Augentropfen	15.05
Hypromellose Augentropfen	
Dexpanthenol, 30 Einzeldosenbeh., (EDO), Augengel	15.00.1
Fluorescein Augentropfen, Einzeldosenbehältnisse	
Fluorescein Augen-Teststreifen, Packung	27.13
Tropicamid Augentropfen, Isotone NaCl-Lösung, Plastikamp. 10 ml	
Augenspülfl. m. Kochsalzlösung, 500 ml	15.06
Pseudoephedrinhaltiges Erkältungsmittel, Kapseln oder Beutel	
Sulfadiazin Silber, Salbe	
Povidon-Jod, 25 g, Salbe	14.11
Kompresse m. aluminiumbedampfter Wundauflagefläche, 10 cm x 12 cm, einz. steril verp.	19.11
Aluminiumbedampftes Verbandtuch, 60 cm x 80 cm, einz. steril verp.	19.12
Chlorhexidingluconat 0,2 % Mundspüllösung	
Octenidinhaltiges Antiseptikum, 250 ml, Sprühpumpe	18.01.3
Viruzides Händedesinfektionsmittel m. Wirksamkeit gegen Noro-Viren 250 ml Spenderfl.	18.01

ARTIKEL/WIRKSTOFF	ARTIKELNUMMER
Fertiger Salbenverband ohne Wirkstoff, einz. steril verp., ca. 10 cm x 10 cm	19.02
Povidon-Jod, 50 ml, Sprühflasche	18.01.2
Hydrocortison, 1 %, 50 g, Creme	14.02
Miconazol 2 % Creme	
Permethrin, 0,5 % Lösung zum Auftragen	
Permethrin, 5 %, Creme, 30 g	14.09
Dimeticonhaltiges Präparat, 100 ml	14.09.1
Mupirocin Nasensalbe	
VERBAND/SCHIENEN/GIPS	
Netz-/Schlauchverband für Extremitäten, 4 m, gedehnte Länge	19.09
Netz-/Schlauchverband für Kopf, 4 m, gedehnte Länge	19.10
Schaumstoffummantelte flexible Universalschienen m. Aluminiumkern, jeweils in Erw.-größe (z. B. SAM SPLINT o. Ä.) a) für Bein (auch am Arm anwendbar)	19.23
Mullkompressen, 7,5 x 7,5 cm, steril	
Mullkompresse, 2 St. steril verp., 10 cm x 10 cm, achtfach	19.01
Mullbinde, 8 cm/4 m, m.fester Kante, einz. verp., elastisch	19.04
Fertiger Salbenverband ohne Wirkstoff, einz. steril verp., ca. 10 cm x 10 cm	19.02
Verbandpäckchen, 80 mm x 100 mm, steril	19.14
Tapeverband, 2,5 cm	
Dauerelastische Binde m. Verbandklammer, 8 cm/ca. 5 m, einz. verpackt	19.06
Dreiecktuch, 130 cm x 90 cm x 90 cm, verp.	19.22
HWS-Immobilisationsstütze, vierfach größenverstellbar	19.24
Schaumstoffummantelte flexible Universalschienen m. Aluminiumkern, Erw.-größe (z. B. SAM SPLINT o. Ä.) b) für Finger	19.23
Vorgerollter Fingerverband, elastisch, einz. verp.	19.08
Aufblasbare Schienen für Bein und Arm	
HAUTVERLETZUNGEN	
Chirurgische Pinzette, 14,5 cm; Metalleinmalartikel, einz. steril verp.	21.13
Anatomische Pinzette, 14,5 cm; Metalleinmalartikel, einz. steril verp.	21.12
Arterienklemme nach Kocher, gerade, 14,5 cm, steril, zum Einmalgebrauch	21.16
Coopersche Schere, 14,5 cm, Metalleinmalartikel, einz. steril verp.	21.10
Chirurgisches Nahtmaterial aus Seide m. Nadel, Stärke 2/0	
Chirurgisches Nahtmaterial, 3/8 Kreis schneidende Nadel; Faden: farbig geflochten, resorbierbar, Stärke 3 bis 0, Länge mind. 45 cm, Reißfestigkeit nach 21 Tagen mind. 50	21.19
Hautkleber	
Einmal-Hautklammergerät, einz. steril verp.; 35 Klammern, einschließlich Klammerentferner, mittlere Klammergröße	21.19.1
DIAGNOSEMITTEL	
Doppelschlauch-Stethoskop m. drehbarer Doppelmembran	22.07
Manuelles Blutdruckmessgerät zur Messung am Oberarm bei Erw.	22.08
Thermo-Isolierfolie	19.13
Otoskop	
Thermometer, digital, Messb. 32 bis 43 °C	22.02
Schwangerschaftstest Urintest	13.03
Teststreifen zur Urinuntersuchung auf Zucker, Eiweiß, Blut	22.05
Blutzuckermessgerät m. Teststreifen und Stechhilfe	
Lupe, mindestens dreifache Vergrößerung und Durchmesser 75 mm	21.17

ARTIKEL/WIRKSTOFF	ARTIKELNUMMER
BEATMUNG	
Guedel-Tubus, Größe 3 und 4	23.04
Nasopharyngealtubus, steril verp., 6 mm	
Einweg-Sauerstoffinhalationsmaske m. Reservoirbeutel, mind. 60 % O2-Konzentration	23.02.2
Beatmungsbeutel m. Sauerstoffreservoir und Sauerstoffschlauch	23.06
Gerät z. manuell. Absaugung aus dem Mund- Rachen-Raum, Ausführung für Erw., Einmal-Artikel, breite Ansaugöffnung, Volumen des Auffangbehälters mind. 300 ml m. 2 Absaugkathetern	23.08
Tragbares Sauerstoffgerät m. einer 2 l/200 bar Sauerstofffl. m. Druckminderer u. regelb. Durchfluss, angeschl. Sauerstoffschlauch u. Inhaltionsmaske n. 23.02.2.	23.02
Beatmungsmaske m. Ventil	
ZÄHNE	
Selbsthärtendes Verschlussmittel (mittlerer Aushärtegrad)	17.02
Mundspiegel, mittlere Größe	17.06
Zahnärztliche Pinzette	17.07
Zahnsonde	17.08
Zahnfüllspatel, doppelendig	17.09
Kugelstopfer, doppelendig	17.10
Excavator, doppelendig	17.11
IV-FLÜSSIGKEITEN	
NaCl, 0,9% zur Infusion	
Ringer-Acetat-Lösung, 500 ml, Plastikfl.	11.01
Kompl. Infusionsbesteck inkl. Venenverweilkanüle m. Verletzungsschutz, einz. steril verp., Durchm. 1,2 bis 1,3 mm	11.03
AUSRÜSTUNG	
Einmalkanüle, einz. steril verp., m. Verletzungsschutz, Gr. 1 und Gr. 12	21.02
Kanülenfixierpflaster, steril	
Einmalspritze, einz. steril verp. b) 5 ml, c) 10 ml	21.01
Einmalkanüle, einz. steril verp., m. Verletzungsschutz, Gr. 2	21.02
Alkoholtupfer zur Hautdesinfektion z. Einsatz auf gesunde Haut vor Punktion, einz. verp., 100 St.	18.01.1
Isotone NaCl-Lösung, Plastikamp. 10 ml	
Kanülenabwurfbehälter	
Viruzides Händedesinfektionsmittel m. Wirksamkeit gegen Noro-Viren, 250 ml, Spenderfl.	18.01
Einmal-Operationshandschuhe, paarw. steril, verp., puderfrei, a) Größe 7,5; b) Größe 8,5	21.20
Einmal-Untersuchungshandschuhe, unsteril, puderfrei, latexfrei, Größe: XL	21.21
Foley Katheter, steril verp., Ch 14 und 16	
Verweil-Katheter, einz. steril verp., Charrière 12 und 16	20.09
Urin-Beutel m. Rücklaufsperre, mind. 1,5 l, entleerbar m. Schiebeklemme, einz. steril, m. Überleitungsschlauch	20.10
Transnasale Magensonde	
Die von der BG Verkehr (seeärztl. Dienst) hrsg. Medizin. Anleitung, neueste Ausg., dt.; sofern Bordsprache Englisch, zusätzl. engl.	24.01
Vordruckblock f. Verlauf Vitalparameter	24.04
Formularblock »Funkärztliche Beratung«	24.05

Wirkstoffe + Artikel gemäß »Stand der med. Anforderungen in der Seeschifffahrt«, Stand Okt. 2018

https://www.deutsche-flagge.de/de/redaktion/dokumente/dokumente-sonstige/stand-der-medizinischen-erkenntnisse.pdf

LEITFADEN FÜR HÄUFIG VERWENDETE MEDIKAMENTE

Medizin	Indikation	Erwachsenendosis	Bekannte Nebenwirkungen
Aciclovir Creme 5%	Lippenherpes (Herpes simplex)	5x täglich, über 5-10 Tage	Behandlung beim ersten Anzeichen beginnen. Kann zu juckender, trockener Haut führen. Augen vermeiden
Aciclovir Salbe 3%	Herpesinfektion der Augen	1 Anwendung 5x pro Tag für min. 3 Tage	Lokale Entzündungen, Reizungen
Aciclovir (Tab.)	Herpes-Viren-Infektion	400-800 mg 5x pro Tag über 5 Tage oder mehr	Ausreichende Flüssigkeitszufuhr Bauschmerzen, Durchfall, Schwindel, Ausschlag, Sonnenempfindlichkeit
Amiodaron (IV-Inj.)	Wiederbelebung (*siehe* S. 31)	5 mg/kg Körpergewicht IV	Nur für die Wiederbelebung
Amoxicillin	Infektionen im HNO-Bereich / allgemeine Entzündung	500-1000 mg 3x pro Tag	Bei Penicillin-Allergie vermeiden. Kann Magenverstimmung, Durchfall verursachen
Amoxicillin + Clavulansäure (IV-Inj.)	Schwere Lungen-/Zahnfleischentzündung/Gastritis	600-1200 mg IV 3x pro Tag	Bei Penicillin-Allergie vermeiden. Kann Magenverstimmung verursachen
Amoxicillin + Clavulansäure (Tab.)	Lungen-/Mittelohrentzündung, Bronchitis	125-875 mg 2x pro Tag	Bei Penicillin-Allergie vermeiden. Kann Durchfall, Übelkeit, Erbrechen verursachen
Aspirin	Leichte Schmerzen; Herzinfarkt	500 mg 4x pro Tag 100 mg pro Tag	Bei Magengeschwüren, Asthma vermeiden Kann Magenbeschwerden verursachen
Azithromycin	Lungenentzündung	500 mg 1x pro Tag über 3 Tage	Kann Kopfschmerzen, Bauchschmerzen, Durchfall verursachen
Beclometason	Asthma/Keuchen	2-6 Hübe 2x pro Tag	Wenige kurzfristige Nebenwirkungen
Bisacodyl	Verstopfung	5-10 mg abends	Kann Bauchkrämpfe verursachen
Butylscopolaminiumbromid (IM- oder SC-Inj.; Tab.)	Spasmen in Magen, Darm, Gallenwegen, ableitenden Harnwegen, weibl. Genitalen	20 mg 3x täglich	Nicht bei Darmverschluss, Sehstörungen, Tachykardie, Schwindel
Ceftriaxon (IM- oder IV-Inj.)	Schwere Lungenentzündung/ Infektionen im Bauchraum	1 g 1x pro Tag IM oder IV - 2g	Kann Durchfall verursachen
Cetirizin	Antihistaminikum	10 mg 1x pro Tag	Schläfrigkeit, Schwindel, Kopfschmerz, Mundtrockenheit
Cinnarizin	Seekrankheit	15 mg 3-5x täglich	Müdigkeit, Benommenheit, Schwitzen, Kopfschmerzen
Ciprofloxacin 0,3% Augentropfen	Augenentzündung	4x tgl. 1 Tropfen, ca. 7 Tage lang	Hornhautablagerungen, Kopfschmerzen
Ciprofloxacin	Darm-/Harnwegsinfektionen Schwere Infektion der Atemwege	50-750 mg 2x täglich	Übelkeit, Durchfall
Clemastin	Antihistaminikum, Antiallergikum	2 ml Amp. IM	Schläfrigkeit, Benommenheit, Schwindel, Kopfschmerz
Clindamycin Tab.	Chron. Mandel-, Rachen- oder Mittelohrentzündung	1-3x 650 mg am Tag	Durchfall, Erbrechen, Magenschmerzen
Clotrimazol (Pessar)	Vaginale Pilzinfektion	200 mg Pessar, an 3 aufeinander folgenden Abenden	

Anmerkung: Für weitere Informationen konsultieren Sie bitte immer den entsprechenden Beipackzettel für die jeweiligen Medikamente

Abkürzungen: **Amp.** = Ampulle, **IM** = intramuskulär, **Inj** = Injektion, **IV** = intravenös, **SC** = subkutan, **Tabl.** = Tabletten, **Supp.** = Suppositorium/Zäpfchen, **Inh.** = Inhalator, **h** = Stunden

Medizin	Indikation	Erwachsenendosis	Bekannte Nebenwirkungen
Clotrimazol 1% Creme	Pilzinfektion der Haut	2-3x täglich auftragen	Brennen
Codein	Mäßiger Schmerz	50 mg alle 4-6 h	Übelkeit, Erbrechen, Kopfschmerzen, Schwindel
Dexamethason 0,1% Augentropfen	Augenentzündung	1 Tropfen alle 4-6 h	Augenbeschwerden
Dexamethason 21-dihydrogen-phosphat (IM- oder IV-Inj.)	Anaphylaktischer Schock, Allergieanfall, schweres Asthma	100 mg IM, bei Bedarf wieder-holen	Erhöhter Augendruck
Dexpanthenol 5% Augengel	Nichtentzündliche Hornhauterkrankungen, Bindehautschädigung, Verätzung	4x täglich auftragen/einbringen	
Diazepam (IM-Inj.)	Akute Erregungszustände (*siehe* S. 40)	5-10 mg IM, nach Bedarf	Kann Schläfrigkeit, Verwirrtheit, Muskelschwäche verursachen
Diazepam (Supp.)	Krampfanfälle (*siehe* S. 40)	10 mg, rektal	Kann Schläfrigkeit, Verwirrtheit, Muskelschwäche verursachen
Diazepam (Tab.)	Anfälle/Angstzustände/ Muskelkrämpfe	5-10 mg alle 2 h, nach Bedarf	Kann Schläfrigkeit, Verwirrtheit, Muskelschwäche verursachen
Diclofenac (Supp.)	Mäßiger Schmerz	50 mg, 1-3x pro Tag	Bei Magen-Darm-Beschwerden, Magengeschwüren, Asthma vermeiden
Diclofenac (Tab.)	Mäßiger Schmerz	50 mg 3x täglich	Bei Magen-Darm-Beschwerden Magengeschwüren, Asthma vermeiden
Dihydrocodein	Mäßiger bis starker Schmerz	60 mg 2x pro Tag	Kann Müdigkeit, Übelkeit verursachen, Bei Magengeschwüren, Asthma vermeiden
Dimenhydrinat Supp.	Reise-Übelkeit	1-2x pro Tag 1 Supp.	Müdigkeit, Benommenheit, Schwindel, Muskelschwäche
Dimenhydrinat (Tab.)	Reise-Übelkeit	50-100 mg 1-4x pro Tag	Schläfrigkeit, Schwindel, Muskelschwäche, Kopfschmerzen
Domperidon (Tab.)	Übelkeit, Erbrechen	10 mg 1-3x täglich	Mundtrockenheit
Doxycyclin (Tab.)	Lungenentzündung/Gastritis/ Otitis, (Malaria-Prophylaxe)	100 mg 1x täglich	Kann Übelkeit, Erbrechen, Kann Sonnenempfindlichkeit der Haut verursachen
Epinephrin (Adrenalin) (IM-Inj.)	Wiederbelebung, Anaphylaxie	*Siehe* S. 31 und S. 50	Nur für den Einsatz bei Wiederbelebung und Anaphylaxie
Augen- und Ohrentropfen (Antibiotika/Steroide)	Infektion des Außenohres oder des Auges	1 Tropfen alle 6-8 h	Irritationen
Flucloxacillin	Hautinfektionen	bis 100 mg 3x täglich	Bei Penicillin-Allergie vermeiden. Kann Übelkeit, Erbrechen, Durchfall verursachen
Flumazenil	Schlafmittel-Überdosis		Nur unter der medizinischen Leitung eines Arztes verwenden
Fluorescein 2% Augentropfen oder Teststreifen	Färbung zur Erkennung von Fremdkörpern und Augenläsionen	1 Tropfen einmalig	Ergibt ein gelbes Auge für mehrere Stunden
Furosemid (IV-Inj.)	Ödeme	20-40 mg IV 1x täglich	Kann zu niedrigem Blutdruck, Elektrolytstörungen und Schwindel führen
Furosemid (Tab.)	Ödeme, Bluthochdruck	40-80 mg 1x täglich	Kann zu niedrigem Blutdruck und Schwindel führen
Furosemid (IV-Inj. oder Tab.)	Herzinsuffizienz, Bluthochdruck	20-40 mg IV 1x täglich	Kann zu niedrigem Blutdruck und Schwindel führen
Fusidinsäure 2% Salbe (Fucidin)	Hautinfektionen	3x täglich anwenden, mit Verband abdecken	Lokale Reizung, Juckreiz, Brennen

Medizin	Indikation	Erwachsenendosis	Bekannte Nebenwirkungen
Glyceroltrinitrat (Pflaster)	Angina, Herzinfarkt	1-2 Pflaster, nach Bedarf. 1x täglich ersetzen	Kann niedrigen Blutdruck, Hitzewallungen, Kopfschmerzen, schnellen Puls verursachen.
Glyceryltrinitrat (Spray unter die Zunge)	Angina, Herzinfarkt	1-2 Hübe, nach Bedarf	Kann niedrigen Blutdruck, Hitzewallungen, Kopfschmerzen, schnellen Puls verursachen; unter ärztlicher Aufsicht anwenden.
Haloperidol Tropfen	Akute psychosomatische Störung	5-10 mg pro Tag	Schlaflosigkeit, extrapyramidale Störungen
Hydrocortison 1% Creme	Leichte entzündliche Hauterkrankungen (Ekzeme, Bisse)	Dünn auftragen 1x oder 2x täglich	Kann zu einer Verschlechterung einer vorhandenen Infektion führen. Längere Benutzung vermeiden
Hyoscin-Butylbromid	Gegen Darmspasmen/-kolik	20-40 mg als Einzeldosis	Kann zu trockenem Mund, verschleierter Sicht, Verstopfung, Tachykardie führen
Ibuprofen	Leichter bis mäßiger Schmerz	400 mg alle 4-6 Stunden	Bei Magengeschwüren, Asthma vermeiden Kann Magenbeschwerden verursachen
Isotone NaCl-Lösung	Verdünnungsmittel für Adrenalin-Inj.	Suspensionsmittel für Ceftriaxon-Inj., Augen- und Wundspülung	
Laktulose	Verstopfung (weicht Stuhl auf)	15 ml 2x täglich	Kann Blähungen, Krämpfe, Bauchbeschwerden verursachen
Lansoprazol	Magengeschwür, Reflux	15-30 mg 1x täglich	Kann Magenschmerzen, Schwindel, Durchfall, Verstopfung, Kopfschmerzen verursachen
Lidocain (SC-Inj.)	Lokalanästhetikum Inj.	*siehe* S. 184	*siehe* S. 184
Lidocain Salbe 5%	Linderung von analem Schmerz und Juckreiz	2-3x täglich auftragen	Brennen, Durchfall
Loperamid	Durchfall	4 mg; danach 2 mg/bei jedem weichen Stuhlgang. Max. 16 mg in 24 h	Kann Bauchkrämpfe, Schwindel, Schläfrigkeit, Blähungen verursachen
Loratadin	Antihistaminikum	10 mg 1x pro Tag	Geringes Risiko von Schläfrigkeit, Kopfschmerzen
Loratidin (Tab.)	Antihistaminikum, Antiallergikum	10 mg pro Tag (max: 24 mg in 24 h)	Schläfrigkeit, Kopfschmerz, Appetitsteigerung, Schlaflosigkeit
Mebendazol	Wurmbefall im Darm	100 mg 2x täglich über 3 Tage	Kann Bauchschmerzen, Durchfall verursachen
Methoxyfluran Inhalator (Penthrox®)	Mäßiger bis starker Schmerz nach einem Trauma	3-6 ml über den Inhalator. Möglichst nicht mehrere Tage hintereinander verwenden	Bei Leber- oder Nierenerkrankung oder Diabetes vermeiden. Kann Schwindel verursachen
Methylergometrinhydrogenmaleat IM	Blutung nach Fehlgeburt	1-3x pro Tag 200 mg IM	Schmerzen im Unterleib, Blutdruckabfall, Kopfschmerz, Übelkeit
Metoprololtartrat	Antihypertonikum	50-100 mg 1-2x pro Tag	Kann zu niedrigem Puls, niedrigem Blutdruck, Keuchen, Müdigkeit, kalten Gliedmaßen führen.
Metoclopramid-dihydrochlorid	Übelkeit, Erbrechen	10 mg 2x pro Tag	Extrapyramidale Störungen, Durchfall
Metronidazol (Supp.)	Darminfektionen, akute Infektion in der Bauchhöhle	1 g 3x täglich rektal	Kann Übelkeit und Erbrechen verursachen (noch schlimmer, wenn mit Alkohol eingenommen)
Metronidazol (Tab.)	Darm-/Dentalinfektionen, Genitalinfektion	400 mg 3x täglich	Kann Übelkeit und Erbrechen verursachen (noch schlimmer, wenn mit Alkohol eingenommen)
Miconazol 2% Creme	Pilzinfektionen der Füße und Leisten	2x täglich über 10 Tage auftragen	Lokale Reizung, Juckreiz
Naloxon IV, IM	Opioid-Überdosierung, Atemdepression durch Opioide	0,4 mg initial	Übelkeit, Schwindel, Kopfschmerzen
Ofloxacin (Tropfen oder Tab.)	Bakterielle Augenentzündung	3-4x pro Tag 1 Tropfen oder Tab.	Irritationen

Medizin	Indikation	Erwachsenendosis	Bekannte Nebenwirkungen
Omeprazol Hartkapseln	Sodbrennen	20 mg 1x pro Tag morgens	Kopfschmerzen, Bauchschmerzen, Verstopfung, Durchfall
Oxybuprocain 0,4 % Augentropfen	Betäubung für das Auge	1-2 Tropfen und 30-50 Sek. warten	Brennt kurzfristig im Auge
Oxycodon (SC-Inj. oder Tab.)	Starker Schmerz	5-20 mg SC alle 4-6 h	Bei Atemdepression, Kopfverletzung vermeiden, Schläfrigkeit, Schwindel, psych. Reaktion
Paracetamol Tab.	Leichter Schmerz	500-1000 mg 1-4x pro Tag	Nicht zusammen mit anderen Medikamenten, die Paracetamol enthalten. Bei Leberkrankheit vermeiden
Permethrin 5% Lösung oder 5% Creme	Läuse, Krätze	Auf betroffene Körperteile auftragen, nach Einwirkzeit abspülen	Augenkontakt und Kontakt mit geschädigter, entzündeter Haut vermeiden
Phytomenadion (Vit K1) pädiatrische Lösung	Routine-Injektion bei Neugeborenen	2 mg oral 1x	Bei oder nach der Geburt
Pilocarpin 0,5 % Augentropfen	Behandlung des Glaukoms (Grüner Star)	2-4x täglich anwenden	Kopfschmerzen, verschwommene Sicht
Povidon Jodsalbe	Wunden, Verbrennungen, infizierte Hautkrankheiten	mehrmals täglich auftragen, evt. abdecken	Kontaktallergie
Prednisolon Tab.	Asthma, schwere Allergie	50 mg 1x täglich	Sehstörungen
Promethazin	Unruhe, Übelkeit, Erbrechen	25 mg alle 6-8 h	Schläfrigkeit (häufig), Verwirrtheit, trockener Mund
Pseudoephedrin (Tab.) Kombination	Abschwellendes Mittel für die Nase	30-60 mg 3x täglich	Blutdrucksteigerung, Hautreaktionen, schnelle Pulsfrequenz, Schlafstörungen
Ranitidin	Magen-, Darmgeschwüre	150 mg 2x täglich	Kann gelegentlich Durchfall, Magenverstimmung verursachen
Salbutamol (Inh.)	Asthma/Keuchen	1-2 Hübe bis 4x täglich oder nach Bedarf	Kann bei häufigem Gebrauch Zittern, schnelle Pulsfrequenz, Kopfschmerzen verursachen
Scopolaminhydrobromid (Pflaster)	Seekrankheit	1 Pflaster hinter das Ohr. Alle 72 h ersetzen	Kann Schläfrigkeit, Schwindel, verschwommenes Sehen, Harnretention verursachen
Silbersulfadiazin 1% Creme	Prophylaxe und Behandlung von Infektionen bei Brandwunden	1x täglich auf Wunde auftragen, oder bei Ausfluss häufiger	Allergische Reaktion – Juckreiz, Rötung, Brennen. Steril auftragen. Sonnenempfindlichkeit der behand. Haut
Tramadol (IV- oder IM-Inj., oder oral)	Mäßiger bis starker Schmerz	100 mg alle 4-6 h	Bei Atemdepression, Kopfverletzung, Opiummissbrauch, Epilepsie vermeiden, Übelkeit, Schwindel
Tramexamsäure (Tab. oder IV-Inj.)	Blutverlust wg. größerem Trauma. Starke Monatsblutung (Hypermenorrhoe), Nasenbluten	0,5-1 g (bei Trauma mehr)	Krampfanfälle, Thrombose, Schwindel
Trimethoprim	Harnwegsinfektionen	200 mg 2x täglich	Kann Übelkeit, Erbrechen, Juckreiz verursachen
Tropicamid 1% Augentropfen	Erweiterung der Pupille zur Untersuchung der Netzhaut	3-4 Tropfen	Stechen, Reizung, verschwommenes Sehen

STUFENSCHEMA DER SCHMERZTHERAPIE

Schmerzmittel gibt es in den unterschiedlichsten Formen, sie arbeiten auf unterschiedliche Art und Weise, ergänzen sich manchmal und sind unterschiedlich stark. Es gibt Kontraindikationen gegen den Einsatz von bestimmten Schmerzmitteln bei bestimmten Personen.

Häufig ist eine Kombination aus unterschiedlichen Schmerzmitteln erfolgreich im Kampf gegen den Schmerz. Man könnte daher Paracetamol und Ibuprofen oder Diclofenac zusammen einnehmen, nicht jedoch Ibuprofen und Diclofenac.

Die Tabelle weiter unten zeigt ein Stufenschema für die Schmerztherapie. Wichtig ist, dass manche Arten von Schmerzmitteln nicht zusammen eingenommen werden sollten.

Name	Type	Severity of pain	Dose	Contra-indications
Paracetamol	Paracetamol	Leichter bis mäßiger Schmerz	1 g alle 6 Stunden	Vorherige Allergie; nicht zusammen mit anderen Med., die Paracetamol enthalten
Co-Dydramol	Enthält Paracetamol	Leichter bis mäßiger Schmerz	2 Tabletten alle 6 Stunden	Vorherige Allergie; nicht mit Paracetamol
Aspirin	NSAID (Nichtsteroidale entzündungshemmende Medikamente)	Leichter bis mäßiger Schmerz	Bis zu 900 mg alle 6 Stunden	Vorherige Allergie; Magengeschwüre; Asthma
Ibuprofen	NSAID	Leichter bis mäßiger Schmerz	400 mg alle 4-6 Stunden	Vorherige Allergie; Magengeschwüre; Asthma
Diclofenac	NSAID	Mäßiger Schmerz	75 mg alle 12 Stunden; 50 mg alle 8 Stunden	Vorherige Allergie; Magengeschwüre; Asthma
Dihydrocodein	Opioid	Moderate bis starke Schmerzen	40 mg alle 6 Stunden	Frühere Allergie; Atemdepression; Kopfverletzung
Methoxyfluran (Penthrox®)	Halogenierter Ether	Moderate bis starke Schmerzen	Selbstdosierter Inhalator; 3–6 ml pro Tag. Möglichst nicht mehrere Tage hintereinander verwenden	Nieren- oder Lebererkrankungen; Diabetes; andere nephrotoxische Medikamente
Tramadol	Opioid-ähnlich	Moderate bis starke Schmerzen	100 mg alle 6 Stunden	Frühere Allergie; Atemdepression; Kopfverletzung; Epilepsie
Morphin	Opioid	Starker Schmerz	10 mg IM-Inj. alle 2-4 Stunden. Lassen Schmerzen nicht nach, Arzt konsultieren.	Frühere Allergie; Atemdepression; Kopfverletzung

LEITFADEN FÜR ANTIBIOTIKA

- Wenn Sie gegen ein Antibiotikum allergisch sind, nehmen Sie einen anderen Typ und beobachten genau.
- Viele Antibiotika verursachen Magenprobleme und alle können allergische Reaktionen auslösen (Ausschläge, Schwellungen, Kollaps - *siehe* S. 50)
- Antibiotika in Tablettenform sind hier aufgeführt, sofern nicht anders angegeben; überprüfen Sie den Notfallkoffer auf andere Präparate wie Zäpfchen, Injektionen etc.
- Überprüfen Sie die Packungsbeilage des Antibiotikums auf Dosierung und Nebenwirkungen.

Antibiotikum	Typ	Dosis für Erw.	Anmerkungen (siehe Beipackzettel)
Ohrenentzündung			
Infektion des äußeren Ohres			
Ciprofloxacin Augentropfen	Chinolon	2-3 Tropfen 2-3x/Tag	
Flucloxacillin	Penicillin	250-500 mg 4x/Tag	Orale und IV-Präparate
Clindamycin	Lincosamid	1-3x 600 mg/Tag	Antibiotikum
Mittelohrentzündung			
Amoxicillin	Penicillin	500-1000 mg 3x/Tag	
Azithromycin	Makrolid	500 mg 1x/Tag für 3 Tage	Kann Durchfall und Erbrechen verursachen
Ciprofloxacin	Chinolon	500-750 mg 2x/Tag	
Doxycyclin	Tetracyclin	100 mg 1x/Tag	Hautreaktion bei Sonneneinstrahlung, nicht für Kinder geeignet
Augenentzündung			
Chloramphenicol Tropfen		2-3 Tropfen 2-3x/Tag	
Ciprofloxacin Augentropfen	Chinolon	1 Tropfen 4x/Tag für 7 Tage	
Ofloxycin Augentropfen/-salbe	Chinolon	1 Tropfen 3-4x/Tag bzw. 1 cm Salbe	
Dentalinfektionen			
Metronidazol	Nitroimidazole	400 mg 3x/Tag	Krankmachend bei Einnahme mit Alkohol
Clindamycin	Lincosamid	600 mg 1-3x/Tag	
Lungenentzündung			
Azithromycin	Makrolid	500 mg 1x/Tag für 3 Tage	
Ciprofloxacin	Chinolon	500-750 mg 2x/Tag	Nur, wenn andere Maßnahmen erfolglos waren, Tenditisrisiko
Ceftriaxon	Cephalosporin	2 g 1x/Tag	IV- oder IM-Injektion
Doxycyclin	Tetracyclin	100 mg 1x/Tag	Hautreaktion bei Sonneneinstrahlung, nicht für Kinder geeignet
Infektionen im Bauchraum			
Ciprofloxacin	Chinolon	500-750 mg 2x/Tag	Nur, wenn andere Maßnahmen erfolglos waren, Tenditisrisiko
Metronidazol	Nitroimidazole	400 mg 3x/Tag	Krankmachend bei Einnahme mit Alkohol
Ceftriaxon	Cephalosporin	2 g 1x/Tag Injektion	IV oder IM
Clindamycin	Lincosamid	600 mg 1-3x/Tag	Nur in schweren Fällen
Durchfall/Erbrechen			
Ciprofloxacin	Chinolon	250-500 mg 2x/Tag	Kann Tendinitis verursachen
Metronidazol	Nitroimidazole	400 mg 3x/Tag	Krankmachend bei Einnahme mit Alkohol
Genital- und Harnwegsinfektionen			
Ciprofloxacin	Chinolon	250-500 mg 2x/Tag	Wenn andere Maßnahmen erfolglos waren, Tenditisrisiko
Amoxicillin	Penicillin	500-1000 mg 3x/Tag	
Clotrimazol-Pessar	Imidazol	500 mg Pessar einmal	Vaginale Reizung (Pilzbefall)
Azithromycin	Makrolid	500 mg 1x/Tag für 3 Tage	
Clindamycin	Lincosamid	600 mg 1-3x/Tag	Nur in schweren Fällen
Doxycyclin	Tetracyclin	100 mg 1x/Tag	
Hautinfektionen			
Azithromycin	Penicillin	500 mg 1x/Tag (3 Tage lang)	
Clindamycin	Lincosamid	600 mg 1-3x/Tag	Nur in schweren Fällen
Doxycyclin	Tetracyclin	100 mg 1x/Tag	
Miconazol	Steroid-Antibiotikum	2x/Tag äußerlich anwendbar	Pilzbefall Leisten/Fuß

EVAKUIERUNG MIT DEM HELIKOPTER

- Die Evakuierung mit dem Hubschrauber ist eine sehr kostspielige Angelegenheit. Sie sollte daher sinnvoll eingesetzt werden.
- Niemals ein Risiko für die Crew des Schiffs/Hubschraubers eingehen.
- Trainingseinheiten sind von unschätzbarem Wert; nutzen Sie jede Gelegenheit.
- Die normale Reichweite für die Hubschrauberrettung liegt innerhalb von 320 km (200 Meilen). Gelegentlich wird ein Flugzeug verwendet, um das Boot zunächst zu lokalisieren.

Kommunizieren

- Eine gute Kommunikation mit der Küsten und der Hubschrauberbesatzung ist unerlässlich, um die Koordination sicherzustellen und medizinische Informationen über das Opfer zu vermitteln.
- Informieren Sie Ihre Crew vorher - später wird es zu laut.
- Kommunizieren Sie mit dem Hubschrauber über den Funkkanal 16 (UKW).

Vorbereiten

- Tragen Sie Handschuhe, um Stromschläge und Seilverbrennungen zu vermeiden.
- Räumen Sie lose Gegenstände vom Deck. Entfernen Sie auf der Backbordseite eventuelle Hindernisse am Heck.
- Das Opfer sollte angezogen und bereit sein (die medizinischen Aufzeichnungen mit im Gepäck).
- Die gesamte Crew sollte Rettungswesten tragen und am Boot eingehakt sein.
- Verwenden Sie einen Eimer, in den die am Ende beschwerte Führungsleine (Hi-Line) gewickelt wird.

Position

- Das Boot sollte geradeaus auf Kurs bleiben, und zwar auf einem Am-Wind-Kurs auf Steuerbordbug, während der Hubschrauber nach Backbord wegfliegt (vermeidet Fallwinde, die auf die Yacht treffen).
- Fahren Sie unter Motor oder Segeln - mit gereffter Segelfläche - mit ausreichend Fahrt, sodass Sie Kurs halten können.
- Die Rettung wird üblicherweise durch die Steuerbord-Tür des Hubschraubers und von der Backbordseite des Boots durchgeführt.

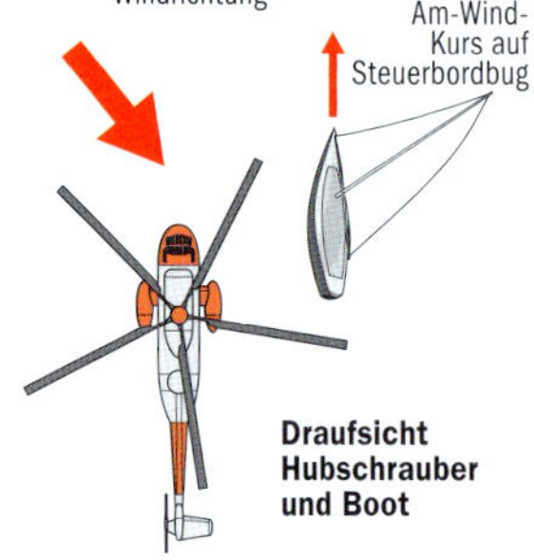

Draufsicht Hubschrauber und Boot

Methode

- Machen Sie genau, was die Crew des Hubschraubers Ihnen sagt - die sind die Experten.
- Eine Führungsleine wird vom Hubschrauber herabgelassen. Berühren Sie diese Leine nicht, bis sie im Wasser geerdet worden ist. Schießen Sie die Leine im Eimer auf.
- BINDEN SIE DIE LEINE NICHT AM BOOT FEST UND ACHTEN DARAUF, DASS SIE SICH NICHT VERHAKT.
- Mit dem Haupthebeseil wird ein Retter zu Ihnen herabgelassen - ziehen den Retter/Taucher an Bord.
- Befolgen Sie die Anweisungen des Retters.
- Bei rauen Wetterbedingungen wird der Verletzte evtl. aus einer Rettungsinsel, die hinter dem Boot hergeschleppt wird, oder direkt aus dem Wasser geborgen. Hier kommen die Einzelschlinge, das Doppelwinsch-Verfahren oder ein Stretcher (Rettungstrage) zum Einsatz.
- Wenn es für die Standortbestimmung erforderlich ist, verwenden Sie ein rotes Handsignal oder orangefarbenen Rauch. Feuern Sie keine Leuchtraketen oder Fallschirmsignale ab, wenn der Hubschrauber in der Nähe ist.

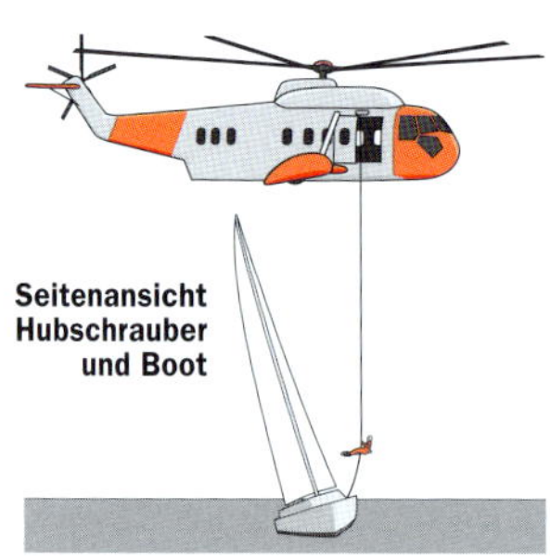

Seitenansicht Hubschrauber und Boot

EVAKUIERUNG AUS DER RETTUNGSINSEL

- □ Das Einsteigen in die Rettungsinsel muss der letzte Ausweg sein; es muss zunächst alles getan werden, um das Boot über Wasser zu halten.
- □ Die gesamte Crew sollte einen Offshore-Überlebenskurs besuchen, um die richtige Art und Weise zu lernen, wie man eine Rettungsinsel in Betrieb nimmt, aufbläst, ggf. aufrichtet, betritt und stabilisiert.
- □ Rettungsinseln sind schwer, besonders, wenn sie in einer Box verpackt sind. Sie müssen einsatzbereit und frei zugänglich sein, wenn das Boot plötzlich sinkt. Rettungsinseln, die an Deck gelagert sind, in einer Box mit Untergestell und hydrostatischem Auslösemechanismen, ermöglichen einen schnellen oder automatischen Einsatz.

Kommunizieren

- □ Unterrichten Sie die Besatzung regelmäßig über das Verfahren zum Verlassen des Schiffes und den Lagerort der Notfallausrüstung, der Notfalltasche und der Rettungsinsel.
- □ Wenn der Katastrophenfall eintritt, bleiben Sie ruhig, setzen Sie Prioritäten, kommunizieren Sie eindeutig mit der Crew und verteilen Sie klare, machbare Aufgaben.
- □ Setzen Sie einen MAYDAY-Notruf am Funkgerät ab und überwachen Sie Kanal 16 oder SSB 2182kHz.
- □ Aktivieren Sie eine EPIRB-Notfunkbake und benennen Sie ein Besatzungsmitglied, das diese auf die Rettungsinsel mitnimmt.
- □ Zünden Sie eine Fallschirmfackel, wenn die Chance besteht, dass Schiffe in Reichweite sind.

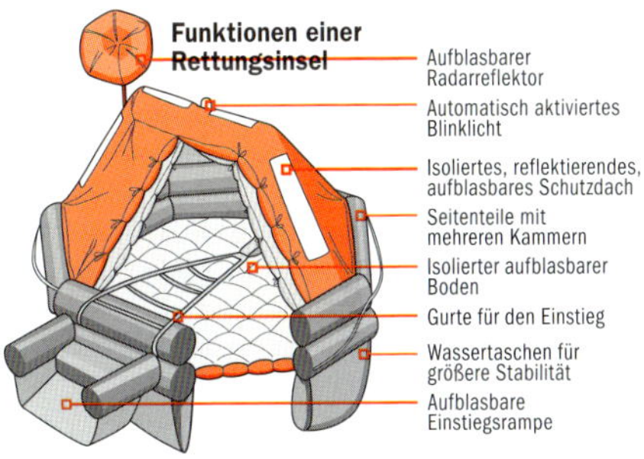

Vorbereiten

- □ Tragen Sie geeignete Kleidung (Überlebensanzüge, Schlechtwetterkleidung, Rettungsweste); versuchen Sie, auf jeden Fall trocken zu bleiben - eine Unterkühlung ist lebensgefährlich.
- □ Tragen Sie die Notfalltasche, den Notfallkoffer, zusätzliche Wasserbehälter (3/4 voll, damit sie schwimmen), die EPIRB, Funkgerät und GPS, Mobiltelefon, Karten, zusätzliche Notraketen, Geld, Pässe, Taschenlampen, Wassermacher, Schlafsack und Matratze, Essen, Messer zusammen.
- □ Nehmen Sie vorbeugend einen großen Schluck Wasser und Pillen gegen Seekrankheit.

Methode

- □ Befestigen Sie den Festmacher der Rettungsinsel sicher am Boot, bevor Sie die Rettungsinsel auf einem rollenden Deck bewegen - sie kann vorzeitig über Bord gehen.
- □ Bringen Sie die Rettungsinsel an Lee ins Wasser und achten darauf, dass sie nicht auf Treibgut fällt. Ziehen Sie kräftig am Festmacher, um zu prüfen, ob er hält.
- □ Wenn sich die Rettungsinsel verkehrt herum aufbläst, versuchen Sie vom Boot aus, sie aufzurichten - ins Wasser zu gehen, ist nur der letzte Ausweg.
- □ Halten Sie die Insel nah am Boot, besonders bei windigem Wetter.
- □ Versuchen Sie, direkt vom Boot aus einzusteigen, nicht springen - der Boden könnte kaputt gehen.
- □ Die Schwersten und Stärksten sollten zuerst einsteigen, die Rettungsinsel stabilisieren und Verletzten helfen.
- □ Bleiben Sie am Boot festgemacht, bis es sinkt. Das Schiff ist größer und von weitem besser zu sehen.
- □ In der Rettungsinsel bringen Sie den Seeanker aus, prüfen die Insel auf Schäden, sichern lose Gegenstände, überprüfen die Crew auf Verletzungen, geben Medikamente gegen Seekrankheit aus und rationieren das Wasser.
- □ Isolieren Sie, wenn möglich, den Boden der Insel durch Aufblasen oder Matten, Schlafsäcke etc.
- □ Schließen Sie die Tür, richten aber eine Wache ein.
- □ Halten Sie die Stimmung aufrecht und seien Sie entschlossen zu überleben und gerettet zu werden.

MENSCH ÜBER BORD (MOB)

Dass Crewmitglieder über Bord gehen ist ein allgegenwärtiges Risiko, das eine ruhige, kompetente Reaktion erfordert, um eine schnelle Bergung zu erreichen. Danach muss eine gründliche, strukturierte Bewertung des Verunfallten erfolgen, insbesondere da plötzliche Krankheiten oder Verletzungen den Sturz zunächst verursacht haben könnten oder der Verunfallte beim Überbordgehen verletzt worden sein kann. Die Bewertung sollte nach dem ABCDE-Schema beginnen (*siehe* S. 32), gefolgt von der Beurteilung wegen längerer Immersion und Ertrinken, Traumata und medizinischer Probleme. In der Folge, insbesondere bei Beinahe-Ertrinken, kann es zu einer Verschlechterung des Zustandes des Unfallopfers kommen, was medizinischer Unterstützung und einer dringenden Evakuierung bedarf.

Lokalisieren
Kontakt halten mit dem MOB

- □ Augenkontakt behalten
- □ MOB-Taste wg. Position am GPS drücken
- □ Rettungsausrüstung einsetzen:
  - Rettungsboje und Rettungsring
- □ Routinemäßiger Einsatz von:
  - Notfallbaken für Personen
  - Daueralarm
- □ Suchmuster

Bergung
Horizontale Position, um Kollaps zu vermeiden, oder vertikal, wenn notwendig

- □ Nutzen Sie Fallen, spezielle Hebevorrichtungen (Großschottalje), Seemannsstuhl, Schoten
- □ Bergen Sie mithilfe eines Beiboots/einer Rettungsinsel
- □ Unterstützung vom Wasser aus durch ein Crewmitglied (hohes Risiko: unbedingt anleinen)

BEWERTEN
- □ Primäruntersuchung
- □ Sekundäruntersuchung

siehe S. 32–35

Kollaps? **Bewusstlos?**

Wiederbelebungs-ABCDE *siehe* S. 32

Verletzung der HWS?
Bei Bewusstlosigkeit oder anderen Verletzungen *siehe* S. 76

Behandlung und Pflege

- □ Längerer Wasseraufenthalt – *siehe* S. 54–55
- □ Ertrinken – *siehe* S. 54–55
- □ Unterkühlung – *siehe* S. 53
- □ Trauma – *siehe* S. 64–111
- □ Krankheiten – *siehe* S. 112–155

Überwachung fortsetzen

- □ Puls
- □ Blutdruck
- □ Atemfrequenz
- □ Bewusstseinsstatus
- □ Aussehen
- □ Körpertemperatur

AUF VERSCHLECHTERUNG ACHTEN

Früh ärztlichen Rat holen

UMGANG MIT DEM TOD AN BORD

»Lass mich nicht um Schutz vor Gefahren beten, sondern darum, ihnen furchtlos gegenüberzutreten.«

Rabindranath Tagore, 1861-1941

Betreuung des Sterbenden

Trotz aller Anstrengungen können Sie vielleicht den Verletzten nicht davor bewahren zu sterben. Das ist für alle Betroffenen traumatisch, besonders wenn Sie die Person kennen, mit ihr verwandt sind oder für ihre Behandlung verantwortlich waren. Denken Sie aber daran, dass auch auf der Intensivstation Patienten sterben, obwohl man alles Mögliche für sie getan hat. An Bord eines Schiffes mitten auf dem Ozean haben Sie nur begrenzte Möglichkeiten, und Sie können einfach nur Ihr Bestes tun. Sobald Sie akzeptiert haben, dass der Verletzte sterben wird, können Sie viel tun, um ihm seine letzten Stunden so angenehm wie möglich zu machen. Eine gute Idee ist, ärztlichen Rat einzuholen, wenn Sie jemanden an Bord haben, der sterben könnte. Auch die nächsten Angehörigen müssen informiert werden.

Würde Sorgen Sie dafür, dass der Verletzte bedeckt ist und ersetzen Sie beschädigte oder fehlende Kleidung. Erfüllen Sie ihm jeden Wunsch, wenn möglich, und halten ihn sauber, und zwar so diskret wie möglich.

Wohlbefinden Das Wohlbefinden des Betroffenen, sowohl physisch als auch psychisch, ist von größter Bedeutung. Bleiben Sie ständig bei dem Betroffenen; sorgen Sie dafür, dass er weiß, dass man sich um ihn kümmert. Versuchen Sie schwere Fragen, wie z. B. »Sterbe ich?«, wahrheitsgemäß und einfühlsam zu beantworten. Stellen Sie sicher, dass der Verletzte bequem gelagert, warm, sauber und trocken ist. Möglicherweise brauchen Sie auch Trost von Ihren Crewmitgliedern.

Völlige Linderung Ziel ist die Beseitigung von Schmerzen und Leiden - wenn dies nicht möglich ist, holen Sie ärztlichen Rat ein. Wenn einfache Schmerzmittel nicht ausreichen, hilft Morphium die Schmerzen zu lindern und die mentale Anspannung zu beseitigen. Man kann es als IM-Injektion oder IV geben, wenn der Betroffenen einen Venenzugang hat. Geben Sie gleichzeitig ein Medikament gegen Übelkeit (Dimenhydrinat und Metoclopramid), denn eine Nebenwirkung von Morphium ist Übelkeit/ Erbrechen. Auch Beruhigungsmittel wie Diazepam können verabreicht werden, um die Anspannung zu reduzieren. Konsultieren Sie einen Arzt bezüglich der Dosis und des Timings.

Kommunizieren Der Betroffene kann evtl. nicht mehr richtig sprechen, hat aber vielleicht den Wunsch, eine Nachricht für seine Angehörigen zu hinterlassen. Machen Sie deutlich, dass Sie ihn verstehen und halten Sie die Wünsche des Sterbenden schriftlich fest. Ein zweiter Zeuge sollte unterschreiben und ein Datum darunter setzen.

Anzeichen für Tod

Nehmen Sie sich Zeit, wenn Sie feststellen wollen, ob der Betroffene verstorben ist und holen Sie lieber eine zweite Person dazu. Bei schlechtem Wetter und schlechten Lichtverhältnissen kann das sehr schwierig sein. Halten Sie den Ort und den Todeszeitpunkt schriftlich fest und unterzeichnen Sie beide die Erklärung. Es gibt mehrere Körperfunktionen, die bei der Feststellung des Todes behilflich sein können:

Atmung Prüfen Sie, ob die Atmung ausgesetzt hat. Hören und fühlen Sie mit Ihrer Wange vorsichtig über Mund und Nase. Es sollte keine Brust- oder Bauchbewegungen mehr geben. Beobachten Sie die Person ein paar Minuten.

Herz Fühlen Sie den Puls an der Karotis (*siehe* S. 166). Hören Sie mit Ihrem Ohr an der Brust über dem Herzen oder benutzen Sie ein Stethoskop. Es sollte keine Herzgeräusche mehr geben. Führen Sie diese Kontrollen für mehrere Minuten durch oder länger, wenn Sie sich nicht sicher sind.

Pupillen Die Pupillen werden sehr groß sein und reagieren nicht auf helles Licht, auch wenn man direkt hineinleuchtet.

Schmerzreiz Schmerz ruft keine Reaktion hervor. Beobachten Sie das Gesicht aufmerksam, während Sie fest in das Nagelbett der Finger beider Hände drücken und fest über das Brustbein rubbeln.

Fehler bei der Diagnose »Tod«

Unterkühlung Sie kann den Tod vortäuschen, insbesondere wenn die Körpertemperatur unter 31°C liegt. Messen Sie rektal oder oral die Temperatur. Im Zweifelsfall wärmen Sie den Betroffenen auf eine Temperatur über 31°C auf und bewerten den Zustand erneut. Der Puls kann sehr langsam und schwach sein und die Atmung unregelmäßig und flach (*siehe* S. 53).

Medikamente Bestimmte Medikamente, insbesondere beruhigende Medikamente wie Benzodiazepine und Opiate, können dazu führen, dass das Opfer einen sehr schwachen und langsamen Puls mit flacher Atmung hat. Einen Arzt konsultieren, wenn Medikamente beteiligt sein könnten.

Was ist nach dem Tod zu tun?

Nehmen Sie sich nach dem Eintreten des Todes etwas Zeit für sich selbst und Ihre Crewmitglieder. Der Leichnam sollte gesäubert und abgetrocknet werden. Sorgen Sie dafür, dass die Augen geschlossen sind (hier benötigen Sie evtl. Klebeband), die Haare gekämmt und sauber sind, und dass die Blase leer ist (drücken Sie auf den Unterbauch). Binden Sie die Beine an den Knöcheln zusammen und verschränken Sie die Finger über die Oberschenkel. Wahren Sie die Würde des Toten beim Wechseln der Kleidung. Schreiben Sie die folgenden Einzelheiten auf:

- □ Name, Geburtsdatum, Adresse, nächster Angehöriger des Toten
- □ Umstände, die zu seinem Tod geführt haben (Unfall, Krankheit, verdächtige Umstände)
- □ Informationen zum Leichnam, einschließlich Foto des Gesichts, unverkennbarer Merkmale, Verletzungen
- □ Alle Einzelheiten über die Kleidung, die die Person zum Zeitpunkt ihres Todes trug – tüten Sie diese ein und verwahren sie.
- □ Alle persönlichen Dinge sollten eingetütet werden, damit sie den Behörden übergeben werden können
- □ Alle medizinischen Berichte
- □ Zeitpunkt des Todes, Ort und Position des Leichnams
- □ Aussagen von jedem Crewmitglied über die Umstände, die zum Tod geführt haben
- □ Wer hat den Tod festgestellt?
- □ Gibt es einen letzten Willen oder Nachrichten des Toten?
- □ Wer hat die ärztliche Beratung durchgeführt?

Was soll mit dem Leichnam geschehen?

Idealerweise sollte der Leichnam auf dem Boot bleiben und so schnell wie möglich an Land transportiert werden, um dort den Behörden übergeben zu werden. Wenn das Schiff in einer tropischen Klimazone Wochen vom nächsten Hafen entfernt ist, ist dies natürlich unmöglich. Auf kälteren Ozeanen sollte der Leichnam, wenn verfügbar, in einen Leichensack gehüllt oder fest in Segeltuch eingewickelt werden, das dann sicher vernäht wird. Der Leichnam sollte am kältesten Ort an Bord verstaut werden, wie z.B. direkt an der Außenwand am Schiffsboden.

Seebegräbnis

Wenn der Leichnam beginnt sich zu zersetzen und seine Aufbewahrung untragbar wird, ist evtl. ein Seebegräbnis die einzige Option. Stellen Sie sicher und dokumentieren, dass die Küstenbehörden über Ihre Handlungen informiert sind. Der Leichnam sollte in ein Segeltuch eingewickelt und sicher eingenäht werden. Ein großes Gewicht sollte in das Segeltuch gelegt und ein Loch hinein gemacht werden, um den Austritt von Zersetzungsgasen zu gewährleisten. Es sollte eine angemessene Messe stattfinden, gefolgt von einer würdigen Übergabe des Leichnams an das Meer.

Notieren Sie die Zeit und Position des Seebegräbnisses im Logbuch des Schiffs.

WEITERE QUELLEN

WICHTIGE INSTITUTIONEN

SEENOTLEITUNG (MRCC) BREMEN
Notfallnummer (24 h): ++49 0421 536 87 - 0
UKW-Kanal 16 und 70 (DSC) sowie Grenzwelle 2187,5 kHz (DSC) über BREMEN RESCUE RADIO
(24 h), Rufname: Bremen Rescue
www.seenotretter.de
Seenotrettung, Versorgung von Verletzten und Kranken.

Funkärztlichen Beratung
Medico Cuxhaven
Tel.: +49 4721 785
Fax: +49 4721 781520
https://www.deutsche-flagge.de/de/maritime-medizin/funkaerztliche-beratung

International Maritime Organization www.imo.org
Sicherheit im Seeverkehr und Umweltschutz.

World Sailing
www.sailing.org
Kontrollbehörde für das Segeln auf der ganzen Welt.

Bundesministerium für Verkehr und digitale Infrastruktur
www.bsu-bund.de
Meldung von Seeunfällen

Vereinigtes Königreich

Maritime and Coastguard Agency
www.mcga.gov.uk
Sicherheit im Seeverkehr und Umweltschutz.

Australien/Neuseeland

Australian Maritime Safety Authority
www.amsa.gov.au
Maritime Befähigungen und Such- und Rettungsdienste.

Australian Volunteer Coast Guard Association
www.coastguard.com.au
Regelt und betreibt Seemannschaft, Seefunk und Navigationskurse und koordiniert Such- und Rettungseinsätze.

Maritime New Zealand
www.msa.govt.nz
Sicherheit im Seeverkehr und Umweltschutz.

Yachting Australia
www.yachting.org.au
Regelt den Segelsport in Australien.

MEDIZINISCHE UNTERSTÜTZUNG AUF SEE

Vereinigtes Königreich

Medical Support Offshore
www.msos.org.uk
Medizinische Ausrüstung, Training und Unterstützung.

Yacht Lifeline
www.yachtlifeline.com
Medizinische Dienstleistungen für die Yachtindustrie.

RATGEBER FÜR REISEPLANUNG

World Health Organisation International Travel and Health
www.who.int/ith
Nachrichten über die wichtigsten Gesundheitsrisiken für Reisende.

UK Department of Health Travel Health Advice
www.dh.gov.uk/en/Healthcare/Healthadvicefortravellers
Medizinische Behandlung im Ausland, Gesundheitsupdates, Informationen und Ratschläge zu schwerwiegenden Krankheiten.

UK Foreign and Commonwealth Office Travel Advice
www.fco.gov.uk/en/travelling-and-living-overseas
Ratschläge für einen sicheren und gesunden Aufenthalt im Ausland.

Australien/Neuseeland

Australian Department of Foreign Affairs and Trade
www.smartraveller.gov.au
Beratung, Bekanntmachungen und Registrierung von Reisenden.

NZ Ministry of Foreign Affairs and Trade
www.safetravel.govt.nz
Reiseinformationen und -beratung, einschließlich Informationen über gegenseitige Gesundheitsabkommen.

The Travel Doctor
www.traveldoctor.com.au
Reisemedizinische Dienstleistungen, einschließlich spezieller Kliniken.

LIEFERANTEN FÜR MEDIZINISCHE AUSRÜSTUNG

Europa / Deutschland

Lloyd-Apotheke Engelke & Haubrich oHG
www.lloyd-apo.de
Medizinisches Verbrauchsmaterial und Ausrüstung.

Medical Support Offshore
www.msos.org.uk
Spezielle, durch erfahrene Ärzte zusammengestellte Notfallkoffer.

Australien/Neuseeland

LFA First Response
www.lfafirstresponse.com.au
Erste-Hilfe-Produkte und die Grundausstattung für Notfallkoffer.

First Aid Kits Australia
www.firstaidkitsaustralia.com.au
Medizinisches Verbrauchsmaterial und Ausrüstung.

Safety at Sea
www.safetyatsea.co.nz
Ratschläge zur Sicherheit auf See.

Pharmacy Direct
www.pharmacydirect.co.nz
Online-Apotheke mit Erste-Hilfe-Materialien.

BÜCHER

World Health Organisation. International Medical Guide for Ships, 3. Ausgabe Schweiz: World Health Organisation Press, 200

STICHWORTVERZEICHNIS

DANKSAGUNGEN

Abbildung auf dem Buchcover und in der Kapiteleinleitung: Cecilia Bandiera
Alle Abbildungen in diesem Buch stammen von Mark Franklin, mit Ausnahme der S. 67 oben, deren Abbildung von Robert Brandt ist.

Dieses Buch ist unseren leidgeprüften Ehefrauen Miranda und Liz gewidmet. Wir sind dankbar für ihre anhaltende Ermutigung, Unterstützung und Toleranz. Unser Dank gilt den vielen Seglern, mit denen wir im Laufe der Jahre segelten und die unsere medizinische Versorgung bedingungslos ertragen haben. Wir möchten Chay Blyth und Andrew Roberts unsere Anerkennung aussprechen, die den Wert einer guten und umfassenden medizinischen Versorgung für Segler zu schätzen wussten. Abschließend möchten wir allen Mitarbeitern von Marshall Editions danken. Ihre Hilfe und ihr Rat waren absolut wertvoll und ihre Geduld legendär.

Spike Briggs
Campbell Mackenzie

Der Verlag dankt Silke Haubrich, Apothekerin und Mitinhaberin Lloyd-Apotheke Bremerhaven für die kompetente und hilfsbereite Beratung bei der Erstellung dieser deutschen Ausgabe hinsichtlich der gebräuchlichen Medikamente und Wirkstoffe nach dem aktuellen Stand der medizinischen Anforderungen in der Seeschifffahrt in Deutschland.

Das Verlagsteam